# A代表砒霜

## 阿嘉莎·克莉絲蒂的致命配藥室

# A IS FOR ARSENIC

## THE POISONS OF AGATHA CHRISTIE

Kathryn Harkup 凱瑟琳·哈卡普

徐仕美 譯

# 目次
# Contents

目 次

Contents

那是整件事的開端。我突然看清楚方向。
我決心犯下不只一謀殺案，而是大開殺戒。
——阿嘉莎．克莉絲蒂，《一個都不留》（*And Then There Were None*）

# 阿嘉莎女爵的致命配藥室
## Dame Agatha's Deadly Dispensary

她曾經實驗無數次，尋求容易的死法。

——莎士比亞，《安東尼與克利歐佩特拉》（*Anthony and Cleopatra*）

阿嘉莎．瑪麗．克萊麗莎．克莉絲蒂（Agatha Mary Clarissa Christie, 1890-1976）女爵號稱「犯罪小說女王」，是獲得金氏世界紀錄認證、史上最成功的小說作家。只有《聖經》和莎士比亞著作的銷售量贏過克莉絲蒂（但是她作品的譯本數量超越莎士比亞），她也是全球上演最久的戲劇《捕鼠器》（*The Mousetrap*）的劇本作者，還創造出不只一位虛構的名偵探，而是兩位——赫丘勒．白羅以及瑪波小姐。克莉絲蒂的作品讓她贏得無數讚譽、獎項與獎金，她的書與戲劇至今仍然受到數百萬人的喜愛。

許多人嘗試探究她成功的祕密。克莉絲蒂一直認為自己是「通俗」作家，並未創造出偉大的文學作品，或對人類境況產生深刻洞見。她不執著於血腥情節，也沒有用無謂的暴力嚇唬讀者。克莉絲蒂在書中製造了許多屍體，但這些引起的反應很可能是令人產生好奇，還有在想到線索、不相干事物或精采推論時的會心一笑。她是說書人、娛樂提供者，以及看似無解謎題的編造者。

克莉絲蒂的偵探故事一再證明她是擅長誤導讀者的大師。她把線索大剌剌攤開來，往往能把注意力引向這裡，但她心知肚明多數讀者將導出錯誤的個人結論。到了最後揭露凶手的時候，讀者通常會很懊惱沒有看出顯而易見的事情，或者覺得不甘心而回頭重看，卻發現線索一直都在那裡。

克莉絲蒂利用本身對危險藥物的詳盡知識，構思出陰謀詭計。她在很多作品中用到毒藥，頻繁程度超越同時期的其他作家，而且用藥非常準確，但她並不期待讀者具備詳盡的醫藥專長。她以日常語言簡單描述藥物的症狀和取得方式，即使讓具有毒理學或醫學學位的人來看，並不會比其他讀者有什麼優勢。[1]了解克莉絲蒂所用毒藥的背後科學，只會更加讚嘆詭計中的巧思與創意。

## ◈投毒者的學徒

阿嘉莎．克莉絲蒂的毒物知識當然出類拔萃。其他小說作家少有人可以宣稱，病理學家讀了他們的作品後能夠當作真實中毒事件的參考資料。在我寫這本書的初期，有幾個人好心幫忙看過一些章節，問我：「她怎麼知道這一切？」答案是，她的知識來自直接接觸毒藥的經驗，以及一輩子對於這門專業而非犯罪的興趣。

第一次世界大戰期間，克莉絲蒂自願在托基（Torquay）的當地醫院擔任護士。她喜歡這份工作，但是當醫院新開設配藥室時，有人建議她去那裡工作。克莉絲蒂的新職務需要進一步的訓練，還需要通過考試才有資格擔任配藥師，也就是藥劑師的助理，而她在一九一七年成為配藥師。

那時以及後續多年，醫生的處方籤都是在藥房或醫院配藥室經由手工調配成藥劑。配藥之前，同事會仔細秤量具有毒性和危險的藥物，並且加以確認。然後根據個人口味添加一些無害的成分，像是色素或香味劑。克莉絲蒂在自傳中解釋，這麼做的後果是，許多人回到藥房抱怨他們的藥看起來不對勁，或者吃起來和以前不一樣。只要那種藥物是以正確劑量調製，就不會有問題，但偶爾仍不免發生意外。

為了準備藥劑師公會的考試，克莉絲蒂接受配藥室同事在化學和藥理學方面的實務與理論上的指導。除了在醫院工作和學習以外，還接受托基開業藥劑師P先生的私人授課。有一天，P先生為她示範製作栓劑的正確方法，這是一項需要一些技巧的棘手任務。他把可可脂熔化成油，加入藥物，展示栓劑脫膜的正確時機，然後裝在盒子裡，最後專業地標上「百分

1 化學家、藥劑師以及具有類似專業的人或許可以很快剔除小說中的特定嫌疑人，但是凶手揭曉時，他們仍會和其他人一樣感到驚訝。

之一」字樣。[2]然而，克莉絲蒂認為藥劑師弄錯了，他加了十分之一的劑量到栓劑裡，那是所需劑量的十倍，可能會造成危險。她偷偷檢查藥劑師的計算，確認真的有誤。她無法當面指出藥劑師的錯誤，也害怕有問題的藥物會出事，於是假裝絆倒，讓栓劑掉到地上再用力踩上去。她深表歉意並收拾乾淨後，又重新配製一批藥，而這次的稀釋倍數是正確的。

P先生是以公制來計算，而當時英國普遍使用英制單位。克莉絲蒂不信任公制，她說過，「有很大的危險……在於如果你出錯，錯誤會放大十倍。」P先生把小數點擺錯位置，造成嚴重失誤。那時多數藥劑師較熟悉傳統的藥衡制，也就是用格令（grain）做為秤量藥物的單位。[3]

P先生讓克莉絲蒂困擾的地方，不止是粗心。有一天，他從口袋拿出一塊褐色的東西，問她覺得是什麼。克莉絲蒂毫無頭緒，P先生說，這是一塊箭毒（curare），最初是南美洲獵人拿來塗在箭頭上的毒藥。箭毒吞服無害，但如果直接進入血流則會致命。P先生解釋，自己隨身攜帶是因為「它讓我覺得強大」。將近五十年之後，克莉絲蒂藉由小說《白馬酒館》（*The Pale Horse*）裡的藥劑師形象，讓令人感到不安的P先生復活了。

• • •

克莉絲蒂後來寫了一些詩和短篇小說，到一九一七年有幾篇已經發表。在讀了卡斯頓．

勒胡（Gaston Leroux）的《黃色房間的祕密》（*The Mystery of the Yellow Room*）之後，克莉絲蒂想要嘗試寫一部偵探小說，也向姊姊瑪琪（Madge）提及。瑪琪在當時是比克莉絲蒂更成功的作家，認為這件事很困難，並且跟她打賭她做不到。這不是一個正式的賭注，卻激發了克莉絲蒂寫作的動力。克莉絲蒂在擔任配藥師期間，工作之餘有時間思考情節與人物，而且周圍都是毒藥瓶，促使她決定以投毒做為謀殺手段。

於是《史岱爾莊謀殺案》（*The Mysterious Affair at Styles*）這部小說誕生了，她在全書中展現出對番木鱉鹼的純熟知識。然而，她花了幾年時間，嘗試詢問一些出版社，終於在一九二〇年獲得青睞。這本書出版後，克莉絲蒂在《藥學期刊》（*The Pharmaceutical Journal*）得到最珍貴的讚揚。評論者說：「這部小說擁有一個罕見的優點，那就是寫得很正確。」他認為作者一定受過藥學訓練，或者請教過專家。

## ◈犯罪小說生涯

《史岱爾莊謀殺案》的出版是克莉絲蒂漫長而又成功的職涯開端，不過直到出版三本小

2 意思是藥物成分佔整體栓劑的百分之一。

3 克莉絲蒂在她的作品中都是使用格令，但在本書裡，我會換算成公克（g）或毫克（mg）即千分之一公克），一格令相當於六四・七九八九一毫克。

說之後，她才意識到自己也許可以成為一名職業作家。她在寫作生涯中一直保持著對於毒物和藥物的興趣，只在不得已的情況下才在作品中運用到槍枝，並坦承對彈道學一無所知。她會詳加研究自己選擇的藥物，了解相關的科學細節。多年來，她建立了一間可觀的醫學法律圖書館，藏書中最常被翻閱的就是《馬丁代爾大藥典》（*Martindale's Extra Pharmacopoeia*）。

第二次世界大戰期間，克莉絲蒂再次自願在倫敦的大學學院醫院（University College Hospital）擔任配藥師。她重新接受訓練，在配藥室有固定的服務時間，一週工作兩個全天，外加三個半天及週六上午。如果有人無法來醫院上班，她也會幫忙代班。醫院的工作讓她能跟上藥物與製藥實務的最新進展。那段時期，有愈來愈多事先配好的標準處方藥，克莉絲蒂發現自己有大把時間可以創造新奇的故事，設計出誤導他人的刁鑽情節。[4]

克莉絲蒂也會和專業人員通信，確認她寫的事情是否正確。例如，她在一九六七年寫信給一位專家，詢問把沙利竇邁（Thalidomide）加到生日蛋糕糖霜中的效果——需要多久時間藥效才會發作？需要多少格令才足夠？雖然這個主意從未用在她的小說裡。

克莉絲蒂寫作的時期，正值所謂的「偵探小說的黃金年代」。在一九二〇和三〇年代，偵探小說是一門嚴謹的專業。羅納德．諾克斯（Ronald Knox, 1888-1957）[5]於一九二八年寫下「推理小說十誡」，這是犯罪小說作家本著公平對待讀者的精神而應遵守的十條規則。這套規則包括：

一、凶手必須在故事前半部出場，但要防止讀者完全得知他的思路。
二、嚴禁出現任何超自然力量。
三、不可存在超過一間密室或一條密道。
四、不可使用不存在的毒藥，也不可使用最終需要技術說明的犯案工具。
五、故事中不能有中國人登場。
六、偵探不可依賴意外的協助，也不可利用莫名的直覺，即使後來證實這項直覺是正確的。
七、凶手不能是偵探本人。
八、偵探不可以突然發現線索，卻不立即揭露給讀者知道。
九、偵探的糊塗搭檔，好比華生，不能隱瞞自己腦中閃過的思緒，他的智力最好略低於一般讀者（只要略低一點點）。
十、除非事先提及有長得相似的雙胞胎兄弟，否則不可出現雙胞胎。

4 克莉絲蒂在戰爭時期寫了整整十二部小說。
5 諾克斯是神父、神學家、BBC廣播員，也是偵探小說作家。他的作品主要是以麥爾斯・布萊頓（Miles Bredon）偵探為主角。

克莉絲蒂幾乎打破了所有規則，在《羅傑・艾克洛命案》（*The Murder of Roger Ackroyd*）中尤其如此，以至於出版時引發一片譁然，報紙專欄長篇大論宣稱克莉絲蒂是個騙子。今天，這本書被視為有史以來最好的偵探小說之一。她其實並沒有真正打破規則，而是追求規則的絕對極限。即使克莉絲蒂是偵探俱樂部（The Detection Club）的創始成員之一；這是一個由偵探小說作家組成的俱樂部，成員包含G・K・卻斯特頓（G. K. Chesterton）、桃樂西・塞耶斯（Dorothy L. Sayers）和十誡的制訂者諾克斯本人。俱樂部的會員遵循諾克斯的規則，如同遵守道德規範一樣。入會儀式非常複雜，其中一項是會員必須做以下宣誓。

> 你是否承諾讓你的偵探在偵察案件時，會完全使用你願意賦予他們的才能，而非依賴或運用神啟、女性直覺、巫術、騙局、巧合或不可控的事件？

克莉絲蒂對誓約的尊重，只比對諾克斯規則稍微多一點，然而她還是努力維持公平對待讀者的精神。克莉絲蒂很自豪，她從沒「騙人」。線索就在那裡，但有待讀者去發現並正確詮釋。

說到毒藥，克莉絲蒂總是光明正大的運用。她從不使用無法追查的毒藥；她仔細確認過量使用會引發的症狀，並把取得與檢測這些化合物的方法盡可能寫得準確。但也有幾個明顯的例外。《加勒比海疑雲》（*A Caribbean Mystery*）裡的什諾奈（Serenite）、《法蘭克福機場怪客》（*Passenger to Frankfurt*）裡的班福（Benvo）、《破鏡謀殺案》（*The Mirror Crack'd from Side to Side*）的卡默（Calmo），就純粹是克莉絲蒂發明的藥物，雖然她賦予它們類似巴比妥類藥物的特性。平心而論，克莉絲蒂只是用自己發明的一種藥物殺了《破鏡謀殺案》裡的一個角色，除此之外，這些藥物對於情節無關緊要。

使用毒藥不僅僅是她解決角色的便利方法。儘管克莉絲蒂的小說出現許多經典毒藥，好比砒霜與氰化物，但她所運用的各式各樣致命的毒藥，多到這本書說不完。她描述的許多毒藥都是她在配藥時期熟悉的藥物。一九一七年的醫藥製劑仍在使用番木鱉鹼、磷、毒芹鹼、鉈等有毒的化合物與化學物質，這些藥物早已從《英國藥典》中消失，由於它們的毒性太高，治療價值太低。不過，現代醫學依然應用像是嗎啡、毒扁豆鹼、毛地黃、巴比妥類藥物於治療上。正如毒理學之父帕拉塞爾蘇斯（Paracelsus, 1493-1541）醫生所指出的：「萬物皆毒物，因為一切物質皆具毒性。毒物之為毒，只因劑量足。」克莉絲蒂很清楚這一點，因而利用尼古丁與蓖麻毒素等不尋常的和意想不到的毒藥來達到重大效果。這些毒藥的症狀、取得與檢測方法，構成故事的重要線索和情節。舉例來說，情節精采的《五隻小豬之歌》（*Five Little Pigs*）就使用了毒芹，讓這種植物對人體的作用方式、味道、發作時間，都完美搭配小說的步調。[6]

## ◈現實生活的靈感

克莉絲蒂不只是依靠對毒藥正確而詳盡的了解，她還大量閱讀真實犯罪的資料，熟知過去轟動社會的謀殺案。她的書提到許多現實生活中的謀殺案和投毒者，如赫伯特・勞斯・阿姆斯壯（Herbert Rowse Armstrong）、弗雷德里克・賽登（Frederick Seddon）、阿德蕾・巴特烈（Adelaide Bartlett）等凶手。她甚至將謀殺案的本末做為小說情節的靈感來源。

《麥金堤太太之死》（*Mrs McGinty's Dead*）就是以惡名昭彰的殺人犯霍利・哈維・克里彭（Hawley Harvey Crippen）醫生為原型。他因毒殺妻子而獲判有罪，於一九一〇年處以絞刑。克里彭的妻子失蹤後，警方在他倫敦住處的地窖發現人體遺骸，並從克里彭睡衣包裹的肉塊中，檢測出含有致死劑量的東莨菪鹼（scopolamine）。與此同時，克里彭已偕同假扮成男孩的情婦艾瑟兒・勒尼弗（Ethel Le Neve）搭船逃往加拿大。船長識破勒尼弗的喬裝，發送無線電報通知英國警方。於是華特・杜（Walter Dew）探長搭乘快船，趕在克里彭與勒尼弗的船停靠於魁北克港之前逮捕二人。在《麥金堤太太之死》中，數起謀殺案就是為了隱藏凶手的祕密——嫌犯的母親是某人的情婦，而這個男人殺了妻子，把屍體埋在地窖裡。

《無辜者的試煉》（*Ordeal by Innocence*）說的是傑克・阿吉爾的故事，他因為謀殺養母而獲罪。傑克死於獄中的多年後，一位陌生人突然出現在阿吉爾家，帶來傑克無罪的證據。如果不是傑克殺了他的養母，那是他們家的哪一個人下的手？故事靈感來自布拉弗案，這是發生於一八七五年的真實中毒事件。查爾斯·布拉弗（Charles Bravo）熱烈追求一位富有的年輕寡婦芙羅倫斯·李卡多（Florence Ricardo），並將她娶回家。婚後四個月的某一天，查爾斯在和妻子以及她的管家珍·寇克斯（Jane Cox）吃過晚餐後忽然病倒。妻子的舊情人詹姆斯·葛利（James Gully）醫生為他看病，但他在三天後就過世了。驗屍結果顯示，他有單次銻中毒的跡象。儘管人們普遍懷疑布拉弗是服毒自殺，但是調查結果認為死因不明。

媒體的後續報導揭露，寇克斯與布拉弗處得不好，而且寇克斯無意間聽到這對夫婦為了芙羅倫斯和葛利醫生的關係爭吵。第二次調查展開後，實際上演變成針對兩位女士的審判。法庭認為這是一起「謀殺」，但證據不足，無法確定是誰下了足以致死的銻。此時，兩個女人的友情已然破裂。普遍懷疑是芙羅倫斯在丈夫的酒中摻毒，並試圖把嫌疑導向管家。然而，謀害布拉弗的凶手從沒被抓到。引用克莉絲蒂的話：「至於芙羅倫斯·布拉弗，受到家人冷落，死於酗酒；寇克斯帶著三個小男孩遭到排擠，雖然活到一把歲數，但認識她的人都認為她是殺人凶手；葛利醫生則身敗名裂，不見容於專業領域和社會。」克莉絲蒂說得很中肯：「有人犯了罪，而且逃過制裁。但是其他人即使無罪，也無法置身事外。」

6 順帶一提，克莉絲蒂在構思情節的大多數時間，都在計畫讓受害者遭到槍殺，雖然我們很難想像小說的最後版本中要怎麼呈現這個構想。

• • •

我從青少年時期開始看克莉絲蒂的書。我喜歡那些故事，但懷疑自己當時真的了解其中的科學。我為了這本書做研究的期間，重讀這些長篇小說與短篇小說，這才讓我對克莉絲蒂的科學知識，還有她把這些知識融入作品的手法更加敬佩。許多人討厭科學，但克莉絲蒂會解釋所有必要的細節，讓讀者了解某種毒藥的特殊含意，卻不會使他們從情節上分心。我將在這本書檢視克莉絲蒂寫作生涯裡使用過的十四種毒藥，還有可能啟發她的真實案例，或者可能受她作品啟發的真實案例。這本書是對克莉絲蒂的歌頌，讚揚她的創造力、巧妙的情節安排，以及對科學正確性的講究。

# A 代表砒霜

## IS FOR ARSENIC

### 《殺人不難》
*Murder is Easy*

王之毒藥，也是毒藥之王。

——佚名

「砒霜」這個名稱幾乎就是毒藥的同義詞，可說是投毒犯罪的黃金標準。砒霜這種砷化合物擁有漫長又精采的謀殺與暗殺史，從古希臘時代延續至今。人們經常認為砒霜是克莉絲蒂最常用的毒藥，但其實只有四部長篇小說與四部短篇小說中的八個人物被這種聲名狼藉的元素結束生命，其中幾位甚至連症狀都沒什麼著墨就「下台一鞠躬」。阿嘉莎女爵的寫作生涯中有三百多個角色被賜死，前述這些人只占很小的比例。事實上，以砒霜的惡名昭彰，她的用法已經很低調了。然而，她確實有很多本書提到砒霜或砷，而且往往是短暫帶過，仍然展現出她對於這種毒藥的深刻知識。

一九三九年的小說《殺人不難》特別寫到砒霜毒殺案和詳細症狀，並討論如何用砒霜下手。這部小說有很典型的「阿嘉莎．克莉絲蒂設定」：英國的一個寧靜村子發生了連環謀殺案。退休警探陸加．菲茨威廉接下破案任務。菲茨威廉在搭乘火車前往倫敦的旅途中，遇到年長的列薇娜．平克頓小姐，因而捲入這個事件。平克頓小姐告訴他，自己正要前往蘇格蘭場舉報所住村莊發生的三起可疑死亡事件：艾蜜・吉布司把帽漆（是的，帽漆就是塗在帽子上改變顏色的漆）誤當咳嗽藥水喝下而喪命；湯米・皮爾思擦窗時墜落摔死；哈里・卡特晚上出門喝酒，從橋上跌落河裡淹死。他們是失足，還是被人推下去的？平克頓小姐深信這些並非意外，還向菲茨威廉保證說亨伯比醫生會是下一個受害者。

起初菲茨威廉並不在意這位老太太的說詞，但是後來在報紙看到平克頓小姐與亨伯比醫生的訃聞，他決定一探究竟。他前往平克頓小姐的村莊，一一調查當地最近發生的多起死亡事件。這些事件看起來像意外事故，或是自然原因造成的，但是從當地葬儀業者面臨前所未有的忙碌情況來看，要麼這座村莊很不幸，要麼就是有更可怕的事情正在發生。菲茨威廉最關切的是霍頓少校的妻子，也就是霍頓太太的死亡，她因久病在前一年離世。她先前由於急性胃炎住院一段時間，雖然症狀可以用自然原因解釋，但也可能是砷中毒……

## ◈砷的故事

砷（As）是地殼中含量排第二十名的元素，在自然界中以化合物的形式存在多過元素形式。人類最早在十三世紀就分離出砷，並且發現砷是灰色的類金屬。[1]砷的英文arsenic來自波斯文的zarnikh，意思是「黃色的雌黃」，雌黃（orpiment）是砷與硫組成的化合物，顏色很鮮豔。[2]後來，zarnikh被翻譯成希臘文的arsenikon，與另一個希臘文字arsenikos（意思是「雄性」、「強壯」）有關，最後才演變成arsenic。當人們稱砷為毒藥時，通常是指砒霜（即三氧化二砷〔$As_2O_3$〕），或者其他致命的砷化合物。比起三氧化二砷，純元素形式的砷毒性小得多，因為人體較不易吸收砷元素。[3]

至少從克麗奧佩特拉的時代起，砷化合物的毒性已經為人所知。當這位埃及女王決定結束自己生命時，想要把痛苦降到最低程度，還希望死後能保有姣好面容。據說她在奴隸身上試驗各種毒藥，然後觀察結果。她試驗的其中一種毒藥就是砒霜，但這顯然是不怎麼舒服的死法，所以她選擇了毒蛇（雖然毒蛇並非不會造成痛苦，而且她的遺體仍然需要化妝修飾）。

到了更晚近的文藝復興時代，砷中毒在歐洲是常見的謀殺方法，特別受到波吉亞家族的喜愛。據說波吉亞家族的人會把砒霜撒在屠宰豬隻的內臟上，然後任其腐爛，待產生一團爛泥後，再風乾製成粉末，他們稱之為「坎特雷拉」（Cantarella），這是一種白色固體物質，可

1 介於金屬和非金屬之間的元素，具有兩者的性質。

2 克莉絲蒂在作品中，不論是提到硫這個元素或其化合物時，當然是以英式拼法寫成「sulphur」。實際上，自一九九〇年起，科學界同意使用「sulfur」這個拼法，我在本書也是使用這個字；美國讀者來看完全沒問題，而英國讀者可能覺得有點刺眼，我只能說聲抱歉。《牛津英語詞典》仍列出英式拼法sulphur，因此這兩種拼法皆可。

3 本章其餘部分提到的砷，如果沒有特別說明，指的是三氧化二砷。

以加進食物或飲料裡。倘若砒霜沒能殺死受害者，腐敗內臟的毒素也可能讓他們一命嗚呼。使用砒霜有雙重好處。首先，砒霜沒什麼味道，讓潛在的受害者不會警覺到遭人下毒。其次，砷中毒的症狀與食物中毒、霍亂或痢疾極為相似，而後面三種情況在漫長歷史中的許多時期都很常見。

十六至十七世紀期間，下毒被視為義大利特有的技藝，部分是因為波吉亞家族[4]，還有托法娜（〔Toffana〕她是專業的投毒者，還把自己製造的致命化妝品外瓶畫上聖人像）與十人委員會（〔Council of Ten〕威尼斯的政治組織）。十人委員會靠著剷除潛在敵人來維持本身的勢力，甚至大肆徵集下毒高手，並且為了邪惡目的維持可觀的毒藥存量。

到了十七世紀，以砒霜下毒蔚為流行，還傳到法國宮廷。貴族成員與勒瓦森夫人（La Voisin）勾結，她是臭名遠揚的投毒者，也被指控參與黑彌撒。大規模調查於焉展開，法國社會的許多知名人士都被牽連其中，為此還成立了特殊的「火刑法庭」（Chambre Ardente），該法庭得名於十二位法官認定為有罪者，將遭火刑處決。火刑法庭一向祕密舉行，而且只對國王報告，避免造成尷尬局面或者可能引發的反對聲浪。「人命待價而沽，而且不值錢，」其中一位法官加布里埃爾．尼古拉斯．德拉雷尼（Nicolas Gabriel de la Reynie）寫道，「毒藥是多數家族矛盾的唯一解方。」砒霜當然是首選毒藥，隨著使用得愈來愈普及而被稱為「繼承粉末」。

十七世紀以前，不少權貴顯要開始聘用專門的品嚐員，對於誰能為他們準備飲食如此謹慎其實並不難理解。然而，有許多故事提到如何繞開這些品嚐員的謀殺手法。在手套和馬靴裡下藥，透過皮膚接觸使人喪命，這種傳說可能被誇大了，但有測試顯示，有毒的襯衫至少在理論上是施用砒霜的可行方式。把衣服下擺泡在砒霜溶液裡，然後晾乾，除了衣料有點僵硬以外，其餘看不出什麼明顯破綻。當裸露的肌膚接觸到衣物，可能因此將過量的砒霜吸收進人體而致命，尤其是砒霜溶液若添加了令皮膚起泡潰爛的成分，還能使毒藥經由破皮傷口更快進入血流之中。

長期以來，用砒霜下毒是富貴人士的專利。手頭不寬裕的人想要謀害彼此，就得另想他法。不過，工業革命使得鐵和鉛等金屬的需求大增，含有這些金屬的礦石從地底開採出來時，通常也會有砷混在其中。為了得到純金屬，礦石需要經過火法冶煉，此時砷與空氣中的氧作用，從而生成三氧化二砷。這些化合物累積在煙囪裡形成白色固體，必須定期刮除，否則會堵住煙囪。工業家意識到，與其把這些砒霜當作廢棄物丟掉，不如做為撲殺老鼠、床蝨、蟑螂或其他居家害蟲（包括人類）的毒藥出售，以從中獲利。從此砒霜的價格暴跌。很快地，人人都買得起砒霜，用來剷除惱人的親戚與棘手敵人。

結果不出所料，砷中毒的數量開始變多。任何讀過十九世紀英國報紙的人都會認為砒霜

4 雖然這個家族發源於西班牙。

謀殺案件達到猖獗的程度，而且工人階級的女性最有可能犯案。實際上，當時很少針對毒殺案開庭審判的案件，甚至在媒體瘋狂報導的最高點，全英格蘭和威爾斯每年也只有兩三案進行審理。發生暴斃的事件往往會引發懷疑，但這些懷疑通常來自於當地心生嫌隙的人散布的流言，以及報紙聳動報導的煽風點火。舉例來說，英格蘭在一八四九年發生了兩萬起可疑的死亡事件，其中四百一十五例與中毒有關，但只有十一例疑似謀殺，而且最後也不全然是有罪判決。這些早期案件很難釐清的原因是，即使真的與砒霜有關，受害者的症狀很可能歸結為自然因素造成的，而且那時沒有方法能檢測人體內的砒霜。為了改善這種情況，人們無不想法設法進行各種試驗，但是這些方法沒有一種可靠，產生的結果不容易闡述，也不能做為呈堂證供。約翰．博德（John Bodle）案是充分說明上述情況的一個例子。

一八三二年，英國化學家詹姆斯．馬許（James Marsh, 1794-1846）應邀前去調查一名八十歲的農夫喬治．博德（George Bodle）的死因。馬許發現死者的腸道內以及他喝過的咖啡裡都含有砒霜，然而他準備呈上法庭的樣本沒有保存好，陪審團也無法理解馬許對於實驗的專業說明，結果讓嫌疑犯約翰．博德，也就是農夫的孫子無罪釋放。後來約翰．博德坦承犯下罪行，但是他不能再次接受審判。馬許很氣憤，於是開始著手設計連最愚蠢的陪審員都能理解的砒霜檢驗法。馬許想要讓這些陪審員親眼看到砒霜。

馬許打造了一種U形玻璃管，一端是開口，另一端是逐漸縮窄的活栓噴嘴。他在管子靠

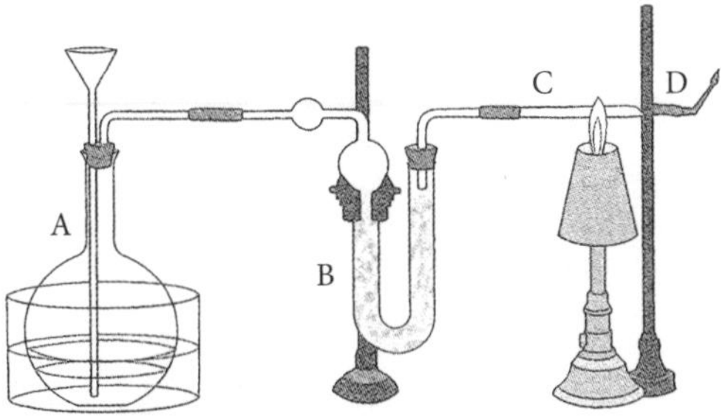


此為1921年版本的「馬許試砷法」裝置。（A）燒瓶中含有鋅與酸，用來產生氫；（B）使產生的氣體乾燥的氯化鈣；（C）玻璃管；（D）砷鏡。取自休・麥圭根（Hugh McGuigan）所著的《化學藥理學入門》（*An Introduction To Chemical Pharmacology*）

噴嘴側放了一片鋅。從開口倒入待測液體，再加入酸。當液面升高碰到鋅的時候，只要有微量的砒霜就會產生砷化氫（〔arsine gas, $AsH_3$〕又稱為胂），這種氣體從噴嘴釋放出來時，遇熱會燃燒。這時把冷的陶瓷蒸發皿背對著火焰，讓具有金屬性質的砷附著其上。這種裝置日後有所改良，到了克莉絲蒂的時代仍在使用。事實上，她在準備配藥師考試時，和同事利用科納（Cona）咖啡壺練習另一種版本的馬許試砷法（Marsh test），過程中還把咖啡壺炸毀了。

一八四〇年，著名的毒理學家馬修・奧菲拉（Mathieu Orfila, 1787-1853）首度把馬許試砷法應用於刑事法庭。奧菲拉應邀研判查理・普希－拉法基（Charles Pouch-Lafarge）的死亡案。瑪麗・卡佩勒（Marie Capelle）在一九三九年與查理結婚，當時雙方都相信自己與豪門成親。事實上，瑪麗的嫁妝並不豐厚，但想高攀地位更高的人。她在名校接受教育，並自認是王室後裔。查理則自稱開了一家鑄鐵廠，是有錢的老闆，其實他住的房子位於小村子的一片荒地上，房屋濕氣很重而且鬧鼠患，其中一部分改建成鑄鐵廠，改建費用讓他幾乎破產。這樁婚姻的開頭並不美滿，直到瑪麗說服丈夫把遺囑改成對她有利之後情況才好轉。查理在耶誕期間前往巴黎，為一項新的商業計畫尋找金主，瑪麗寄給他一個包裹做為耶誕禮物。拉法基家有人目睹瑪麗把五塊小蛋糕裝入盒子裡，附上自己的畫像以及一封情書。但是包裹抵達巴黎時，裡頭卻只有一塊大蛋糕，查理吃下蛋糕後覺得很不舒服。等到他身體好得差不多了，啟程回到家，卻再度生病，不久後死亡。死亡原因懷疑是砷中毒，據說瑪麗曾經為了消滅家裡的老鼠而購買砒霜。當局於是請來奧菲拉確認砒霜是否為查理的真正死因。奧菲拉的證詞以及馬許試砷法的結果提供了足夠證據，陪審團最終判定瑪麗的謀殺罪名成立。[5]

瑪麗是否犯下拉法基案，仍有疑點。沒人能證明她把蛋糕調包，甚或她是否真有機會這麼做。另一位毒理學家弗朗索瓦－樊尚・哈斯拜耶（François-Vincent Raspail, 1794-1878）也對鑑識證據存疑。哈斯拜耶證實，奧菲拉進行馬許試砷法所用的鋅受到砷的污染，因此會讓毒物試驗產生陽性結果，即便查理的遺體沒有任何毒物存在。然而，哈斯拜耶的證詞來得太晚，在他抵達法庭時，瑪麗已經被判終身監禁。哈斯拜耶點出馬許試砷法的真正缺點：或許有一點太過靈敏。正常情況下，這種試驗能測出〇・〇二毫克的砷，是鑑識科學上的優點，但這種元素在全世界很普遍，尤其在十九世紀的歐洲家戶中更是常見。沒多久時間，砒霜變得幾乎隨處可見。

砒霜又稱為白砒，如同名稱所示，這是一種白色粉末。外觀上和糖粉或粗糙澱粉很相似，把砒霜誤認為前兩種粉末時有所聞。維多利亞時代的英格蘭，食品摻假事件層出不窮。糖果製造業者通常會摻一些填充劑，也就是不會發生反應的物質，像是熟石膏粉或白堊粉到糖果中，好增加份量，因為這些填充劑比糖便宜。一八五八年，布拉福（Bradford）一名製作糖果的師傅從他以為裝填充劑的桶子舀出白色粉末，用來繼續製作糖果。不幸的是，他取出的粉末來自裝砒霜的桶子。一些孩子吃下糖果後出現問題，這起失誤事件隨即傳開來，這批致命的糖果也遭到回收，但已造成兩百人嚴重中毒，二十人死亡。最後沒有人因為這起事件受到起訴，從現代的眼光來看，實在很令人難以置信。

另外也有情況相反的事件。一八三六年，一個名叫伊莉莎・芬寧（Eliza Fenning）的廚子遭到處決，罪名是企圖毒殺雇主一家。雇主全家，連同伊莉莎本人，在吃下她準備的糰子後病得很重（雖然所有人後來都痊癒了）。房子裡的一包砒霜在數星期前不翼而飛。伊莉莎因為薄弱的證據被定罪。家裡的其他人也有機會在糰子裡下毒，或者更可能的情況是，這根本

5 這起案件或許啟發了克莉絲蒂在《葬禮變奏曲》（*After the Funeral*）中採用加了砒霜的蛋糕的點子。小說中，有人把摻入砒霜的結婚蛋糕送給謀殺案嫌疑人。嫌疑人吃了幾口後，把剩餘的蛋糕放在枕頭底下，根據習俗，她會夢到未來的丈夫。雖然嫌疑人病得很厲害，但活了下來，因為她沒有吃掉整塊蛋糕。

是一起可怕的過失。

• • •

十八世紀，隨著煉鐵廠產生的砷廢料日益增加，工業家想到除了滅鼠藥以外的用途。有幾種砷化合物的色彩鮮豔，做為顏料已經有幾千年的歷史，像是鮮黃色的雌黃（$As_2S_3$）以及看起來像紅寶石的紅色礦石雄黃（realgar, AsS）。一七七五年，卡爾・威廉・席勒（Carl Wilhelm Scheele, 1742-1786）發明了「席勒綠」（CuHAsO3）這種顏料，為砷系顏料清單增加新的成員。這些砷化合物比起過去使用的植物染料可說是一大進展，因它們不易褪色、價格便宜且易於製造。維多利亞時代的英格蘭，這些紅色與綠色染料大受歡迎，幾乎所有東西都用砷化合物來染色，從壁紙、衣服到玩具，甚至連糖果與蛋糕糖霜等食品也用得到。[6]

壁紙中的含砷染料只會對製造壁紙的人直接造成危害，因為他們會接觸到含砷的粉塵。而在家戶之中，貼了含砷壁紙的臥室，床蝨明顯變少。這一點起初像是優點，於是壁紙的銷售量大增。問題是，不論影響床蝨的是何種因子，很快也開始影響居住在房子裡的人。在牆壁上貼壁紙需要用到普通的糨糊，而不列顛群島的氣候潮濕，提供了黴菌生長的絕佳環境。砷會對黴菌產生危害，但是有一些黴菌對環境產生適應力，能透過化學作用清除砷。一八九三年，巴托羅密歐・高西歐（Bartolomeo Gosio, 1863-1944）最早證實短柄帚黴（當時的學名是

*Penicillium brevicaule*，現正名為*Scopulariopsis brevicaulis*）會破壞糨糊，並釋出一種含砷的氣體，他雖然無法確認這種氣體的種類，但它的氣味很獨特，聞起來像大蒜。這種氣體後來稱為「高西歐氣體」（Gosio gas），到了一九三二年鑑定出其實是三甲基胂（trimethylarsine, $As(CH_3)_3$）。三甲基胂具有高度毒性，於是出現了壁紙應該減少砷含量的建議。遺憾的是，這項建議對某位法國著名人物來說，還是晚了一步。

拿破崙一世死於一八二一年，他的死引發了諸多揣測。他被流放到聖赫勒納島（St Helena）的最後幾個月健康狀況極差，期間有幾位法國和英國醫生為他做過診療。這位皇帝患有嚴重胃痛，藥物治療似乎沒什麼效果。他去世後，共有七位醫生參與屍體解剖，得到的結論是拿破崙死於胃癌，然而中毒的謠言迅速流傳開來。可以想見，法國人與英國人互相責怪對方。由於沒有可靠的檢驗方法，當時想要確認或否認中毒，可說是無計可施。

到了一九六〇年代，對拿破崙頭髮的樣本進行砷含量檢測，樣本來自他死後不久被剪下做為紀念的頭髮，結果發現砷含量高得不尋常。這引發了問題：這些砷是從哪來的？有一項理論認為這些砷源於壁紙，一九八〇年代發現了拿破崙寢室壁紙的一小片樣本，經過分析後

6 克莉絲蒂在《巴格達風雲》（*They Came to Baghdad*）中提到席勒綠（亞砷酸銅），以及這種染料在壁紙上的用途。書裡的一個角色得了「嚴重的胃炎」，引發砷中毒的懷疑。「我在想，」魯珀特爵士說，「會不會是席勒綠引起的……」

顯示砷含量可達每平方米〇・一二公克。一八九三年的一項詳細研究顯示，壁紙若含有每平方米〇・〇一五至〇・六的砷，可能造成健康問題，而即使數值低至每平方米〇・〇〇六，仍具有潛在危險。[7]聖赫勒納島的氣候溫暖潮濕，很可能促進壁紙發黴，但即便如此，也不太可能產生足夠的三甲基胂殺死拿破崙。這些壁紙可能讓他的健康變糟，他也做了其他人在身體不適時會做的事：請醫生來看病。不幸的是，為拿破崙看診的醫生非但幫不上忙，給予的藥物還讓更毒的化合物進到他的體內，儘管他們並不是故意要毒害他。

十九世紀的醫生可以使用的藥物很有限，那些會用到的藥物通常是因為能對人體產生某種效果，例如清除（催吐與催瀉）或出汗。病患可以康復往往是運氣使然，臨床試驗或後續診療在當時可說是聞所未聞。即使在醫生的照料下，患者有時候會好轉卻不是因為藥物的協助。對人體產生明顯作用的化合物一般具有很強的毒性，在二十世紀以前，醫生的醫療包裡幾乎都裝著一些如今認為有高危險性的化合物。

福勒溶液（Fowler’s solution）是十九世紀常用的藥物，一種用來治療多種疾病的補藥。《英國藥典》在一八〇九年收錄了福勒溶液，最初把它當作治療瘧疾的藥物。這種溶液沒有味道，因此比帶有苦味的奎寧更受歡迎。然而隨著開立福勒溶液的情形日益增多，患者的抱怨也接踵而至，包括皮膚問題到氣喘。這是當然的，福勒溶液的主要成分就是砷，以亞砷酸鉀（$K_3AsO_2$）的形式存在。[8]

因此，在維多利亞時代，從屍體檢測出砷並不是一件稀奇事。在投毒案中，檢方不僅必須證明砷是非意外造成的死因，還要證實砷是怎麼取得的，以及如何施加在受害者身上。

為了管制砷的銷售，英國於一八五一年通過《砷法》（Arsenic Act）。[9]這部法案規定銷售砷時，必須登記購買者、購買量以及用途。此外，非醫療或農業用途的砷必須用煤煙灰或靛藍染料染色，以減少像糖果事件這類的誤用風險。可惜的是，該法案存在相當大的漏洞，好比對於誰能販售砷化合物並沒有限制，存心謀害他人的人在登記時也大可留下假資料。隨著時間的推移，銷售砷及其他毒物的規定更加嚴格。毒物的販售局限於少數行業與商店，例如藥房，而且購買者必須是藥劑師了解的對象，或者需要有藥劑師與購買者都認識的人擔保。即使真的有人下毒，理論上應該可以透過系統從毒物登記追查到投毒者。不過，想要取得砷仍然是輕而易舉的事，毒物登記中可以申報為「合法」用途的選項很多，但要由檢方證明被告的意圖並非如此。

7 當時建議的安全限度是0.001～0.005 g/m²。

8 眾所周知，查爾斯．達爾文（Charles Darwin）在大學時經常服用福勒溶液來治療他的濕疹，但他後來仍持續服藥。這或許可以解釋他成年後為何長期健康不佳。

9 當時，美國似乎沒有類似的法律。一八七七年的一項調查顯示，美國的毒物販賣仍然不受規範，然而今日的情況已大不相同。

如果被告選擇使用「史泰利亞抗辯」（Styrian defence），那麼事情就會變得更加複雜。這是可以解釋屍體為何含有大量砷的合法論點。一八五一年，維也納的醫學期刊登出一篇報告，提到奧地利史泰利亞（Styria）的居民有吃砷的習慣。他們會用牙齒咀嚼塊狀的三氧化二砷（砒霜），或者把磨碎的砒霜撒在吐司上，每週食用兩三次。他們一開始先從米粒大小的砒霜開始吃起，然後逐漸加大份量，到後來可以吃下一般會致死的劑量，卻沒有明顯不良後果。選擇這種奇特的膳食補充品的理由是，他們認為砒霜帶給他們「元氣」（wind），意思是讓他們在空氣稀薄的山區做粗活時呼吸更順暢。砒霜也能使男性的體格更壯碩，皮膚更光滑，增加他們的魅力。那裡的女性也使用砒霜，讓她們的身材更婀娜多姿，氣色白裡透紅。

砒霜的確可以殺死形成斑點和疤痕的細菌，但也能引發水腫（液體累積在肌肉裡）與皮下微血管舒張，使臉頰看起來紅潤。原本預期這種習慣可能會讓食砷者生病，可是有些人抱怨，只要他們漏吃一回，反而會覺得不舒服。乍看之下，他們似乎發展出對砒霜的耐受性——對於那些懷疑親戚想要謀害自己的人來說，這一點很有幫助。然而，這些人並非發展出真正的耐受性。吃下大量的砒霜卻沒死，這件事是可能發生的，因為這些砒霜是以整塊的形式吞服而非粉末或溶於液體的狀態。在砒霜還來不及進到血流以前，就有一大部分從消化道排出體外。

歐洲和美國的一些人讀到史泰利亞食砷者的報導，看到他們擁有迷人外表與看似健康的體魄，也開始吃起了砒霜。他們直接把砒霜抹在皮膚上，當作美容祕方，或者取少量溶於水中喝下去，用來保養身體。克莉絲蒂讀過食砷者的資料，因此在《豔陽下的謀殺案》（*Evil Under the Sun*）裡寫到一名寡婦的丈夫生前有食用砒霜的習慣，這種情況成為對她有利（或不利）的證據，但她最後從謀殺丈夫的審判中無罪釋放。

砷是一種可在人體內累積的毒藥，因此食砷者體內的砷含量會逐漸增加，然後到達危險或可能致死的程度。即使他們死亡的時候未被歸因為砷中毒，食砷者仍然很容易在死後被認出來，由於人體裡的砒霜就像是防腐劑，可以殺死促進屍體分解的細菌。按照史泰利亞的喪葬習俗，遺體下葬十二年後會從墳墓遷出，因為墓地短缺，死者的骨頭會移到教堂地下室，空出的土地則留給下一位使用者。食砷者的屍體通常保存良好，即使經過十二年，掘出時親友還是辨認得出來。而起源於中歐和東歐地區的某些吸血鬼傳說，很可能與屍體含有砒霜有關。

砒霜具有防腐功效，於是也應用在屍體上。不過，後來人們發現這麼做會掩蓋投毒謀殺的罪行，因此屍體防腐禁止使用砒霜，而改用甲醛取代。即便如此，屍體遭砷污染的問題仍然沒有消失。由於砷是土壤中常見的礦物，屍體可能從埋葬之地就吸收到砷。

砷會與硫原子產生強力的鍵結，而人體中有很多硫，特別是在頭髮裡。這讓頭髮變成有用的砷暴露終身紀錄，由於砷進入人體後，幾個小時內便沉積在髮根處。砷會固定殘留在頭髮的某個位置，隨著頭髮生長而遠離髮根。頭髮的生長速度相當規律，大約每個月一公分（〇．四吋）左右，所以針對頭髮進行分析可以建立起暴露的時間軸。這也代表如果屍體浸泡在含砷的液體中，頭髮會像海綿般吸收砷，然後儲存起來，導致頭髮的砷濃度比液體還高。驗屍時必須非常謹慎，不讓屍體的頭髮接觸到身體滲出的液體，以免人為提高頭髮的含砷量，才不會出現長期暴露於砷環境下的假象。若是掘屍的情況，把屍體從土裡移出時同樣要很謹慎，而且必須採集埋葬地點周遭的土壤樣本進行分析。

在維多利亞時代，砷下毒案件變得更難確定，梅布里克案就說明了情況可能多麼的錯綜複雜。一八八九年，五十歲的詹姆斯．梅布里克（James Maybrick）覺得身體極度不適，伴隨胃痛與強烈的噁心感。他二十六歲的美國妻子芙蘿倫絲（Florence）在一旁悉心照料。這對夫妻才從一場劇烈爭吵和好，因為芙蘿倫絲與丈夫的一個朋友關係曖昧。詹姆斯自己也有過一段婚外情，但芙蘿倫絲的不忠行為讓她的眼睛被打到瘀青，他還把她從遺囑中剔除。詹姆斯有一點疑病症的傾向，會自行服用許多成藥治療。詹姆斯最後一次生病期間，讓妻子幫他拿藥粉，於是芙蘿倫絲按照丈夫平時的習慣，將一些藥粉加到肉汁裡讓他喝下。

只是這一次，詹姆斯的病情沒有好轉。他的家人很快趕來，確保他接受到適當的醫療。芙蘿倫絲在這個家並不受歡迎，由於她先前寫給情人的信件遭到攔截，信中提到自己的丈夫「病得快死了」，所以她實際上被逐出病房。詹姆斯在幾個星期後去世，芙蘿倫絲立即受到懷疑。

在法庭上，檢方證實芙蘿倫絲曾買過含砒霜的捕蠅紙，她則聲稱自己想要拿來製作皮膚保養品，因為她平日用的洗面乳用完了，決定嘗試自己調配。芙蘿倫絲買捕蠅紙的時候，順便買了含安息香的乳液，還有接骨木花水，這些都是護膚乳液的常見成分。把一張捕蠅紙泡在冷水中，能萃取出四分之三格令的砒霜（不足以致命），但是若用沸水幾乎可以萃取出所有的砒霜（超過兩格令，接近殺死一個成人的劑量），也會把紙上的染料萃取出來。捕蠅紙以六張一包的形式販售，包裝上清楚標示有毒。每一張捕蠅紙中的砒霜含量各不相同，但試驗分析發現每包捕蠅紙都含有足夠的砒霜，至少可以達到致死劑量。[10]

事實上，芙蘿倫絲・梅布里克根本不需要買捕蠅紙。梅布里克家中就有夠多的砒霜。警方搜查房子的過程，發現一瓶又一瓶的化妝品與成藥，許多都含有砒霜。這些毒藥的量足以害死五十個人，但是只有一處的毒藥量相當低，那就是詹姆斯・梅布里克的體內。芙蘿倫絲的辯護律師傳喚醫生，作證詹姆斯・梅布里克死於自然原因。沒有人目睹芙蘿倫絲用砒霜毒害丈夫，而且在詹姆斯過世的前幾天，她和丈夫、他的食物或藥物並沒有接觸。然而，陪審團認為已有足夠證據判定芙蘿倫絲有罪。她的死刑後來減為無期徒刑，因為詹姆斯是否死於

10 克莉絲蒂很清楚梅布里克案，她在《史岱爾莊謀殺案》中寫到浸泡捕蠅紙下毒的情節。

砒霜中毒的懷疑仍然無法排除，而非對芙蘿倫絲是否下手存疑。芙蘿倫絲在服刑的十四年期間，一直堅稱自己無辜，她獲釋之後也過著無可指謫的生活。

在克莉絲蒂開始寫作生涯之際，做為「補藥」、殺蟲滅鼠劑、除草劑的砷化合物很容易取得。到了二十世紀上半葉，砒霜逐漸被淘汰，由於滅鼠藥或除草劑已找到其他替代品。雖然目前三氧化二砷仍有一些工業上的專業用途，但是醫學用途只剩一項，就是用來治療急性前骨髓細胞白血病（acute promyelocytic leukemia, AML）。不過，這種療法並非沒有砷中毒的風險。

## ◈砷如何致命

三氧化二砷及相關化合物的毒性，來自於它們會破壞人體內的基礎化學過程。砷化合物很容易經由皮膚、肺部及胃腸道吸收，因此多數投毒者把砒霜加到食物、飲料或藥物中來達成目的。

砷化合物有砷酸鹽（arsenates）與亞砷酸鹽（arsenites）兩種形式，它們與人體的作用方式不同。砷酸鹽（$AsO_4^{3-}$）的結構和化學性質與磷酸鹽（phosphate, $PO_4^{3-}$）相似，人體無法區分這兩類化合物。磷酸鹽在生物學中扮演許多關鍵角色，從強化骨骼到形成DNA雙螺旋的主幹。這些基團也涉及細胞內的關鍵化學過程，其中最重要的是能量的轉移與儲存。在家裡，我們用來驅動大小電器的能量形式是電力。在人體內，我們藉由攝取食物與吸入氧氣獲得能量，這些能量用來產生一種叫做腺苷三磷酸（adenosine triphosphate, ATP）的化學物質。一旦ATP上的磷酸根轉移到其他分子時，會增加那些分子的化學活性，可以在相對溫和的生物系統發生反應。砷酸鹽（arsenate compounds）之所以致命，在於它們可以取代ATP上的磷酸根。砷酸根的化學活性較磷酸根低，因此相關的化學反應就會變慢，甚至停止——這是個很糟的消息。

三氧化二砷、砷化氫氣體（胂）以及席勒綠之類的顏料都是亞砷酸鹽（arsenite compounds），而非砷酸鹽。它們會致人於死，是因為與身體發生不同的化學反應。為了描述亞砷酸鹽如何達到這種效果，我會以三氧化二砷為例，這是幾個世紀以來最常用於謀害人命的亞砷酸鹽。

砒霜中毒的最初症狀是嚴重噁心與腹痛，大約在攝入後三十分鐘出現，由於刺激到胃組織而引發。如果受害者運氣好，大部分毒素會在這時吐出來，但運氣差的人會吸收致命劑量（約一百至一百五十毫克）到血流裡。過去許多砒霜受害者可以苟延殘喘幾個星期，或許是因為嘔吐與腹瀉排出許多毒素。在十九世紀，有許多投毒者是負責照顧病患的護士，因此能確保隨時施加額外的劑量，以達到預期的效果。

法醫在驗屍時，可能會看到三氧化二砷引起的腸胃組織發炎，但這並不是死因。劇烈嘔吐和大量腹瀉會造成脫水，要是無法補充液體也可能致命。不過，三氧化二砷阻斷體內的生化過程，往往才是受害者的催命符。

人體內的化學過程是由酵素這類蛋白質催化進行的。這些大分子由胺基酸串組而成，長串胺基酸纏繞糾結成正確的形狀，才能發揮作用。酵素能夠在一般稱為受質的化合物上，以極快的速率執行特定的化學反應。這樣的運作常用「鎖鑰理論」(lock-and-key theory）來比喻。酵素是鎖，受質是鑰匙，鑰匙插入鎖的地方，就是酵素上發生反應的活性部位。很少有鑰匙可以打開一把以上的鎖，因為這兩種互補的元素需要高度契合。酵素在化學反應中改變了受質（也就是「鑰匙」），受質的大小與形狀發生變化，所以再也不能與「鎖」契合。然後受質會從酵素脫離，讓酵素空出來，等著與下一個受質結合。

組成蛋白質與酵素的一些胺基酸帶有硫原子，這些原子通常形成關鍵的化學鍵，讓酵素維持在該有的形狀。[11]砷（以亞砷酸鹽的形式）可以和硫原子形成強力的鍵結，這樣會使酵素這副鎖變形，從而無法運作。一旦砷化合物進到血流裡，就會分散到全身，可能影響它們遇到的任何含硫的酵素或蛋白質。

由於人體內存在大量酵素且扮演各種各樣的角色，因此砒霜中毒會呈現許多不同的症狀。砒霜的施用量對於症狀表現有劇烈影響，也是最終決定死亡的原因。高達最低致死劑量十倍的大量砒霜，引發的症狀有嚴重腸胃炎、嘔吐及劇烈胃痛，伴隨大量水樣或帶血腹瀉。接下來皮膚會變得濕冷、血壓下降，然後幾個小時內循環衰竭，導致死亡。有時也可能出現抽搐和昏迷，代表個體正瀕臨死亡。

亞砷酸鹽能夠破壞的眾多酵素中，有一些是參與細胞內能量過程的酵素。失去能量供應，細胞無法運作，接著很快死亡。當大量細胞死亡，就會導致器官衰竭。有些細胞的能量需求高過於其他細胞，例如心臟細胞與神經細胞比紅血球需要更多的能量。細胞內其他依賴酵素調節的代謝過程也很容易受到砷的干擾，而砷可以透過很多方式造成細胞死亡。如果中毒者撐過一兩天，則會出現黃疸、少尿或無尿等症狀，這是因為肝臟和腎臟受損，而這兩個器官的功能是負責解毒以及把毒素排出體外。

砒霜不僅是以上述急性中毒的方式造成死亡，也能透過長期少量攝取的緩慢累積達成，這就是所謂的慢性中毒。低劑量的砒霜會引發噁心、嘔吐，還有頭痛、暈眩、痙攣以及不同程度的麻痺，這些症狀可能持續幾個星期。此外，也可能發生心律不整。慢性病例的死亡原因是因為多重器官衰竭；在這種情況下，中樞神經系統的神經細胞都有可能受到損害，特別是傳遞訊號的軸突，即運動神經元（從脊髓延伸到肢體末梢，控制運動的神經細胞）長突起的部分。這種損傷帶來的症狀，包括四肢麻木或者出現灼熱感。慢性中毒還可能損害肝臟、腎臟，以及循環系統。經常攝取的情形下，砒霜會累積在含硫量高的身體部位，例如角蛋白；

11 硫通常以氫硫基（〔sulfhydryl group〕又稱硫醇基或巰基）的形式存在於胺基酸中。氫硫基〔-SH〕是由一個硫原子和一個氫原子結合而成的官能基。

角蛋白是頭髮和指甲的組成成分，也出現在皮膚裡。舉例來說，食砷者經過一段時間，皮膚不再「白裡透紅」並轉為暗沉（稱為色素沉著），手掌和腳掌會出現粗硬或鱗狀的斑塊。指甲也出現典型的白色橫紋，稱為米氏線（Mees lines）。體重還可能減輕。如果有人熬過這一切活下來，砒霜仍會持續發揮作用，導致皮膚癌、肺癌及肝癌。[12]

接觸到砷會增加罹癌風險，這一點在一百多年前就已為人所知。強納森・哈欽森（Jonathan Hutchinson, 1828-1913）爵士是醫生與皮膚病學專家（還兼其他專業），他注意到那些因為各種疾病而服用含砷藥物的病患，得到皮膚癌的人數異常地多。一般認為，砷會破壞人體修復DNA的能力，然而其中可能涉及數種機制。

長期接觸砷的後果在恆河三角洲等地充分地展現出來。在那裡，立意良善的國際援助機構協助鑿井，然而地下水遭到砷污染，導致了大規模的低劑量中毒情形。修建水井是為了防止像是霍亂這類水媒傳染性疾病，霍亂在地表水維護不善的地區相當常見。這些水井降低霍亂的發生率而拯救了許多人命，但現在卻有數千萬人暴露於砷的風險之中。

人體確實可以將砷排除，雖然過程非常緩慢。只要砷的攝入率不高於它的排除率，一切都還好，這是我們多數人在多數時候經歷的情況。砷存在於我們的環境之中，土壤和水裡都有，從而進入我們的食物供應鏈，但是通常非常微量，我們的身體可以應付得來。

三氧化二砷在人體內的半衰期（數量減少為一半所需的時間）約為十小時。三氧化二砷要麼保持原來的樣子從尿液排出去，要麼代謝成其他砷化合物。若是走代謝途徑，甲基（$-CH_3$）會逐步地添加到含砷的分子上，原本認為這個過程可以去除砷的毒性。事實上，許多甲基化的砷化合物比起三氧化二砷，即使沒有更毒，至少也一樣毒。甲基化合物可能會導致呼吸中帶有大蒜味，類似於維多利亞時代壁紙上生長的黴散發出來的三甲基胂氣味。甲基化的砷化合物的半衰期大約是三十小時。因此，把攝入的砷排出百分之五十，可能需要一至三天的時間。

## ◈是否有解毒劑？

一八一三年，法國科學院（French Academy of Sciences）首次示範急性砷中毒的治療方法，當時化學家米歇爾・伯特蘭（Michel Bertrand, 1774-1857）攝入五公克的砷（約致死劑量的四十倍）以及一些木炭。結果他活了下來，沒有出現砷中毒常見的症狀，證明木炭以某種方式使砷失去活性。事實上，砷被卡在木炭的孔隙裡，因而無法為人體吸收。研究顯示，木炭能有效吸附多種毒素，至今仍做為疑似中毒病例的第一線療法，儘管要在攝入後不久立即使用才能真正奏效。[13]木炭還能經過進一步加工，成為「活性碳」，方法是用蒸氣、二氧化碳、氧氣、

12 電視和電影經常出現這樣的情節：受害者吞下一口有問題的食物後，噎了一下，然後在幾秒內倒下。這實在錯得離譜，每次都讓我氣得對著銀幕大叫。我很驚訝，本地戲院竟然還沒禁止我進入。

氯化鋅和硫酸在高溫（攝氏兩百六十至四百八十度）下處理，這樣可以增加孔隙數量（因而能夠吸附更多毒素）。

一旦砷被人體吸收，就無法用炭清除，這時必須使用其他方法。這些方法是為了因應在一次大戰期間發明的砷化合物劇毒氣體——路易斯毒氣（Lewisite gas）所開發出來的。英國路易斯毒氣解毒劑（British Anti-Lewisite, BAL），即二巰丙醇，是一種螯合物（chelate）；這類化合物就像螃蟹一樣用大鉗夾住金屬離子或類金屬（好比砷），與其形成多處連結，變成緊密結合的金屬螯合物。BAL一搜索到人體內的砷，結合成砷螯合結構就能排出體外。自那時起，陸續出現其他能更有效清除砷的螯合劑，它們對於有毒重金屬的專一性較高，因此副作用較少。可惜，螯合劑對於治療慢性砷中毒的效果沒有那麼好。在這種情況下，最有效的治療就是減少暴露量。

## ◈一些現實生活中的案例

克莉絲蒂在小說中提到許多現實世界的砒霜下毒者，並以中毒案做為情節的靈感來源。她提到的一名投毒者是弗雷德里克・賽登（Frederick Seddon），一個貪得無厭的房東，因謀殺房客被定罪。伊麗莎・瑪麗・巴羅（Eliza Mary Barrow）是一名富有的年長未婚女性，在賽登說服她把所有的錢都交給他管理後不久就過世了。只有巴羅的親戚起疑，他們聽到伊麗莎不僅死了而且已經下葬的消息，驚訝不已。賽登甚至對於葬禮的費用斤斤計較。親戚知道伊麗莎手頭有一些錢，於是問起下落，賽登卻告訴他們所剩無幾。在法庭上，檢方證明死者的體內含有砒霜。賽登則聲稱，巴羅的房間裡有盛裝含砒霜的捕蠅紙的碟子，她一定是起床後誤喝了碟子裡的水。

瑪德琳・史密斯（Madeleine Smith）可能是另一名砒霜殺人犯，克莉絲蒂的幾部短篇小說也提過她。一八五五年，這位年方二十的格拉斯哥社交名媛與皮耶・埃米爾・藍傑利爾（Pierre Emile L'Angelier）展開了一段戀情。瑪德琳答應要嫁給藍傑利爾，但是她的父母不知道這段戀情，另外幫她找了一位條件理想的單身漢威廉・哈波・米諾克（William Harper Minnoch），並安排兩人正式訂婚。瑪德琳試圖結束與藍傑利爾關係，並要求他歸還自己寫的情書。藍傑利爾卻反過來威脅要把情書拿給她的父母，讓瑪德琳與米諾克的訂婚破局，她逼不得已只好嫁給藍傑利爾。沒多久，藍傑利爾在日記中寫到，他時常在見過瑪德琳之後感到身體不適。據說瑪德琳給他喝了可可。他告訴朋友，他認為瑪德琳在對自己下毒，而且這陣子有人看到瑪德琳到藥房購買砒霜。到了一八五七年三月，藍傑利爾的病情變得更加嚴重，於是請來醫生並用嗎啡減輕他的痛苦。但這無濟於事——隔天早上他就死了。驗屍結果顯示，他的胃裡含

13 眾所周知，一九六〇年代早期，毒物治療中心的工作人員會以烤吐司做為一天的開始，以準備當天所需的木炭。

有大量砒霜，超過八十七格令（大約五公克）。當時，其他謀殺案的屍體從沒出現過這麼大的量（不過自殺案件有）。如此大量的砒霜應該很難讓受害者在不知不覺中吃下去，但是正如審理期間所論述的，在茶杯裡放入多達六公克（致死劑量的二十至六十倍）研磨細緻的砒霜粉，與兩茶匙的可可粉混合後，加入牛奶或沸水，外觀或氣味上不會有什麼異樣。然而，冷卻時砒霜會從可可沉澱出來，讓牛奶凝結。

儘管瑪德琳有殺害情人的動機，而且已知她買過砒霜，案情仍呈現膠著狀態。瑪德琳聲稱砒霜是為了讓自己容光煥發，況且她從藥劑師那裡購買的是符合法規，以靛藍染色的砒霜。瑪德琳必定知道如何把染料從砒霜去除（用冷水就能洗掉），才能塗在皮膚上。藍傑利爾胃裡的砒霜是白色的，沒有染料的痕跡。被告的辯護律師還成功阻止藍傑利爾的日記成為庭審證據，而檢方未能將瑪德琳兩百封未標注日期的情書裝在原來的信封裡。因此，最終無法證明兩人何時見面，或者證明瑪德琳有機會下毒。

這起涉及婚前性行為與謀殺的醜聞讓這場審判成了眾所矚目的焦點，即使瑪德琳「罪證不足」，傳聞仍舊不斷。一方面，許多人認為瑪德琳謀殺了她的情人，但檢方無從證實下手的時間。一些人則相信藍傑利爾是自殺。審判結束後，瑪德琳搬離原來居住的地方，以化名生活，並且和藝術家喬治．沃德爾（George Wardle）結婚。這對夫婦生了兩個孩子，但多年後分開。瑪德琳移居紐約，再次易名，最後於一九二八年過世。

## ◈阿嘉莎與砒霜

克莉絲蒂一九三九年的小說《殺人不難》，書名取得很適切。書中寫到英格蘭一處小村莊在短短一年多的時間裡發生了七件謀殺案。凶手使用各種不同的手段，讓受害者看起來像是死於意外或自然原因。第一位受害者霍頓太太似乎是久病後死於急性胃炎。她的死格外悲慘，因為她好像快康復了，卻在突然之間惡化。連治療她的醫生也對她的驟逝感到意外，但當時沒有人懷疑是謀殺。直到一年後，村子裡的教堂墓地填滿的速度有點太快時，才有人仔細檢視霍頓太太的病況和死亡情形。

「腸胃炎」描述的是一系列症狀，如嘔吐、腹瀉、腹痛，並非一種特定疾病，而且是由消化道發炎引起的。造成這些症狀的原因很多，通常是諾羅病毒之類的病毒或者細菌感染，寄生蟲引起的較為罕見，但也可能是食物不耐症，甚至砒霜中毒。正常情況下，這類感染可能會在幾天或幾週後痊癒。小說提到霍頓太太長期患病，所以我們可以假設她至少病了幾個星期，而且是慢性砷中毒，在她死前不久還服用了較大劑量的砷化合物。

慢性砷中毒的症狀，好比米氏線、色素沉著、皮膚炎，多數可能來不及在霍頓太太生病期間表現出來。指甲一個月約長三毫米，雖然砷可以在攝入後數小時內在頭髮與指甲累積，但要數週後才會從指甲基質長出來，越過指緣表皮，變得明顯可見。在克莉絲蒂的小說《殺手魔術》（*They Do It with Mirrors*）中，潛在的凶手小心翼翼地剪下受害者的指甲，想阻礙砷含量的檢測。不過，這項計謀無法得逞；除非是很久以前下的毒，否則必須拔掉整片指甲才能躲過偵察。即便如此，仍可分析受害者的頭髮，尋找砷的跡象。

霍頓太太雖然外表沒有明顯的砷中毒跡象，仍深信照顧她的其中一名護士想毒死她，所以把人攆走。但似乎沒人把她的話當一回事，而且趕走護士之後，她的病情也沒有改善。以砒霜下毒的，另有其人。

列入考慮的嫌疑人很多，其中最主要的是她的丈夫，霍頓少校。克莉絲蒂塑造這個角色的靈感或許來自現實生活中的赫伯特．勞斯．阿姆斯壯（Herbert Rowse Armstrong）少校，他被稱為「蒲公英殺手」（The Dandelion Killer）。一九二一年，阿姆斯壯在海伊鎮（Hay-on-Wye）擔任事務律師。他的妻子長年生病，住進精神病院接受治療，把財產轉移給丈夫後沒多久便過世。她在醫院接受治療的成效似乎不錯，身體恢復到可以回家，但在家時病情又惡化，一個月後過世。她的死沒有引發懷疑，醫生也無法確認真正的死因。然而，阿姆斯壯在她死後的行為，卻讓人有所警覺。

奧斯華．馬丁（Oswald Martin）是海伊鎮上的另一位事務律師，他的律師事務所與阿姆斯壯是競爭對手。兩人因為一場土地糾紛打對台。法律爭論已經持續一段時間，情勢愈演愈烈，這讓阿姆斯壯做出驚人之舉。

阿姆斯壯邀請馬丁到家裡喝茶，馬丁前往赴約。他吃了一個美味的奶油司康，是阿姆斯壯幫他挑選放在盤子上的。後來馬丁生了一場重病，但是痊癒了。然後他回想起自己曾收到一盒不知道是誰送的巧克力，這盒巧克力讓他的客人身體極度不適。馬丁這時起了疑心，決定報警。警方同時分析巧克力與馬丁的尿液樣本，發現都含有砷。[14]

這項檢驗結果足以引起警方的關切，他們同意啟動調查，但不想驚動阿姆斯壯。阿姆斯壯持續發送茶會邀請函到馬丁家，馬丁則盡可能找藉口婉拒。最後，阿姆斯壯因企圖謀殺對手被捕；在警方掘出他妻子的屍體，並搜查到他房子裡的砒霜後，他因謀殺妻子接受審判。調查發現屍體含有砷，也在他家找到幾包砒霜。阿姆斯壯聲稱，這些砒霜是為了除掉他家草皮上的蒲公英。陪審團不予採信，他被處以絞刑。

《殺人不難》中的霍頓少校似乎更關心狗的健康，超出太太離世這件事，但是他沒有做出適當的情緒反應，並不能當作謀殺的證據。還有好幾個人有嫌疑。霍頓太太似乎很受歡迎；她生病時有好幾位訪客，其中一位是平克頓小姐，還詢問她的飲食狀況。顯然平克頓小姐覺得有些蹊蹺，後來在她快要抵達蘇格蘭場，告訴警方她擔憂的事情時，凶手將她推向車子，還好她已經將疑慮告訴退休警探菲茨威廉。

14 馬許試砷法對活人的樣本（例如尿液）同樣有效；現在檢驗砷的方法是利用原子吸收光譜法（atomic absorption spectroscopy, AAS），方法是把樣本置於火焰中，吸收存在元素之特性波長的光，然後分析光譜。

村子裡的另一位居民費菲德動爵，送了自家種的桃子和葡萄給抱病的霍頓太太表達關心。霍頓太太抱怨水果有苦味，但護士沒把這件事告訴其他人。苦味有時候是植物性毒素的特徵，例如嗎啡或番木鱉鹼，然而霍頓太太的症狀與這類中毒不符。砷中毒可以解釋這些症狀，它沒有味道。這些水果可能原本就有苦味，仍被摻入砒霜。把砒霜塗在果皮上會出現白色粉末，如果被注意到，可能會被洗掉。或者，可以將砒霜溶液注射到果肉中，如此便能在數週內進行多次小劑量下毒。

另一種下手的方法，是把砒霜加到霍頓太太服用的成藥裡。提供這些藥物給霍頓太太的是一位當地的古玩商人，此人似乎沒有殺害霍頓太太的動機，但他略懂巫術，肯定是可疑的人物。到了一九五〇年代，補藥裡就不再使用砒霜，因為它的效果「不可預料，也無法控制」，但在一九三九年，這些補藥依然買得到，儘管使用者已逐漸變少。在一九三〇年代的英國，砒霜已經比五十年前，甚至二十年前更難取得，但並非不可能。書中沒有提到這些毒藥是怎麼拿到的，但一九三五年，十格令的除草劑就含有七格令（約四百五十四毫克）的砒霜，足夠殺死兩三個人。除草劑必須添加一種亮藍色的染料，避免有人不小心誤食，如果霍頓太太的飲食或成藥裡摻了除草劑，應該會清楚呈現出染料的顏色。

在《殺人不難》中，退休警探菲茨威廉只能推測霍頓太太的死因。他不是以官方身分調查這些罪行，因此不能下令開挖墳墓與驗屍，雖然這可以證實他的懷疑。屍體即使埋葬了一年，仍然可以檢驗出是否含有砷。尤其頭髮需要很長的時間才會分解，能將慢性中毒的砷沉積物保留數年。幸運的是，凶手坦白了，甚至解釋做案過程；原來凶手是其中一位訪客，趁機把毒藥加到霍頓太太的茶裡。三氧化二砷在冷水中的溶解度很低，但在熱水中則高得多了。凶手利用熱茶來溶解砒霜，確保沒有可疑的顆粒殘留在杯底。

# B 代表顛茄

## IS FOR BELLADONNA

## 《赫丘勒的十二道任務》

## *The Labours of Hercules*

顛茄（belladonna），名詞。在義大利文中是指美麗的女人；在英文中則是一種致命的毒藥。這是兩種語言表達同一本質的突出例子。

——安布羅斯．比爾斯（Ambrose Bierce），《魔鬼辭典》（*The Devil's Dictionary*）

顛茄是一種有毒植物，長久以來一直被人類做為美容用品、藥物與謀殺手段。這三種應用在克莉絲蒂的幾篇故事中都曾提及，導致兩起殺人未遂，以及一起成功謀殺。從某些方面來說，顛茄是一種完美的毒藥，因為這種植物生長於野外。顛茄的主要毒性成分是一種叫做阿托品（atropine）的化學物質，進入人體後會廣泛分散到全身，因此驗屍時找不到蛛絲馬跡。阿托品在人死後也會迅速分解，下葬後幾週便消失無蹤，很難追查。不過，這種毒物的苦味讓許多潛在的受害者提高警覺，而且阿托品的中毒症狀很容易辨識與治療。

顛茄是《克里特島神牛》（*The Cretan Bull*）的主角，一九四七年的《赫丘勒的十二道任務》收錄了十二部短篇小說，這是第七篇。

這本書的前提是，偉大的比利時偵探赫丘勒・白羅決定從偵探工作退休，但在搬到鄉下種「夏南瓜」（俗稱櫛瓜）之前，他選擇接辦十二件與赫丘勒斯（Hercules）的任務有關的案子，赫丘勒斯是古典希臘神話中與他同名的英雄。傳說中，克里特島神牛受到偽裝成母牛的帕西菲（Pasiphae）引誘，導致米諾陶（Minotaur）的誕生（故事的另一個版本是，宙斯偽裝成公牛去引誘別人，而他愛慕的對象是歐羅芭（Europa））。克里特島神牛四處橫行，破壞島上的農作物與城牆，赫丘勒斯的第七道任務是訓服這頭神，並獻給歐律斯透斯（Eurystheus）國王。

在克莉絲蒂版本的神話中，白羅抓住休斯・錢德拉，將他送回他的未婚妻戴安娜・瑪伯里身邊。休斯就是那頭「初生之犢」，他古怪可怕的行徑肯定會對家裡，也就是賴德莊園造成大混亂。休斯的症狀是出現生動的夢境與幻覺，這些被歸咎於家族的精神病史。在白羅介入之前，休斯的精神錯亂幾乎將他逼上自殺的絕路。故事裡呈現了許多狂亂舉止，但真正受精神病折磨的或許不是休斯。

## ◈顛茄的故事

顛茄（*Atropa belladonna*）通常被稱為致命龍葵（deadly nightshade），是英國野外最毒的植物之一。這種植物的學名與俗名都凸顯了它的致命特性。「*Atropa*」這個屬名來自希臘神話命運三女神中的最幼者阿特洛波斯（Atropos）；克洛托（Clotho）紡織出人類命運之線，拉克西絲

（Lachesis）丈量絲線的長度，阿特洛波斯剪斷絲線。阿特洛波斯也是顛茄的劇毒成分——阿托品（atropine）名稱的由來。「*Belladonna*」在自義大利文中意為「美麗的女人」，顛茄之所以如此命名，是因為文藝復興時代的婦女會用這種植物的漿果來增加自己的吸引力。她們擠出漿果的汁液，然後用羽毛點到眼睛裡。汁液裡的阿托品會讓瞳孔放大。[1]顛茄萃取液的瞳孔擴張效果可以維持三天，但也可能使視力模糊，使用過度甚至導致失明。顛茄萃取物的一種更有益的現代用途是應用於眼科，因為放大瞳孔能使眼底檢查較為詳盡。

克莉絲蒂在她筆下的幾個故事裡，利用顛茄對瞳孔的影響做為一種偽裝手法。她的想法是，擴張的瞳孔會讓眼睛顏色看起來更深，雖然顛茄對虹膜的顏色沒有影響。在《四大天王》（*In The Big Four*）中，白羅把顛茄藥水點在眼睛裡，並犧牲他的小鬍子來假冒成他編造出來的兄弟。這種把戲有點令人難以置信，但似乎騙過那些壞蛋。《三幕悲劇》（*Three Act Tragedy*）中也使用過類似的手法。

顛茄是茄科植物的成員，這一科包括聲名狼藉的茄參屬（*mandrake*）與曼陀羅屬（*datura*）。這些植物在巫術、醫學和神話中都占有一席之地。該科也有一些成員沒那麼可怕，例如馬鈴薯和番茄。即便如此，番茄最早引進英國時，人們看到這種植物長得像顛茄，認為它的果實

1 燭光也能達到同樣的效果，因為光線不足，瞳孔會擴張好讓更多光線進入，這也是燭光晚餐讓人覺得浪漫的原因。

也有毒而拒絕食用。過去還舉辦過吃番茄的示範活動，好讓大眾放心。

有毒的茄科植物中，最著名的或許是毒茄參（又名曼德拉草、風茄）。這種植物在《聖經》和莎士比亞的幾部戲劇裡都有提及，甚至哈利波特的霍格華茲學院溫室裡也有種植。以前的人相信毒茄參是植物與動物之間一種活的連結，因為在綠色的葉片之下，它分岔的根看起來像兩條腿。仔細觀察根部的分岔形態，還能分出這棵植物是男（mandrake）是女（ladydrake），有些毒茄參根部切下來後，甚至會經過雕琢，以強化它們的性別。毒茄參含有數種有毒化合物，不只分布在果實，而是全株有毒。過去，毒茄參根的買賣是為了醫療用途，像是順產、安眠，以及在手術前做為麻醉藥劑使用。毒茄參裡的化合物在前述幾項應用確實有效果，儘管只是利用植物的粗萃取液，卻很難控制藥效的強度或副作用。毒茄參根也曾做為提高生育力的符咒與春藥販售，不過一點效果也沒有。採集毒茄參的根部得冒著很大的風險。傳說這種植物被連根拔起時會發出慘烈的尖叫聲，這種痛苦刺耳的聲音會致人於死。因此，想要採集毒茄參根的人最好把耳朵塞住，然後取長繩的一端牢繫在植物上，另一端綁在狗的項圈上，再拿食物引誘飢餓的狗，將毒茄參從土裡拔出。

克莉絲蒂在她的幾部小說中提到了顛茄，但沒提過毒茄參。她似乎更偏愛茄科的另一個成員——曼陀羅屬植物，藉其激發出極度險惡的下毒陰謀。曼陀羅屬植物的有毒化合物主要存在於花朵和種子中。這類植物有各種俗名，包括刺蘋果（〔thorn apple〕因為果實外殼有棘刺）

以及月光花（〔moonflower〕因為在晚上開花）。曼陀羅屬植物的其中一個物種曼陀羅（*Datura stramonium*），也稱為吉姆森草（jimsonweed）或詹姆士鎮草（James-Town weed）。維吉尼亞殖民地的詹姆士鎮曾經發生士兵大規模中毒，元凶就是曼陀羅。

> 詹姆士鎮草（類似於祕魯的刺蘋果，我就用它平常的稱呼）應該是全世界最強的清涼劑之一。這是一種早春生長的植物，有一些派往該地鎮壓培根叛變（一六七六）的士兵會採集嫩葉做成水煮菜沙拉；有的人吃了很多，後果就像一場很歡樂的鬧劇，他們吃了之後變成天生痴傻的人：有個人把一根羽毛吹到半空中；另一人怒沖沖用草桿射那根羽毛；還有人全身光溜溜，像猴子般坐在角落，朝著他們咧嘴笑做鬼臉；第四人親熱地對著同伴又吻又摸。他們臉上扭曲的笑容，比荷蘭小丑還古怪滑稽。
>
> 在這種狂亂的情況下，他們受到拘禁，免得做傻事時傷到自己——雖然看得出他們的行為都很天真無害。事實上，他們不太乾淨；要是沒有制止，他們會在自己的排泄物中打滾。他們玩了一千個這樣單純的把戲，等到十一天後恢復過來時，卻不記得任何發生過的事。
>
> ——羅伯特・貝佛利（Robert Beverly），
> 《維吉尼亞的歷史與現況》（*History and Present State of Virginia*, 1705）

在海地，曼陀羅被稱為殭屍黃瓜（zombie cucumber），因為可以用來製作殭屍粉。製造「海地殭屍」需要經過兩階段。第一階段用到的粉末，其主要成分是河魨。河魨本身所含有的毒素，即河魨毒素（tetrodotoxin），會阻斷刺激肌肉的神經活動，造成肌肉鬆弛。受害者可能橫膈膜麻痺而引致呼吸困難，儘管心臟仍持續微弱跳動，而且意識完全清楚，看起來卻像是死了一般。河魨毒素沒有解毒劑，但若以人工呼吸器輔助呼吸，受害者仍有機會復原。製造殭屍的第二階段，是在受害者從第一階段的作用甦醒後，對其施用第二種粉末。第二種粉末的主要成分是曼陀羅。曼陀羅中的化合物具有致幻特性，使人容易接受指示，從而受到控制。透過縝密下藥與持續控制飲食，能夠讓人一直維持在行動僵化且神志不清的狀態。

曼陀羅的屬名「datura」源自於印度語。在印度，會把曼陀羅屬植物與毒藥和春藥聯想在一起。印度傳統的醫學體系阿育吠陀，以及崇拜濕婆的儀式與祈禱中會用到這種植物。曼陀羅屬植物在印度也有不那麼正面的用途，包括故意服毒。很難得知確切的數字，但有多達上千人這麼做（十五年內，超過兩千七百人）。幸運的是，這些嘗試大多沒有成功，不過還是有大約十分之一的中毒案件導致死亡。印度使用曼陀羅的報導激發了克莉絲蒂靈感，讓她創造出《加勒比海疑雲》和《赫丘勒的十二道任務》裡的投毒者。曼陀羅屬和其他致命的茄科植物中含有多種會影響人體的化合物，而顛茄中主要的有毒化合物是阿托品。

## ◈阿托品

阿托品是存在於某些植物中的生物鹼（alkaloid）。這種化合物通常帶有苦味，易溶於水。許多生物鹼會對人體造成顯著的影響，從而具有醫療用途。阿托品因為含有莨菪烷（tropane）化學基（見附錄二），是一種莨菪烷類生物鹼。莨菪烷類化合物存在於多種植物中，每一種化合物對人體的影響差異很大。

茄科植物的成員有阿托品以及另一種很相近的化合物東莨菪鹼（scopolamine），也稱為天仙子鹼（hyoscine）。據說克里彭醫生就是用東莨菪鹼謀殺他的妻子珂拉，克莉絲蒂在她的第一部劇作《黑咖啡》（*Black Coffee*）中也用東莨菪鹼處理了克勞德爵士。東莨菪鹼和阿托品的化學結構只有些微不同，對人體的作用非常相似。

阿托品於一八三一年首次由德國藥劑師海因利希・麥恩（Heinrich F. G. Mein, 1799-1864）從顛茄分離出來，這種植物與曼陀羅（吉姆森草）至今仍是醫療用阿托品的來源。阿托品其實是一種叫做莨菪鹼（hyoscyamine）的化學物質兩種不同形式的混合物。這兩種形式稱為左莨菪

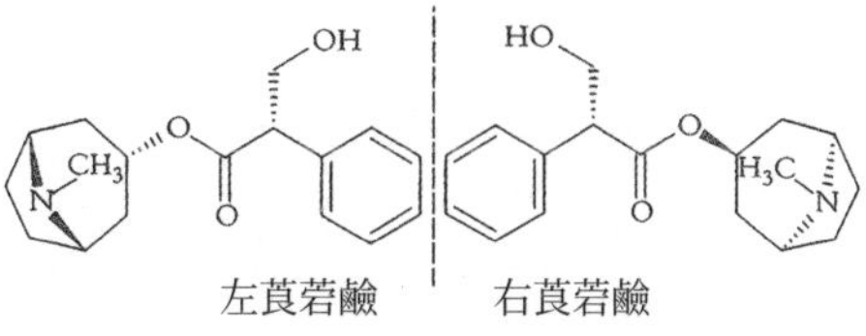


莨菪鹼的兩種對掌形式，兩者共同構成阿托品。

鹼（L-hyoscyamine）與右莨菪鹼（D-hyoscyamine），它們互為鏡像。這樣的關係就像左手和右手，稱為掌性（chiral）。左手和右手有相同的組成（手指、拇指、手掌等），但是這些組成的排列方式稍有不同，讓左右手無法疊合，而是形成鏡像（因此對掌化合物的前面會加上L-，代表拉丁文的左〔laevo〕；或者加上D-，代表拉丁文的右〔dextro〕）。這兩種形式有同樣的化學組成，也具有相同的物理性質，例如熔點和在水中的溶解度，但是會和其他掌性分子產生不同的交互作用。你可以想像把左手手套戴到左手，以及把同一隻手套戴到右手會有什麼差別。

生物非常擅長只製造掌性化合物的某隻手版本，而忽略另一隻手的版本，讓我們的身體充滿了某種掌性的分子。藥物分子的效果，取決於它們與體內其他化學物質的交互作用；因此，左手與右手形式的藥物對人體的作用會非常不同。就左莨菪鹼和右莨菪鹼的例子來說，低劑量的情況下，生物活性大多來自左手形式版本。若是致死劑量，兩種形式似乎具有同等的效力。每個人對於阿托品的敏感度差異很大；有的人只要十毫克就一命嗚呼，有的人接觸到一千毫克仍存活了下來。不過，普遍認為五到十毫克的劑量會開始出現中毒症狀，致死劑量大約是一百毫克。

## ◈阿托品如何致命

阿托品可以透過注射、口服或經由皮膚和黏膜吸收的方式進入血流。單純的阿托品不太溶於水，但可溶於油脂，因此這種形式能輕易被皮膚吸收。做為眼藥水或注射劑的阿托品藥物，通常是以鹽類的形式施用，以提高在水中的溶解度。[2]阿托品轉化成鹽類並不會影響藥效，只會讓它變得更好吸收。為了醫藥方面的應用，通常會把阿托品轉化成硫酸鹽形式，硫酸阿托品很容易經由胃腸道與黏膜吸收，而不會從皮膚吸收。

阿托品一旦進入血流中，就會迅速分布到全身。自律神經系統[3]有兩大分支，阿托品會和其中之一交互作用。一個分支是交感神經系統，負責身體在感知到危險時的「戰鬥或逃跑」反應；另一個分支是副交感神經系統，讓身體「休息和消化」，以及調節淚液、唾液及支氣管黏液等體液的製造。副交感神經系統的神經細胞會發出一種叫做乙醯膽鹼（acetylcholine）的化學傳訊分子（即神經傳導物質）到目標器官，達成上述任務。

乙醯膽鹼從神經末梢釋出，後來停靠在鄰近器官或神經的特殊受體上。它們的作用方式有點像兒童的形狀配對玩具——神經傳導物質與受體結合，引發目標器官或神經的反應。如同我們的比喻中，把正確形狀的積木推進洞裡，玩具就會亮燈一樣。還有其他化學物質或「形狀」能夠嵌在受體上。那些與受體結合並使其活化的化學物質，稱之為促效劑（agonist）。然而，有些形狀可能會卡在洞口以致無法亮燈，洞口也擋住了。而與受體結合卻不引發反應的

2 阿托品是鹼性物質，加上酸會產生相對應的鹽類，例如加上鹽酸，形成鹽酸阿托品。
3 自律神經系統負責控制不受意識控制的自主功能，例如心率、唾液分泌，以及像是咳嗽等反射動作。

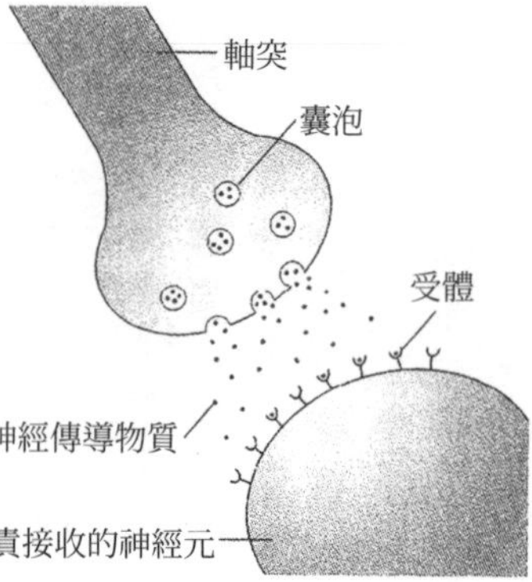


神經傳導物質的運作方式。神經傳導物質穿越神經與神經（或細胞）的間隙，達成訊號的傳遞。神經傳導物質從一端的神經末梢釋出，然後停靠在另一端的受體上，引發反應。

分子，就叫做拮抗劑（antagonist）。

不同類型的神經傳導物質受體，通常根據與它們交互作用的化合物命名。蕈毒鹼（muscarine）可以活化的受體就是蕈毒鹼型受體（muscarinic receptor），這種受體分布於人體全身，而蕈毒鹼是存在於數種蕈類的有毒物質。蕈毒鹼分子會與乙醯膽鹼競爭，爭奪和受體結合並使其活化的機會。阿托品也會與乙醯膽鹼競爭和蕈毒鹼型受體結合的機會。然而，阿托品「不會」使受體活化，因此是拮抗劑。透過阻斷乙醯膽鹼的影響，阿托品阻礙了副交感神經系統的作用（也就是「休息和消化」機制）。

小劑量的阿托品能夠減少因副交感神經活躍所產生的分泌物。阿托品具有抑制黏液分泌的效果，過去用於治療花粉熱與感冒的症狀；現在的止咳糖漿偶爾會添加阿托品，讓咳嗽時用到的肌肉放鬆。手術前也會注射阿托品，抑制肺部細支氣管的分泌物，防止分泌物在手術過程中阻塞氣道[4]；有時也用於安寧醫療，以減少臨終病人的「死亡嘎聲」(death rattle)，讓家屬不會那麼難受；死亡嘎聲是咽喉及胸腔上半部積聚的分泌物引起的，這時病患的身體已無法自行清除這些分泌物。

副交感神經會增加胃液分泌，刺激輸送食物的腸道肌肉來促進消化。這組神經系統還控制腸道和膀胱中的廢物排泄。因此，阿托品有時被用來治療腸躁症，過去也曾幫助兒童減少尿床，因為它阻斷了控制膀胱肌肉的訊號。

即使阿托品的治療劑量很少（五至十毫克），對體質敏感的人來說，還是可能出現不良副作用，好比瞳孔放大、視力模糊、心跳加快。但是，這些副作用可以發揮用處，像是治療眼睛問題，例如瞳孔縮小[5]。另一種用阿托品治療的疾病是前葡萄膜炎（anterior uveitis），也就是虹膜發炎。阿托品還可以用來緩解壓力，特別是虹膜的壓力，透過麻痺控制虹膜的肌肉，讓瞳孔放大，從而減壓。使用阿托品一開始會視力模糊，因為控制眼睛晶狀體的肌肉也會暫時麻痺，不過這種影響消退得很快。然而，對於瞳孔大小的影響可以持續數天。透過低劑量的局部使用（藥水直接滴在眼睛），能減少副作用，雖然有些人反映這類眼藥水讓他們出現幻覺。

• • •

4 雖然愈來愈常用到左莨菪鹼，這是阿托品其中一種掌性形式，或許是因為副作用較少。

5 瞳孔縮小（miosis）是指瞳孔過度收縮的情況，這可能由數種疾病造成。

使用阿托品會發生定向力障礙，甚至幻覺，是由於它對於另一套主要的神經系統——中樞神經系統的影響所致。阿托品引起的幻覺，屬於視覺方面的幻覺，而且相當逼真，回報通常提及看到臉孔、樹木和蛇，與那些受到麥角酸二乙醯胺（LSD）等毒品影響的人所經歷到的迷幻影像或圖案不同。出現這類幻覺的人常把看到的景象描述成透過薄紗或面紙看世界，這可能反映出藥物對眼球晶狀體與大腦的綜合影響。在醫療情形下，接受一劑阿托品的患者往往表現得像是在做白日夢一般，很難集中或維持注意力。患者起初態度很溫馴，但是在意識到他們以為自己看到的東西實際上並不存在時，可能會進展為偏執狂；他們的時間知覺出了問題，失去定向力也很常見。阿托品的致幻作用可持續長達十二個小時。

阿托品在人體內的半衰期很短，大約是兩小時。這種化合物大部分會以原來的形態從尿液排出，但有一定比例透過肝臟中的酵素代謝。即便如此，仍需要一段長時間才能完全從身體清除，因此藥效可以維持數天。這也代表小劑量長期使用，可能累積在體內，導致慢性中毒。除了小劑量阿托品造成的定向力障礙、幻覺、譫妄，大劑量會導致皮膚發熱、乾燥或發紅（有時起疹子，通常出現在上半身）、口乾、脈搏與呼吸急促、排尿困難、肌肉僵硬、發燒、痙攣，以及昏迷。其中最令人擔憂的，應該是對心臟和呼吸的影響。

阿托品可以對心臟造成影響，來自於該器官中存在的蕈毒鹼型受體。交感神經系統的作用是讓心率加快，副交感神經系統則是使心率減緩。阿托品會阻斷心臟中的蕈毒鹼型受體，削弱副交感神經讓心臟慢下來的訊號；這意謂著阿托品可以做為服用減緩心跳的藥物過量的解毒劑（也有助於提升血壓與脈搏）。然而，如果服用太多阿托品，也可能造成中毒。幸好阿托品中毒相當容易診斷，還可以藉助下列口訣：熱得像野兔，瞎得像蝙蝠，乾得像骨頭，紅得像甜菜，瘋得像帽匠。受害者若能熬過二十四小時，大概就會痊癒。

## ◈是否有解毒劑？

倘若受害者服用了低劑量的阿托品，只要遠離中毒來源，通常就能完全康復，儘管可能需要幾天的時間；阿托品不會對人體造成永久傷害。不過，投毒者很可能採取更直接的方式來謀殺受害者，也就是投予更大劑量的阿托品，或許摻在食物或飲料裡。阿托品帶有苦味，吃下摻藥食物的人很容易察覺出來，所以必須確保受害者第一口就攝入致死劑量。這正是以瑪波小姐為主角的短篇小說《聖彼得的拇指印》（*The Thumb Mark of St. Peter*）中，凶手所採用的手法。[6]

即使受害者攝入了致死劑量，仍有機會復原，因為有多種解毒劑與治療方法可用。在《聖彼得的拇指印》中，阿嘉莎夫人罕見地對受害者表示同情，告訴我們一種阿托品中毒的解毒

6 這部短篇小說收錄在《十三個難題》（*The Thirteen Problems*）一書中。

劑——毛果芸香鹼（pilocarpine）；傑佛瑞．鄧孟喝了床邊一杯摻阿托品的水，在致命藥效發作時喊出「毛果芸香鹼」。但克莉絲蒂沒有好心到讓傑佛瑞．鄧孟活下來；目擊鄧孟死亡的人認為他神志不清，還提到了魚，一名目擊者則說聽起來像是「pile of carp」（一堆鯉魚）。而且替傑佛瑞看病的醫生有近視，沒看出瞳孔放大這項洩露內情的症狀。

對鄧孟的驗屍沒有發現阿托品，儘管延遲驗屍就可能檢測不出什麼結果。阿托品在人死後不會留下明顯跡象；甚至阿托品造成的典型瞳孔放大現象，也成了不可靠的指標，因為瞳孔會隨著肌肉的鬆弛而自然放大。處理疑似中毒的案例時，一般會從胃內容物和人體組織取樣，分析是否存在有毒化合物。這類案例中，有毒金屬相對容易萃取出來，因為周遭組織透過化學反應遭到破壞，即可留下金屬。像是阿托品等有機化合物通常會在這樣的過程中受到破壞，必須完整地萃取、分離出來才能夠鑑定。萃取生物鹼的方法自一八五〇年起問世，由比利時化學家尚．斯塔（Jean Stas）設計。經過改良的斯塔法至今仍在使用。

一旦從人類遺骸中分離出植物毒素，接下來就是進行鑑定。過去通常是藉由味道[7]來辨識，或者將萃取到的化合物少量施用在小鼠或青蛙等實驗動物身上，觀察牠們發展出何種症狀。如果動物的症狀與人類受害者相符，代表成功分離出有毒元素，然後從中毒症狀鑑定出是哪一種化學物質。

現在，如果遇到疑似中毒的情形，可以使用一系列分析技術來確認毒物的存在與種類。

色層分析法（〔chromatography〕簡稱層析法）是一種分離出混合物成分的方法。這種方法最早發展於一八五五年，一開始是用來分離植物的色素。你或許還記得小時候做過的實驗，滴幾滴食用色素或有色墨水在紙上，然後將一頭浸入水中。水在毛細作用下慢慢沿著紙張上升，帶著墨水一起往上。染料和墨水在水中的溶解度不同，因此在紙上的移動速度也不同，結果紙上產生一串垂直排列的不同色塊（也就是色層）。每一種墨水的各色塊停駐位置與起點之間的距離，就是該墨水專屬的特徵。今天的科學家運用各種層析技術與材料，雖然有些微的差異，但原理基本上是相同的。從組織萃取的樣本可以利用各物質在不同溶劑有不同溶解度的這種特性進行分離。溶解度高的化合物隨著溶劑往前衝，迅速通過裝置，溶解度較低的化合物則落在後頭。把未知樣本裡的化合物的行進速率，與已知純物質比對。如果在相同條件下的速率相同，那麼可以說已知樣本與未知樣本裡的物質是相同的。這種技術還可以測出生物鹼的含量。

克莉絲蒂的《十三個難題》在一九三二年出版時，層析技術仍處於發展初期，直到二次大戰後才出現商業化系統。雖然有可行的化學試驗，在特定條件下進行特定化合物的反應可以產生特定色彩，但是這些並不可靠。儘管一九三〇年代的法醫面臨到種種問題，如果他們

7 為了避免中毒，病理學家會盡可能謹慎地小量品嚐毒藥有什麼味道。這不再被視為可靠的鑑定方法。

知道要找阿托品的話，應該有可能在鄧孟的遺體中辨識出來。不過，瑪波小姐不需要依賴毒理學報告；她只靠有點模糊不清的「毛果芸香鹼」線索就指出毒藥。

• • •

毛果芸香鹼是另一種生物鹼，從毛果芸香屬植物巴西彼羅卡巴（*Pilocarpus pennatifolius*）葉片中分離出來的。它和阿托品的同一種受體結合，但做為一種促效劑，會促進受體活化，使汗水和唾液的分泌增加，心跳變慢。毛果芸香鹼在醫學上用於檢測汗液中的氯化物和鈉含量，以及治療口乾，這是頭頸部癌症患者接受放射治療後常出現的症狀。它還可以做成眼藥水，治療青光眼。由於阿托品與毛果芸香鹼的作用相反，因此可以做為彼此的解毒劑。

現實生活中曾發生一起以毛果芸香鹼下毒的案件，醫生使用阿托品治療受害者。不幸的是，其中兩名受害者沒能活下來，他們是精神療養機構西園醫院（West Park Hospital）的長期住民。一九八五年八月十四日，西園醫院埃克斯福德病房的一些患者吃過晚餐後覺得身體不適。症狀包括一陣陣咳嗽與過度流涎，病房二十四名患者中有五人呼吸困難，三人必須送往附近的埃普索姆地區醫院（Epsom District Hospital）接受治療。儘管醫護人員全力搶救，八十二歲的諾拉・史威夫特（Nora Swift）與九十九歲的芙羅倫斯・里夫斯（Florence Reeves）依然回天乏術。分析這兩名女性的尿液檢體，顯示含有毛果芸香鹼和阿托品。阿托品是醫院治療患者症狀的用藥，毒害她們的正是毛果芸香鹼。

埃克斯福德病房裡有毛果芸香鹼眼藥水，是用來治療幾個患有青光眼的病人。所有的藥品都存放在一個本應上鎖的房間裡，實際上卻很少上鎖。有人推論晚餐裡被摻了藥，但是大家吃完飯後，廚房員工已經處理掉剩菜，碗盤餐具也清洗乾淨了。只剩下一點牧羊人派的碎屑讓鑑識小組分析，尋找毒藥的蛛絲馬跡，結果什麼也沒發現。最後確定毛果芸香鹼是被加在湯裡，因為許多病人注意到湯有苦味，只嚐了幾口。這也解釋了為什麼不是每個人都覺得不舒服，而且多數人活了下來。只要四滴毛果芸香鹼，就足以殺死一個上了年紀的病人。

埃克斯福德病房的病人平均年齡八十八歲，許多人處於失智症後期；其他人因個別的精神障礙而難以溝通。在警方努力詢問之下，才得知一名女性患者曾因平常用餐的座位被兩個人占走，發了一頓脾氣。工作人員之間也存在著分歧，導致一人遭到解僱。儘管掌握了初步線索，但究竟是誰在湯裡下毒，背後動機為何，至今仍是個謎。

• • •

毛果芸香鹼有專門的醫療用途，不是大多數人藥箱裡的配備，醫生在巡診時也不會隨身攜帶。在克莉絲蒂的小說中，為鄧孟看診的醫生即使認出阿托品中毒的症狀，手邊也不太可能有毛果芸香鹼。然而，以阿托品中毒的案例來說，醫生曾經使用過其他興奮劑，甚至咖啡因來治療。

阿托品除了是蕈毒鹼與毛果芸香鹼中毒的解毒劑，還是有機磷化合物中毒的解毒劑。這類化學製品中含有大量化合物，由不同排列組合的磷、碳、氫與氧原子組成。有機磷化合物最初是在一九三〇年代由德國開發做為殺蟲劑之用，但其中有一些很快明顯展現出對於人類健康有嚴重影響，包括呼吸困難、視力模糊，因為受害者的瞳孔已經縮小到像針頭那麼小。後來納粹繼續開發出幾種化合物當作化學武器，並命名為沙林（sarin）、太奔（tabun）、梭曼（soman）等，幸而二次大戰期間皆未使用。[8]

這些有機磷化學武器中最著名的是沙林；遺憾的是，自從二次大戰以來一直有人使用。沙林是一種構造相對簡單的分子，容易大量製造與儲存，其效力不會隨著時間的推移而減弱，因此成為殘暴政權或恐怖組織的熱門選擇。沙林會與膽鹼酯酶（cholinesterase）發生相互作用；乙醯膽鹼完成活化蕈毒鹼型受體（讓心跳變慢、增加眼淚與汗水分泌的受體）的任務之後，需要膽鹼酯酶來分解。如果乙醯膽鹼分子沒被清除，就會持續刺激受體；於是目標器官痙攣，最終變得麻痺，並且因為呼吸所需的肌肉也停止作用而死亡。阿托品可以對抗沙林的毒性；它會阻斷蕈毒鹼型受體，讓受體無法接受刺激，使過量的乙醯膽鹼的影響受限。

一九九五年，末日教派奧姆真理教的成員使用沙林在東京地鐵發動攻擊，結果造成十三人死亡，數千人送醫治療。該教派此前曾進行過一次小規模攻擊，引起當局的注意。第二次攻擊發生時，當局已備妥阿托品，因此挽救了許多生命。部署在可能遇到有機磷化合物地區的軍隊，好比遭到神經毒劑的攻擊，會隨身攜帶阿托品藥劑。

有些有機磷化合物是有益處的，如有機磷酸鹽（organophosphate），在當今的農業領域做為殺蟲劑廣泛使用。這些化合物的毒性比化學武器要小得多，而且毒性也低於它們所取代的DDT之類的有機氯殺蟲劑。有機磷農藥意外中毒或蓄意下毒事件的確會發生，造成的症狀與戰場上的有機磷化合物一樣。幸好，阿托品還是可以做為急救的解毒劑以緩解症狀。然而，長期暴露於低劑量有機磷酸鹽殺蟲劑究竟對健康有什麼影響，目前仍在研究當中。

## ◈ 一些現實生活中的案例

現實生活中，阿托品謀殺案很少見，儘管許多國家的郊外常見富含這種毒素的植物。原因或許是辨識出症狀和治療都很容易。不過，還是發生了一些阿托品中毒事件，有一起拙劣的謀殺未遂案可能就是從克莉絲蒂的故事得到啟發。

蘇格蘭曾經發生一起使用阿托品謀殺未遂的案例。一九九四年，亞歷珊卓・艾格特（Alexandra Agutter）遭到丈夫保羅（Paul）下毒，保羅是愛丁堡大學的生物學講師。他把阿托品加

8 主要是因為希特勒不相信同盟國沒有類似的東西，說不定儲備量還更多；同盟國也對以有機磷為基礎的神經戰劑進行了研究，但同樣從未使用。

到一瓶通寧水裡，用來為妻子做成琴通寧調酒。亞歷珊卓抱怨調酒有苦味，於是只喝了一點，但她其實已攝入一百五十毫克的阿托品，這劑量殺死她綽綽有餘。她很快就覺得極度不適，五分鐘後試圖站起來，但感到一陣眩暈，癱倒在地。她的喉嚨很痛，開始出現幻覺。保羅答應打電話求救，卻是致電地方看診的醫生，而非急救單位。醫生不巧外出，於是保羅留下緊急訊息。當醫生收到訊息時，他立刻打電話叫救護車，並前往艾格特家。醫生與救護車抵達時，亞歷珊卓已經奄奄一息，他們懷疑她中毒了。救護人員收走調酒進行分析。亞歷珊卓被緊急送往醫院，雖然她的病情有一陣子相當嚴重，但後來還是康復了。

亞歷珊卓明顯遭到阿托品毒害，但一開始沒有人懷疑她的丈夫。保羅．艾格特的計畫非常縝密。他選擇阿托品有幾個原因：他很熟悉這種藥物的致命特性，很容易從自己工作的實驗室偷到，而且他認為苦味可以被通寧水的苦味所掩蓋。他還煞費苦心留下一連串線索來轉移注意力，才不會懷疑到他身上。

保羅不只把阿托品加到用來幫妻子調酒的那一瓶通寧水裡，也摻入其他幾瓶通寧水中。這些通寧水分別含有十一至七十四毫克的阿托品，雖然量不足以致命，但能讓喝下的人病重。保羅把瓶子留在當地超市的架子上。他計畫讓當局相信，有一個心理變態的人故意在這幾瓶通寧水動手腳。但超市的監視器拍到他的身影，還有一名店員記得他把通寧水瓶子放到貨架上。

隨後有八個人因為阿托品中毒住院，他們飲用了同一家店販售的通寧水。那些貨架上的通寧水都被下架檢驗，發現其中還有六瓶含阿托品。當局於是向全國發出警報，呼籲曾在同一家連鎖超市購買通寧水的民眾將商品退回。這起事件成了頭版新聞，保羅．艾格特還參與警方召開的記者會，呼籲各界協助揪出罪魁禍首。

保羅的破綻在於沒有把家裡的證據收拾乾淨。他用來為妻子調酒的那瓶通寧水的阿托品含量（三百毫克），遠高於摻到其他瓶子的量。如果他把那瓶含有致死劑量的通寧水與計畫放到超市裡的交換，或在救護車抵達前處理掉，他可能永遠不會受到懷疑。最後，保羅．艾格特被判謀殺未遂罪，入獄服刑七年。

• • •

最有意思的一起阿托品中毒案發生在一九七七年的法國凱昂斯（Créances），但現在幾乎已被人遺忘。五十八歲的羅蘭．胡塞爾（Roland Roussel）是辦公室職員，他密謀殺害一個他認為必須為自己母親的死負責的女人。他把阿托品眼藥水摻到一瓶隆河丘紅酒中，然後把酒留在舅舅馬克西姆．梅塞隆（Maxime Masseron）的家裡，因為那個女人經常去舅舅家拜訪。胡塞爾的舅舅和舅媽除了節日外，平時不喝酒，但他的目標對象會在那裡喝酒。不巧的是，馬克西姆決定把這瓶酒留到特殊場合再喝，他在耶誕節打開這瓶酒，為自己和妻子各倒了一杯。馬克西姆當場死亡，但梅塞隆夫人（遺憾的是，她的全名消失在時間的迷霧之中）陷入昏迷，被鄰居緊急送往醫院。

大家都認為這對夫婦是意外食物中毒的受害者，警方原先不以為意，直到幾天後，當地的一名木匠與受害者的女婿到馬克西姆家入殮，發現耶誕節那天留在餐桌上的紅酒，兩人決定來一杯，沒多久身體就出現劇烈反應。他們一個小時內便陷入昏迷，幸好治療後撿回了性命。警方很快地將注意力轉向羅蘭·胡塞爾，在他的公寓裡發現一本克莉絲蒂的《十三個難題》，以及其他關於藥毒物的報紙和雜誌文章。一位法國憲兵表示：「我不能說胡塞爾從這本書得到了啟發，但我們在他的公寓裡發現這本書，其中與毒藥有關的段落都畫了線，而受害者正是被那種毒藥殺死的。」

## ◈阿嘉莎與阿托品

在克莉絲蒂的短篇小說《克里特島神牛》中，休斯·錢德拉表現出阿托品中毒的所有症狀，其實對醫生來說，這很容易診斷與治療。但休斯的未婚妻戴安娜·瑪伯里並未諮詢醫生，而是向赫丘勒·白羅尋求協助；休斯的運氣還算不錯，這項挑戰沒有難倒白羅小小的灰色腦細胞。

過去一年來，休斯深受幻覺折磨，加上家裡發生一連串駭人的事件，這意謂著休斯的家人必須採取果斷的行動。休斯做著可怕、生動的夢，並在夜裡四處遊蕩。為了防止休斯傷害自己或家人，他晚上被鎖在臥室裡，但有時還是逃了出來。當他早上醒來時發現手上沾滿鮮血，而且宅邸附近有些羊被割斷了喉嚨，這也迫使休斯決定與戴安娜解除婚約，因為他擔心未婚妻的安危。

白羅抵達現場時，請休斯描述他的症狀，症狀包括口乾和吞嚥困難。休斯還提到覺得自己彷彿在飛行一般，這是使用阿托品的人經常體驗到的感覺；在過去，顛茄與毒茄參是女巫飛行軟膏裡的主要成分，因為這些植物含有阿托品。調配這種軟膏時，會以油脂讓阿托品溶於其中，並做為軟膏塗抹在皮膚上，使其更容易吸收到血液中。阿托品對中樞神經系統的影響，特別是對大腦的影響，會引發解離形式的幻覺，思緒似乎脫離了身體，感覺人飛了起來。從前那些被指控為女巫的人，通常真的相信自己會飛行。

休斯與白羅交談時，他告訴白羅有具骷髏就站在他身旁。休斯既困惑又害怕，顯然認為自己快要瘋了，但是白羅心存懷疑。白羅認為休斯經歷到的幻覺和其他症狀，都是有人蓄意用阿托品下毒，於是著手證明這一點。

休斯刮鬍子時不慎刮傷，因而使用某種刮鬍膏來舒緩皮膚。白羅把一些刮鬍膏送去化驗，結果發現裡頭含有硫酸阿托品，而休斯父親用來治療眼疾的藥物中也有這項成分。下毒的人只要複印處方，就可以從藥房購買硫酸阿托品，而不會遭到盤問。在一九四七年，也就是該書完成的年代，這種化合物很可能調配成二百六十毫克的硫酸阿托品溶於一盎司（約三十毫升）水的溶液。如果是一次使用，足以殺死一個成人，但處方籤應該是每天用於雙眼持續一個月。換算成每日劑量，每滴約含有四毫克阿托品，差不多是引起中毒症狀的分量。《克里特島神牛》中的下毒者應該是把取得的硫酸阿托品混在刮鬍膏裡，而且刮鬍膏外觀不會出現異樣，或許只會讓它看起來變稀一些。白羅認為，硫酸阿托品是先從藥物萃取出來，再注入刮鬍膏裡的。萃取硫酸阿托品或將之濃縮相當容易，只要讓眼藥水中的水分蒸發，固體的殘留物就是硫酸阿托品了。面霜或冷霜這類膏狀物質是水包油的混合物，如果把固體的硫酸阿托品之類的毒藥加進去，藥物會溶解在乳霜原有的水分中。

我們不知道刮鬍膏的罐子有多大，或者休斯一天使用多少量，因此很難確定他到底吸收了多少劑量。休斯每天接觸到的劑量，一定多過他父親治療眼疾所需的劑量，才會出現毒性反應。透過完整的皮膚吸收到的硫酸阿托品通常非常少，但是刮鬍子的摩擦作用會損傷肌膚，後續塗上刮鬍膏時，化學物質就很容易經由皮膚表面的小傷口吸收。等到毒藥發作，休斯的臉上起疹子，甚至能讓皮膚吸收更多有毒成分，或許也導致他塗抹更多有問題的刮鬍膏。白羅的介入避免休斯更進一步中毒，救了他一命；根據我們對這種化學物質的了解，可以預期休斯將會完全康復，然後與未婚妻戴安娜．瑪伯里小姐完成終身大事。

# C 代表氰化物

## IS FOR CYANIDE

### 《魂縈舊恨》
### *Sparkling Cyanide*

至今所知的最強毒藥
來自凱撒的桂冠……

——威廉・布萊克（William Blake），
《純真預言》（*Auguries of Innocence*）

氰化物經常在克莉絲蒂的作品中露面，至少包括十部長篇小說和四部短篇小說，她用這種毒藥解決了十八個角色。克莉絲蒂讓她筆下的凶手以創意與效果兼具的方式下毒，包括注射、摻在飲料裡、混入嗅鹽中，甚至加在香菸裡。她對這種毒藥的形容、受害者表現症狀的描述、氰化物可能來源的說明，都展現出高度正確性。我不會把這些謀殺案逐一列出來，而是把焦點放在一本書上，這當然得是《魂縈舊恨》。

克莉絲蒂的《魂縈舊恨》於一九四五年出版，故事以富裕的巴頓家族，以及這個家族的朋友、熟人與投靠者組成的小圈子為核心。這部小說的開場是幾位目擊者對於一些事件的回顧，都與羅絲瑪莉・巴頓在盧森堡飯店戲劇般死亡有關。為了慶祝生日，有七個人共進晚餐；歌舞表演後燈光亮起，羅絲瑪莉就著香檳杯，啜飲了一小口，接著臉朝下伏在桌上，死時臉色鐵青，全身抽搐手指顫動。警方宣布她死於氰化鉀（potassium cyanide）中毒，並且判定為自殺。

六個月後，羅絲瑪莉的丈夫喬治·巴頓收到一封匿名信，信上說羅絲瑪莉是遭人謀殺的。喬治並未採取理智的行動去通報警方，而是著手安排一個縝密而瘋狂的計畫，想要揪出殺害妻子的凶手。就在那起可怕的「自殺」事件發生後的一週年，喬治把上一次參加宴會的六個人聚集在一起用餐。喬治還僱了一名演員，讓她打扮成羅絲瑪莉的模樣，他的構想是如果她在晚餐時現身，凶手會嚇到招供。然而，這項計畫以出奇不意的方式失敗了：喬治舉杯懷念去世妻子，把酒一飲而盡，接著突然臉色發紫，直挺挺地倒向餐桌。他在短短的一分半鐘後死亡，他的酒裡摻有一年前奪走他妻子性命的同一種毒藥。還好喬治先前已向友人雷斯上校透露自己的懷疑與計畫，雷斯是一名情報官員，後來與警方聯手調查這起犯罪。

在一九四五年，有許多毒藥非常容易取得，解毒劑卻很少。所幸現在情況已有所改善，但是氰化物做為「效果驚人的可怕毒藥」的名號依然響亮，而且理由充分。

## ◈氰化物的故事

氰化物的英文cyanide源自希臘文的kyanos，意思是「深藍色」，但之間的轉折相當迂迴。普魯士藍（Prussian Blue, $Fe_7(CN)_{18}$）是藝術家常用的一種濃厚藍色顏料，法國化學家皮耶・馬凱（Pierre Macquer, 1718-1784）在一七五二年使用這種化合物製造氰化氫（hydrogen cyanide, HCN），又名普魯士酸（prussic acid）。因此，含有氰基（或氰根離子）的化合物就叫做「氰化物」，雖然它們很少是藍色的。

氰基只是兩個原子，一個碳原子和一個氮原子，結合成一個單元（-CN），可以和其他原子形成更大的分子。氰化物的種類多得驚人，無論在自然世界或合成領域都很常見。它們的毒性取決於氰基與分子其餘部分的鍵結是否容易斷裂。例如，氰化氫（hydrogen cyanide, H-CN）中的氰基和氫原子之間的鍵結極易斷裂，因此這種化合物的毒性極強；五十至一百五十毫克就能殺死一個成人。然而，同樣的氰基與一個甲基（methyl group）結合而成的甲基氰（methyl cyanide, $CH_3$-CN），毒性就小得多（大約只有五千分之一）[1]，因為鍵結不易斷裂。倘若意外攝入，多數甲基氰會在釋出氰基之前就已排到體外。

許多植物含有氰化物，但有些植物比其他植物更危險，取決於存在的氰化物種類與含量。梅屬（*Prunus*）植物的種子或果核都含有氰化物；桃、櫻桃、蘋果和苦味扁桃的果核或小種子尤其危險，數量夠多的話很可能致命。因為這些種子含有一種叫做扁桃苷（amygdalin）

1 但是喝這種液體，或者用來清洗東西，仍然不是好主意。

的化合物，扁桃苷很容易被小腸裡的酵素代謝，釋出氰化氫。

克莉絲蒂經常在小說中提到苦味扁桃的氣味，來暗示有人使用氰化物。事實上，不是氰化物有苦味扁桃的味道，而是苦味扁桃聞起來有氰化物的味道。

人類從幾千年前起，就知道從天然材料提取氰化物的方法。最早提到這類下毒的文獻之一，可追溯至一份古老的莎草紙文件，其中提及直呼神的名會受到致命懲罰：「不可說出I.A.O.〔即『耶和華』〕的名，否則要接受桃樹之刑[2]」；事實上，在克莉絲蒂的《萬聖節派對》（*Hallowe'en Party*）中，凶手也是喝下有桃子味的液體自殺的。桂櫻葉是氰化物的另一種天然來源，古羅馬時代的人早已拿來利用，因而布萊克詩中的「凱撒的桂冠」成了極其邪惡的象徵。

氰化物的某些天然來源在近代也派上用場。一八四五年，約翰・塔威爾（John Tawell）被控以氰化物謀殺情婦莎拉・哈特（Sarah Hart）[3]，而蘋果籽成了辯方的辯護理由。據了解，在哈特死前，塔威爾曾到藥房購買普魯士酸。普魯士酸已知是一種危險物質，但塔威爾聲稱是做為「外用搽劑」。當時流行把普魯士酸溶液當作潤膚露使用，「艾利特岑醫生的普魯士酸潤膚液」（Dr Eliotsom's Lotion of Prussic Acid）就是一種推薦在刮鬍子前後使用的產品。完好的肌膚就能夠吸收致命劑量的普魯士酸，而刮鬍子造成的割傷和擦傷更能促進吸收。還好這種潮流沒有持續下去。塔威爾把買回來的東西摻到一瓶啤酒裡，讓哈特喝下去。一名鄰居看見塔威爾離開房子，然後聽到哈特大聲呼喊，於是過去查看。她發現哈特痛苦地在地上扭動，而且口吐白沫。哈特在醫生趕到之前就死了。

警方獲報後緊急追查塔威爾的下落，但來不及阻止，塔威爾已搭上開往倫敦的火車。他們發了一封電報到倫敦，描述塔威爾的模樣，並指示當地警察加以逮捕。這是電報首次用於追捕逃犯，使得這起案件受到廣大關注。

在法庭上，塔威爾的辯護律師菲茲洛伊・凱利爵士（Sir Fitzroy Kelly）主張害死哈特的氰化物來自於蘋果籽，因為哈特很愛吃蘋果。蘋果籽的致死量是兩百公克；哈特必須吃數千顆蘋果，才能吃到這麼多的種子，而且還必須充分咀嚼才能釋放毒素。陪審團不採信這項理由，裁定被告有罪。塔威爾因為犯下的罪行遭到處決，而他的律師在日後的職業生涯裡，都被稱為「蘋果籽」凱利。

苦扁桃仁和杏仁（apricot kernel）中有比蘋果籽更多的含氰化物的扁桃苷，只要幾粒杏仁

2 探討毒物和毒理學的書籍經常提到，古埃及人利用桃核裡的氰化物做為毒藥。一九三八年發表的一篇論文追溯這種說法，找到據說是杜蒂爾（Duteil,1808-1860）翻譯的一段法文：「Ne prononcez pas le nom de IAO, sous la peine du pecher.」（不可說出IAO〔神的希伯來文縮寫〕的名，否則要接受桃樹之刑。）這段文字最早出現在一八四二年F・霍夫（F. Hoefer）一本討論化學史的書。他聲稱是引用杜蒂爾的話，然而杜蒂爾的著作中找不到這段引文。一九三八年，羅浮宮有四份文件可能會有這句話，即一份「通俗魔法莎草紙」與三份「希臘魔法莎草紙」，但實際上都沒有提到桃樹刑罰。這句引文的來源依然成謎。

3 塔威爾住在倫敦，卻讓情婦待在伯克郡斯勞附近鹽山的小房子。

即可能致命，但是有一種植物含有更多的氰化物。人類經常食用的含氰化物的植物中，樹薯或許是最危險的一種。這是生活在熱帶地區數百萬人的重要食物來源。苦味樹薯的根部每公斤可含一公克的氰化物，氰化物以兩種化合物的形式存在，即亞麻苦苷（linamarin）和百脈根苷（lotaustralin），它們與扁桃苷極為相似（這三種都屬於生氰葡萄糖苷〔cyanogenic[4] glucoside〕這一類化合物）。甜味樹薯是不同的品種，氰化物含量少得多，但是人們偏好種植苦味種，因為比較抗蟲害，也能避免小偷的覬覦。偷吃幾口生的苦味樹薯，不太可能讓你立刻掛掉，但會引發嚴重不適。生樹薯必須經過處理才能夠去除氰化物，方法是將根部磨成粉，並浸泡五小時至三天（因品種與當地習慣而異）。樹薯中含有亞麻苦苷酶（linamarase），浸泡過程讓這種酵素把生氰葡萄糖苷分解成氰化氫，再從水中揮發。遇到乾旱時，樹薯根的氰化物含量會增加，而且浸泡過程的用水短缺，人們在這種時候特別容易受到毒害。樹薯若沒有經過完善處理，可能導致甲狀腺腫大和神經系統受損，發展成「綁腿病」（konzo）。綁腿病的患者一般會不良於行，動作失去協調性。這種症狀不可逆，而且可能致命。

吃進微量的氰化物對健康不會造成危害：我們都曾偶爾吞下蘋果籽，但沒有發生不良反應，因為人體對於氰化物已經有一定的免疫力。[5]人類的飲食中有一大部分是採集來的植物，我們經過成千上萬代的適應，即使接觸到少量氰化物，人體也能處理。人體裡的每個細胞幾乎都含有硫氰酸酶（rhodanase），這種酵素可以把氰基（-CN）轉變成硫氰酸鹽（thiocyanate,

-SCN）。硫氰酸鹽的毒性約是氰化物的千分之一，而且很容易從尿液排出。我們的身體每二十四小時能處理一公克的氰化物；如果突然有大量氰化物湧入，讓身體系統超載，情況就不太妙了。

然而，有一種動物完全不受氰化物的影響。大竹狐猴演化出特殊的食性，專吃馬達加斯加巨竹的嫩筍，幾乎不吃其他東西。雖然這種竹子含有氰化物，但大竹狐猴已經演化出抵抗力，讓牠們能盡情享用這些有毒嫩筍。

• • •

氰化物還有很多種來源。如同克莉絲蒂在《魂縈舊恨》中提到的，除了水果和堅果所含的氰化物，家中出現氰化物的合理解釋是攝影器材。攝影用到的氰化物是鐵氰化鉀（ferricyanide, $K_3Fe(CN)_6$），一種橘紅色的晶體；我們曾提到的普魯士藍，在攝影圈稱為亞鐵氰化鐵（ferric ferricyanide, $Fe_7(CN)_{18}$）。製作氰版印相，也就是藍圖，會用到這些化合物來調整曬印的色調。這兩種氰化物本身的毒性不算特別強，但若與酸混合就會產生氰化氫。

還有另一類氰化物經常牽扯到謀殺與自殺，也就是氰化鉀和氰化鈉之類的氰化鹽。這些

4 「cyanogenic」是指能夠產生氰化氫的特性。
5 種子的堅硬外皮也能防止毒素大量釋出。

化合物和餐桌上的鹽一樣易溶於水，在水中釋出氰根離子。水分子與氰化鹽類反應會產生氰化氫，這個過程稱為水解。氰根與分子其餘部分之間的鍵結很容易斷裂；因此氰化鉀與氰化鈉毒性很強，一個成人的致死劑量約為二百至三百毫克。這些鹽類應用在金礦的開採上，氰化鉀可以將黃金轉為水溶性化合物，再從礦石上沖洗出來並收集。從這些氰化物水溶液很容易分離出黃金。氰化鹽類仍然是工業上的重要化合物，化學實驗室上鎖的櫃子裡也能看得到它們的蹤跡。現在氰化鹽類的銷售受到嚴格管制，而且只有提出明確用途的人才可以使用。

氰化鉀與氰化鈉曾經被普遍使用於殺蟲劑。事實上，《魂縈舊恨》裡有一名嫌疑人被問到他家園丁的棚屋裡放了什麼東西，還有另一個角色談論到那年夏天的黃蜂窩很多。把少量的氰化鹽類加到一瓶水或弱酸溶液裡，搖晃之後會產生氰化氫，可以殺死黃蜂或其他昆蟲，以及任何愚蠢到吸入這些氣體的人。美國的監獄也執行類似的過程，用來處決已定罪的犯人。首例執行毒氣室死刑是在一九二一年的內華達州。這原本應該是一種乾淨俐落的死刑，但是有些犯人會屏住氣息，結果變成漫長的掙扎。囚犯被帶到一個密閉的房間；外面的人把門關閉後，壓下控制桿，犯人椅子底下的氰化鈉藥錠便掉到硫酸桶子裡。等到犯人死後（有時這個過程會超過八分鐘，從開始出現抽搐算起），再讓新鮮空氣注入房間，清除毒氣。最後一次執行毒氣室死刑是在一九九九年。目前，注射死刑是美國執行死刑的主要方法。

二次大戰期間，納粹將使用氰化物殺人的方法推進到純熟的地步；在大屠殺中使用氰化物謀殺了數百萬人。納粹以控制蟲害為由，製造並運送數噸的齊克隆B（〔Zyklon B〕一種含氰化物殺蟲劑的商品名）到集中營。齊克隆B的罐子裡裝有氰化氫、安定劑以及氣味劑（溴乙酸乙酯〔ethyl bromoacetate〕），最後這一項應該是為了萬一發生洩漏情況，可以用來警示。氰化氫的沸點是攝氏二十六度，在悶熱幽閉的毒氣室裡會快速蒸發。大量氰化氫迅速發揮作用，幾乎可以立即致人於死，這種方式算是不幸中的大幸。隨著戰爭接近尾聲，包含希特勒在內的許多納粹將領不願面對逮捕和審判，因而選擇咬破氰化物膠囊自殺。

## ◈氰化物如何致命

氰化物之所以致命，是因為與一種特定的酵素——細胞色素c氧化酶（cytochrome c oxidase）產生交互作用。無論氰化物是以扁桃苷這樣的化合物或者以氰化鹽類的形式進入人體，都是相同的結果。腸道裡的酵素與生氰葡萄糖苷發生反應，氰化鹽類與胃酸發生反應，這兩種情況都會產生氰化氫。氰化氫隨即進入血流之中，並運送到它們真正會造成傷害的地方。

氰化物在血流中與血紅素結合，血紅素是把氧氣從肺部輸送到身體其他部位的蛋白質。每個血紅素蛋白由四個球狀次單元組成，每個次單元有一個鐵原子，讓氧氣（或氰基）與之結合。氰基會與鐵緊密結合，因此可以取代氧分子。血紅素是把氧氣分配到全身的高效率系統；這種效率使氰基能夠快速輸送到它危害最劇烈的地方，也就是我們的細胞裡頭。

我們身體裡的每個細胞幾乎都有稱作粒線體的結構，這種結構的功能就像細胞的「引擎」，靠著呼吸作用來驅動。呼吸作用的過程中，血紅素從肺部輸送過來的氧氣和葡萄糖反應，經過一系列精密步驟，以腺苷三磷酸（ATP）的形式釋出能量。需要高能量的細胞含有大量的粒線體。肝細胞的粒線體超過兩千個（然而，紅血球細胞沒有粒線體）。心臟細胞和神經細胞需要很多能量，因此粒線體對它們特別重要。這種產生ATP、釋出能量的複雜過程，每一步驟都由一種特殊的酵素控制。呼吸作用一連串反應的最後一步，就是由細胞色素c氧化酶負責。一個鐵原子位於細胞色素c氧化酶的活性部位，通常也會有一個氧分子在此處與鐵原子結合。如同血紅素的情形，氰基能輕易搶走氧的位置；它與鐵原子形成不可逆的結合，阻斷化學反應的流程。由於能量來源受阻，細胞隨即停止運作，迅速死亡。

吞下大量氰化物可以在幾分鐘內致人於死，這是因為大規模且大量的細胞死亡；雖然有些人可能拖得久一點，通常還是會在四小時內喪命。氰化物受害者在死前的短暫時間裡，表現出來的症狀包括暈眩、呼吸急促、嘔吐、顏面潮紅、昏昏欲睡、脈搏急促，以及失去意識。

## ◈是否有解毒劑？

中毒者必須接受緊急救治，避免氰基接觸到細胞色素c氧化酶。然而，不管有什麼解毒劑，重點在於與氰基作用的速率。即使現在已經有數種解毒劑可用，百分之九十五的氰化物意外中毒仍會導致死亡。處理氰化物中毒事件時，不建議進行口對口人工呼吸，因為施救者可能吸入中毒者從胃或肺排出的氰化氫，反而造成自己中毒。今天，工作時需要接觸到氰化物的人通常手邊會備有解毒劑組，以防止最糟的情況發生。

第一種已知的有效解毒劑是亞硝酸戊酯（amyl nitrite），於一八五七年首次合成。這種化合物對人體的影響很快就受到矚目，一八五九年發現它具有使平滑肌鬆弛的作用，因此被用來治療心臟不適與心絞痛。在進入二十世紀前後，這種藥物又因可有效治療氰化物中毒而得到注意；一九三三年美國進行並發表的一項研究證實了這一點。要是英國的醫生看到這篇論文，並採納其中的建議，那麼《魂縈舊恨》裡的喬治與羅絲瑪莉可能就用得上了。

亞硝酸戊酯是一種透明無色的液體，沸點為攝氏二十一度。裝有這種藥物的小玻璃瓶打開時會發出「啪」的一聲，裡面的液體揮發成氣體可供吸入，因此做為現代娛樂用藥物時被稱為「poppers」。這種化合物的作用之一，是將血紅素轉變成類似的化合物，即高鐵血紅素（〔methaemoglobin〕又稱變性血紅素）；比起細胞色素c氧化酶裡的鐵，氰基更喜歡與高鐵血紅素中的鐵結合。這樣形成的化合物無毒，可安全地從尿液排出，保護細胞色素c氧化酶安然無恙，患者又能正常處理氧分子。這種療法至今仍用於處理氰化物中毒，但是有一項缺點。高鐵血紅素無法與氧結合，造成身體的含氧量低下，這會導致頭痛與抽搐等症狀。這時需要另一種化學物質亞甲藍（methylene blue），讓高鐵血紅素轉化還原成血紅素，以便恢復正常運作。

現在有許多氰化物中毒的解毒劑，但是都免不了帶來併發症。多數解毒劑的作用方式與亞硝酸戊酯類似，提供氰基另一個結合部位，使細胞色素c氧化酶不受干擾。有一個例子是使用羥鈷胺（hydroxocobalamin），這是維生素B12的一種形式。它的解毒方式類似高鐵血紅素，也會形成不具毒性的氰錯合物，然後隨尿液排出。這種解毒劑的額外好處是，完全不會改變體內的血紅素，因此無須後續治療。可惜羥鈷胺的價格昂貴，無法普及使用。另一個較便宜的選項是乙二胺四乙酸二鈷（dicobalt-EDTA，商品名Kelocyanor）。氰基也會和鈷結合，如同與鐵結合的情形一樣，但鈷化合物本身具有毒性。倘若患者並非氰化物中毒，卻接受乙二胺四乙酸二鈷治療，反而會死於這種藥物。

另一種策略則是利用人體原有防禦氰化物的利器，也就是硫氰酸酶——經歷數千年的演化，可以幫助我們處理飲食中的氰化物。這種酵素利用硫代硫酸鹽（thiosulfate, $S_2O_3^{2-}$）把氰基轉化成硫氰酸鹽，但是反應的速率過慢，不足以應付突然大量出現的氰化物。如果提供人體更多硫代硫酸鹽，硫氰酸酶就能與更多氰化物反應。這種治療的效果較為緩慢，所以通常與亞硝酸戊酯並用以加速療效。到目前為止，這種治療方法僅經過動物實驗，研究案例還很少。另一種療法是給予氧氣，讓人體自然代謝氰化物，但氧氣本身並非解毒劑。

## ◈ 一些現實生活中的案例

克莉絲蒂的確對氰化物中毒做了一番研究，除了使用氰化氫的大屠殺，她還有不少現實生活中的謀殺案可以參考。一九一六年，發生了一件嘗試下毒卻失敗的著名案例，或許是最廣為人知的氰化物下毒事件。

格里戈里・葉菲莫維奇・拉斯普丁（Grigori Yefimovich Rasputin）是當時俄國沙皇皇后的密友，人稱「瘋狂修士」。他樹立了不少敵人，其中包括費利克斯・尤蘇波夫親王（Felix Yusupov）、德米特里・巴甫洛維奇大公（Dmitri Pavlovich）、右翼政治人物弗拉基米爾・普利希克維奇（Vladimir Purishkevich）；傳聞他們用蛋糕與馬德拉酒誘騙拉斯普丁前往尤蘇波夫宮。據說，蛋糕和酒摻了大量氰化物，足以毒死「整座修道院的修士」，卻對拉斯普丁一點影響也沒有。之後他遭到射殺，至少中了兩槍，但仍舊沒死，還出手反擊那些想殺死他的人。最後他終於無力招架，被裹在地毯裡，扔進結冰的涅瓦河中。兩天後，他的屍體被人發現，驗屍結果顯示為溺斃。

以下幾個理論，或許能解釋當天發生的事情：

一、刺殺他的人是很糟糕的投毒者，摻在食物中的氰化物不足以致死，或者把其他無害的物質誤認為氰化鹽了。

二、拉斯普丁患有酒精性胃炎。

三、拉斯普丁懷疑有人試圖毒害他，於是自行定期攝入小劑量毒藥，以培養出對於較大劑量（因而致命的）毒藥的耐受性。
四、含糖的蛋糕和酒對氰化物起到解毒作用。
五、這個故事是編造的，拉斯普丁是被英國祕情局的特務射中頭部，一槍斃命。

第一個理論現在已無法證實或反駁。蛋糕和酒未經過分析，而且涉案人說詞反覆，他們的證詞很不可靠。

第二個理論相當合理，而且有良好的科學根據。酒精性胃炎對於氰化物中毒有些防護作用，因為這種胃炎會讓胃黏膜增厚或發炎，並減少胃酸分泌。胃酸變少，代表氰化鉀轉化成致命的氰化氫的情況也跟著變少。然而，我們不知道拉斯普丁是否患有這種毛病；根據傳聞，他的一個姊妹聲稱拉斯普丁有胃酸過多的問題，因此原本就不太可能食用蛋糕和酒。

第三個理論也值得仔細推敲，這種想法正式的名稱是耐毒性（Mithridatism），源自至少兩千多年前的故事。本都（Pontus）王國的國王密特里達提（Mithridates）擔心有人會對他下毒，似乎長期定時服用次致死劑量的毒藥，以提高對毒藥的耐受性。他調製的藥劑含有五十多種成分，據說能抵禦所有已知毒藥。後來國王遭到俘虜，想服毒自殺卻失敗了（理由顯而易見），只得要求衛兵用劍刺死他。

密特里達提的大部分人生充滿了傳奇，但是用這種方法或者變通版本，可以建立對毒藥的耐受性嗎？答案是「可行」，也可說「不可行」。透過服用次致死劑量的某些動物毒液，有可能發展出耐受性。對於某些與有毒動物密切相處的人，好比動物園的飼養員來說，這套方法很管用。但是，動物毒液與氰化物截然不同；你的身體無法透過吃進少量氰化鹽而產生耐受性。人體會將氰化鹽處理成硫氰酸鹽排出，否則你就會中毒，而且很可能一命嗚呼。

第四個理論指出葡萄糖做為解毒劑的可能性，這種說法很有潛力。以大鼠進行的研究顯示，葡萄糖對於氰化物的毒害有些防護作用，雖然還不清楚其中的機制。有一種論點是，氰化物和葡萄糖作用形成可以排出人體的無毒化合物，但還需要更多研究來建立確切的方法；葡萄糖做為氰化物中毒的解毒劑，尚未獲得正式認可。

關於拉斯普丁的第五個理論，當然是最可能的解釋。

## ◈克莉絲蒂與氰化物

《魂縈舊恨》中的兩起死亡事件十分相似。羅絲瑪莉與喬治的香檳杯裡都被摻入了致死劑量的氰化鉀。氰化鉀和氰化鈉是白色的晶形固體，外觀很像糖或食鹽。這些氰化鹽散發淡淡的特殊扁桃仁味，來自於它們和空氣中的水氣反應，產生了微量的氰化氫。看起來像糖的少量白色結晶出現在餐廳裡，不會顯得格格不入，還能輕易摻入飲料中，也不會有人起疑。

香檳大部分是水，很容易溶解氰化鉀，加上香檳是弱酸性（酸鹼值約為四），這種酸度讓產生氰化氫的反應更快，也讓苦扁桃仁的氣味和味道更強烈。

不過，大約有百分之二十到六十的人聞不出氰化物。這方面的研究不多，原因在於請求別人嗅聞氰化物，即使是安全劑量，也不會出現志願者排隊報名的盛況。實驗大多在一九五○和一九六○年代進行，儘管這種現象很久以前就為人所知。研究的結論不一，然而普遍的共識是，決定一個人是否能夠偵測氰化物，雖然與遺傳組成有關，但先前是否接觸過環境中的氰化物似乎是更重要的因素。羅絲瑪莉和喬治或許無法察覺出他們的香檳有不尋常的氣味與味道，而克莉絲蒂對這種場合特有的氰化物氣味並未多加著墨。

喝下香檳後，毒藥的效果立即顯現出來。氰化物中毒的症狀一般在接觸後的一至十五分鐘出現；讓毒藥生效的最快方式，是直接將毒藥注射到血管裡。吸入氰化氫氣體的發作時間也不會慢太多。攝入氰化物則作用時間有些微的延遲，由於氰化物要從胃腸道管壁吸收，方能抵達血流。如果是在飽腹時攝入氰化物，作用時間還要更久；克莉絲蒂在《魂縈舊恨》中，沒有提到中毒發生在這頓飯的哪個階段。

羅絲瑪莉和喬治表現出喘不過氣與抽搐的症狀，準確描述出氰化物中毒者應該會出現的情況。克莉絲蒂特別強調受害者的臉呈現青紫色，暗示他們中毒。遺憾的是，克莉絲蒂搞錯了，這對她來說很不尋常。克莉絲蒂形容的發青或發紫，稱為發紺。

發紺的英文cyanosis也源自希臘文的kyanos（深藍色）。這是人體循環系統缺氧所引起的。當氧分子與血紅素上的鐵原子結合時，形成氧合血紅素，呈現鮮紅色。而氧分子脫落後，就形成去氧血紅素，顏色接近光譜的藍色端。[6]藍色的去氧血紅素過多，會導致皮膚明顯發青。這種狀況可能是局部性的，由於寒冷天氣（想想冬天發青的手指頭）或者動脈阻塞引起，但也可能因為肺部吸收氧氣出問題而全身泛青。這種症狀有許多根本原因，不過都與氰化物無關。

氰化物中毒的人有時會出現外表泛紅，也就是皮膚帶粉紅色的情形。氰化物與血紅素複合體呈粉紅色，但這不是外表泛紅的唯一原因。由於氧氣和細胞色素c氧化酶的結合受阻，無法在正常的呼吸過程消耗掉，於是血液中的氧氣濃度逐漸增加。氧氣濃度太高，使得氧合血紅素上的氧無法脫落，紅色的充氧血經由靜脈流回心臟和肺臟，因而造成潮紅現象。[7]

《魂縈舊恨》的兩名受害者都是暴斃；喬治一分半鐘就死了，如果他被施予大量的氰化鉀，這樣的說法是合理的。氰化鉀應該會裝在小藥盒裡；粉末狀的阿斯匹靈或其他藥物通常會用一小張紙包起來，這種包藥方式在一九四〇年代很普遍，現在的頭痛藥粉有時仍這樣販

6 因此，我們看到自己皮膚下的藍色靜脈，就是缺氧血正從那些血管運回肺臟，補充氧氣。

7 為了不錯怪克莉絲蒂，我查閱各種關於氰化物中毒的屍體呈現何種顏色的資料，這些顏色從泛紅到灰色都有，但是沒有青色。

售。藥粉會先化在水裡再喝下去；阿斯匹靈的正常劑量大約是六百毫克，所以致死劑量（二百至三百毫克）的氰化鉀很容易裝在藥盒的藥包裡，而且裝入確切所需的藥粉量之後還有許多空間。

羅絲瑪莉和喬治的死因非常明確。很少有毒藥會像氰化物這般作用迅速，而且香檳杯以及桌子下的包藥紙都發現有氰化鉀的殘留痕跡。驗屍報告應該會顯示氰化物中毒的跡象。氰化鉀與氰化鈉具有輕微的腐蝕性，可能會在嘴唇與舌頭留下灼傷的痕跡。在胃裡，這種腐蝕性可能透過侵蝕胃壁顯現出來，法醫會看到特殊的發黑現象。氰化氫不會以這種方式腐蝕胃壁，但有其他跡象可尋。內臟也許傳出苦扁桃仁的香氣，如果法醫可以聞到的話，就能確定有氰化物的存在（吸入屍體散發出的氰化物氣體，可能會對太平間工作人員造成一定的危害）。血液呈現櫻桃般的鮮紅色，也是氰化物的指標，雖然一氧化碳中毒會導致同樣的顏色。儘管檢測氰化物中毒相對簡單，但要確認攝入多少劑量就困難多了，即使是在今日。

我們可以判斷人體內氰化物與硫氰酸鹽的正確含量，但是可能有幾種天然來源或環境來源的氰化物，使情況變得複雜。氰基是常見的化學基，而且氰化物可以透過我們吃的食物進入體內。克莉絲蒂描述了羅絲瑪麗死去那晚盧森堡飯店的菜色：牡蠣、清湯、盧森堡鰈魚、松雞、海倫梨（淋上糖漿的燉西洋梨）、火腿雞肝。喬治在一年後重現場景，甚至提供賓客同樣的餐點，試圖讓凶手露出馬腳。只是，菜單上沒有一道菜餚特別含有高劑量的氰化物。

然而，這些食物中可能有解毒劑，是以糖的形式出現。香檳含有一些糖分，但最甜的香檳每公升也只含五十公克的糖，相較之下，拉斯普丁人生最後一夜喝的馬德拉酒每公升有一百五十克的糖。不過，盧森堡飯店還有其他葡萄糖來源。海倫梨的糖漿說不定能保護羅絲瑪麗和喬治免受氰化物中毒的最糟後果。或許他們還沒吃到這一道甜點之前就死了。

不過，另有一種氰化物來源能夠影響驗屍結果，那就是香菸的煙霧。一九四五年的抽菸習慣比今天更普遍，雖然克莉絲蒂沒有提到羅絲瑪麗或喬治是菸槍，但他們很可能會抽菸。氰化氫是燃燒菸草、絲或羊毛等天然物質時常見的副產品，燃燒某些塑膠時也會釋出氰化氫。火災中因吸入濃煙造成的死亡，有一大部分是氰化物中毒造成的，儘管並非每次火災都會特別檢測罹難者體內的氰化物含量，但氰化物中毒是消防員需要注意的事項。

除了上述提到的來源，人死後的正常腐化過程也會讓屍體內部產生氰化物。氰化物的可能來源這麼多，因此讓驗屍過程變得很複雜，有些氰化物在死前已代謝成硫氰酸鹽，有些氰化物卻是在死後才產生的。

《魂縈舊恨》中，法醫可以採取的最好做法是分析香檳杯裡的殘留物。如果杯子裡留下的液體夠多，就能檢測氰化物的濃度，進而推算出總劑量。這至今仍是氰化物中毒案確定劑量的最佳方法，由於排除各種環境來源的氰化物含量，然後根據驗屍報告的血中氰化物與硫氰酸鹽濃度來算出劑量，當中有許多環節可能出錯。

想要拯救羅絲瑪麗或喬治的性命，讓他們甦醒過來，似乎無計可施。書裡沒有提到急救措施，也沒叫救護車將他們緊急送醫。雖然一九四五年已經有解毒劑可用——但無助於成就一本傑出的謀殺懸疑小說。

# D 代表毛地黃

## IS FOR DIGITALIS

### 《死亡約會》

### *Appointment with Death*

「溫斯頓，如果你是我的丈夫，我會在你的茶裡下毒。」
「夫人，如果我是你的丈夫，我會把茶喝下去。」

——南茜·阿斯特（Nancy Astor）夫人與
溫斯頓·邱吉爾（Winston Churchill）

上述語錄是英國第一位女性國會議員阿斯特夫人和邱吉爾之間典型的酸言毒語對話。克莉絲蒂在為一九三八年的小說《死亡約會》創造瑪麗·韋斯索姆夫人這個角色時，可能想到了阿斯特夫人。這兩人確實有驚人的相似之處；不過，克莉絲蒂聲稱，這個聒噪固執人物的靈感來自她在遠東遇到的兩位女性。小說中的另一個角色傑勒德醫生對韋斯索姆夫人的評論是：「那個女人該被毒死……她丈夫跟她結婚這麼多年，居然沒動手，真是不可思議。」但是到頭來，被毒死的不是韋斯索姆夫人，而是另一個跋扈的女士——柏敦夫人。

《死亡約會》的背景設定在約旦，一個旅行團到那裡參觀荒廢的佩特拉古城。這個旅行團的成員有柏敦家族（而這個家族籠罩在惡毒的柏敦夫人的掌控之下）、膽小的前幼稚園老師皮爾斯小姐、心理學家[1]傑勒德醫生、直言不諱的女性從政者韋斯索姆夫人，以及年輕的醫生莎拉・金恩。在佩特拉的第一個下午，大家把握機會遊覽這個地方，留下柏敦夫人獨自待在烈日下。當一行人回到營地時，柏敦夫人已經死亡。若非她的手腕上有皮下注射器留下的痕跡，以及心臟藥物不翼而飛，這起死亡會歸咎為自然死亡。對所有相關的人來說，幸運的是（雖然可能不包括柏敦夫人），白羅正好在附近度假，因而受邀調查真正的死亡原因。

柏敦夫人一案中，受到懷疑的毒藥是毛地黃（萃取自毛地黃屬植物），通常用來治療某些心臟疾病。毛地黃是一種有效的謀殺方法，還有額外的優點是，服用過量所造成的症狀與這類藥物用來治療的疾病相似。此外，它很容易取得，而且非常少量就能致命。令人難以置信的是，少有凶手使用這種有毒物質，或者其實很多，只是都逃過法律制裁。但是，在你急於為你最有錢的近親購買高額的人壽保險，或者開始在花園種植毛地黃之前，請記住，這類藥物即使只有微量，仍然檢測得到。

## ◈毛地黃的故事

毛地黃是指從毛地黃屬（*Digitalis*）植物萃取出來的一類相關化合物，毛地黃屬植物也叫做洋地黃或狐狸手指（foxglove）。這一屬有二十幾個物種，都含有毛地黃化合物，只是含量與比例不同。毛地黃化合物有威懾作用，可以防禦想要吃植株的動物。這些化合物進到哺乳動物體內，會對心臟造成特殊且巨大的影響。它們的化學結構包含一種稱作醣苷（glycoside）簡稱苷）的成分，因此毛地黃化合物也叫做「強心苷」。毛地黃屬植物全株都有毒，若攝入體內，會刺激皮膚，引發譫妄、顫抖、抽搐、頭痛以及致命的心臟問題。

毛地黃屬植物原產於歐洲、西亞、中亞、非洲西北部及澳洲。這種植物雖然生長於野外，但由於它們色彩繽紛的穗狀花序令人驚豔，也經常為人栽種。毛地黃屬植物生長的第一年只會長出莖，以及柔軟、有絨毛、長矛形的葉子。克莉絲蒂有兩部小說，短篇的《死亡草》（*The Herb of Death*）與長篇的《死亡暗道》（*Postern of Fate*），寫到毛地黃葉被摻在鼠尾草和菠菜裡下毒。其中一名凶手還故意把毛地黃和鼠尾草混種在菜園裡，好讓人意外採摘（有經驗的廚師似乎不太可能犯這種錯誤）。毛地黃屬植物到了第二年，會開出獨特的花朵，花形像帽子或吊鐘。

毛地黃屬植物俗稱狐狸手指，這個名稱至少從十四世紀起使用了幾百年，起源已不可考，流傳著許多說法。普立爾博士（Dr. Prior）是植物俗名的權威，試圖提供一些與這個主題有關的線索，一八六六年的《英格蘭植物學》（*English Botany*）引用他的說法：

> 它的挪威文名稱是Revbielde，即foxbell（狐狸鈴），是外國名稱中唯一指涉這種動物

1 臨床心理學家和精神病學家必須接受醫學訓練。這在本書中證明是很有用的。

> 的……它在法文裡叫做Gants de Notre Dame（聖母的手套），德文是Fingerhut（指套）。這個名稱起初很可能是foxes' glew，這是一種音樂，與早期廣受喜愛的樂器有關，也就是掛在拱形支架下的一串鈴……

同一本書裡，普立爾又提出另一種理論。「我們祖先說的『folks』是指『fairies』（精靈），而這些植物的花朵像色彩鮮豔的鈴鐺，稱之為『Folksgloves』（精靈手套）再貼切也不過了，這個名稱後來演變成『Foxglove』（狐狸手套）。」毛地黃屬植物幾個世紀以來一直是民間傳說的一部分，其做為傳統醫藥的歷史也同樣悠久，被用來治療心臟疾病和水腫。直到十八世紀末，什羅普郡（Shropshire）的威廉·威瑟靈（William Withering, 1741-1799）醫生才對該植物的萃取物進行第一次系統性的科學研究。威瑟靈注意到，他的一名水腫患者在服用了「什羅普郡的老婆婆」給他的一種草藥後就痊癒了。

水腫是因為體液積聚在體內造成的腫脹。水腫的成因有好幾種，但通常是心臟衰弱或肝硬化所致。血液從微血管滲出成為體液，體液也從微血管被吸收回血液。滲出與再吸收之間的平衡，部分取決於血液阻力和血壓。在正常情況下，滲出率大於吸收率，多餘的體液會透過淋巴系統從組織中排除。體液從淋巴系統經由上腔靜脈回到血液中，上腔靜脈是把缺氧血帶回心臟的主要靜脈之一。血液經過腎臟的過濾，能把其中的體液永久清除。人體內的血液大約每隔半小時會由腎臟過濾一次，讓多餘的水分從膀胱排出。

因心臟衰竭而脈搏微弱的人，無法有效地把血液從心室壓縮出來。這使得血管的壓力增加，滲出更多的體液到組織裡。而腎臟的反應是保留更多體液，以至於排尿量減少。這導致手腳腫脹，並且由於肺部周圍積聚體液，而呼吸困難。

威瑟靈觀察到他的患者痊癒之後，就去找「什羅普郡的老婆婆」，想知道她的草藥裡放了什麼東西。老婆婆不願透露處方，但威瑟靈還是說服她給自己一些製劑。他拿到顯微鏡底下檢視，認出毛地黃屬植物的碎屑。

威瑟靈開始以毛地黃屬植物進行相當於臨床試驗的作業，最後共有一百六十三位患者參與。他給水腫患者服用少量的各種毛地黃制劑，觀察他們的反應。他發現，把乾燥毛地黃葉磨成粉給患者口服，是最有效的治療方式。他小心增加劑量，監測患者的進展，並將成功和不成功的結果記錄在筆記本上。

臨床試驗背後的原理有古老的起源，可追溯到《舊約聖經》的時代，但是直到二十世紀，這些原理才變成常規，用於評估飲食或藥物的正負面效果。威瑟靈的精心研究十分傑出，因為他採取有系統的途徑運用毛地黃製劑，並且仔細記載這些製劑的效果，不論好壞。威瑟靈在研究中注意到，毛地黃對於一些患者極度有效，對另一些患者則無效。我們現在知道，草藥製劑對於心房顫動造成的水腫有療效，但無助於肝硬化造成的水腫。威瑟靈還注意到，在劑量變高後會產生毒性作用，他詳細描述了這些症狀。

威瑟靈將這些觀察整理成一本專著《關於毛地黃及其一些醫學用途》（*An Account of the Foxglove and some of its Medical Uses*）於一七八五年出版，至今仍是同類著作中的經典。很多人讀過這本書，而且愈來愈多患者接受這種治療。然而，有些醫生對於毛地黃療法的謹慎緩慢方式逐漸失去耐心。威瑟靈建議先從非常小的劑量開始，再逐步提高劑量，直到觀察到所需的效果，以避免毒性副作用。毛地黃屬植物所含的化合物藥效極強，代表危險性相當高，很容易就達到過量的程度。即使僅僅只有兩公克的一劑「生藥」（尚未將有效成分純化出來）都會致死。毒性也會隨著時間累積，因為有些毛地黃化合物在人體內的半衰期很長。

儘管已知毛地黃製劑具有毒性，仍有一群醫生持續用它們進行試驗，直到威瑟靈死後，這種製劑逐漸不受青睞。威瑟靈在病榻之際，他的友人說道：「醫學之花正在凋謝。」[2]他於一七九九年死於癆病（也就是肺結核），墓碑上雕刻了一株毛地黃。直到二十世紀初，人們才又重新燃起對毛地黃的興趣。

• • •

威瑟靈採用天然狀態的毛地黃葉進行治療，但隨著化學的發展，後來已經可以從植物萃取出數種強心苷混合成精製藥物。即便如此，這類化合物多半效果不彰，甚至可能有害健康。

在《死亡約會》中，阿嘉莎列出毛地黃的四種有效成分——毛地黃苷（digitalin）、毛地黃皂苷（digitonin）、毛地黃次苷（digitalein）、毛地黃毒苷（digitoxin），念起來的確有些拗口。在阿嘉莎的時代，想要分離出這些化合物並非易事，因為它們相對脆弱，十九世紀末到二十世紀初的萃取技術可能會破壞它們。這些化合物也是相當大的分子，即使好不容易分離出來，確切的結構直到許多年後才會弄清楚（舉例來說，一八七五年發現毛地黃毒苷這種成分，而它的結構到一九六二年才被確定）。

克莉絲蒂列出來的成分中，如今知道毛地黃皂苷不是強心苷，因為對心臟沒有作用（雖然它確實會破壞紅血球）。毛地黃皂苷是一種皂苷，混入水裡搖晃，會形成像肥皂一樣泡沫。毛地黃次苷是一種未知的東西，這個名詞在一九二一年前後逐漸從科學文獻中淡出。或許它並非單一的純化合物；隨著科學家費盡千辛萬苦從毛地黃屬植物分離並鑑定出更多化合物，毛地黃次苷這個名稱也變得無關緊要了。另外兩種成分，毛地黃毒苷和毛地黃苷，至今仍是處方藥物。毛地黃苷現在被稱為地高新（digoxin），藥效比毛地黃毒苷更強（約十到二十倍）。

毛地黃化合物的結構很複雜，很難在實驗室裡合成，因此目前這類藥物仍然從天然來源取得，也就是從毛地黃（*Digitalis purpurea*）這種開紫色花的植物中提煉。毛地黃在英國野外就

2 原句「The flower of physic is indeed Withering」裡的 physic 意思是「醫學」，此為古語。這種用法已經過時，不過解釋了為什麼醫生有時候被稱作「physician」。

能見到，同時含有地高新與毛地黃毒苷。[3]毛地黃毒苷現在很少做為處方藥，由於它在人體內的半衰期長達六天，與地高新的二十四至四十八小時相比，產生副作用的風險也會增加。市面上的藥物中，地高新可列入治療範圍最狹窄的一類——只要正常劑量的幾倍就可能致命。如果是即將上市的新藥，通常無法容許治療劑量與危險劑量之間的差距如此之小，但地高新卻被視為一種不可或缺的藥物，因為在仔細監控之下，這種藥物對患者的好處大幅超越風險。

## ◈毛地黃製劑如何致命

地高新和毛地黃毒苷能夠從胃腸道完全吸收，因此可以藥錠或口服液劑的形式給藥，此外也可透過注射。這些藥物主要影響心臟的作用，透過注射在幾秒內就會產生效果，口服則約需一個小時吸收與發揮藥效。

心臟相當於兩個不停運作的幫浦，推動血液流經全身。心臟右半部把來自靜脈的缺氧血輸送到肺臟，紅血球可以在那裡收集氧。然後充氧血回到心臟左半部，再輸送到全身其他部分，把氧帶給細胞，用來產生能量。心臟的左右半部各有兩個腔室：心房與心室。血液進入心房，接著流往同一側的心室。心室收縮，把血液送往目的地：肺臟以外的全身各部位（從左半部出發的血液），或是肺臟（從右半部出發的血液）。

毛地黃化合物對心臟有兩方面的影響：加強心臟的收縮，以及減少從心房傳到心室協調心臟動作的電訊號。毛地黃化合物的許多毒性作用，相當於強化心臟的正常活動。

在某些情況下，協調心房跳動的電衝動變得紊亂，而這種不規則的脈衝接著會傳到心室。強心苷能讓這些電訊號在心臟的傳輸變慢，因而能幫助有心房顫動問題的患者，由於他們發作時心房會不規則地快速收縮。這種症狀相當常見，透過藥物可以有效治療。對於好發族群來說，心房顫動可能造成心室與心房各自跳動。這種「心臟傳導阻滯」的狀況對年輕人通常不是嚴重的問題，若發生在患有其他心臟疾病的年長者身上，可能變成重大的併發症。但是，高劑量的地高新會完全阻斷心房與心室之間的電訊號傳遞，致使患者數分鐘內死亡。心臟實際上已經麻痺了。

心臟內負責進行收縮泵出血液的構造是心肌細胞。這些細胞是心臟裡最大的細胞，構成這個器官的主要部分。每個心肌細胞的組成，大約有百分之五十是肌原纖維（myofibrils），肌原纖維由粗肌絲與細肌絲排列而成，透過兩種肌絲的互相滑動，使細胞產生物理性的收縮。這些細胞的協力收縮形成心臟的整體動作，擠壓心房與心室以泵出血液。而肌原纖維的滑動是鈉離子、鉀離子、鈣離子移動所造成的。[4]鈉離子進入細胞後會引發一連串事件，刺激鈣

3 不論是從名稱還是化學結構來區分各種毛地黃化合物，就像在玩「大家來找碴」一樣。差異如此微小，卻能使藥效大幅度增強，仍讓我感到驚奇不已。

離子也進入細胞。正是鈣離子的移動使得肌原纖維改變形狀，進而讓心臟收縮。

• • •

產生心跳的一系列複雜事件，必定是精心協調的過程。心臟裡的一群細胞（位於右心房的竇房結〔sinoatrial node, SA node〕），以及稱為浦金耶纖維（Purkinje's cell）的特化心肌細胞能夠進行自發性的自我激發（代表它們不需要大腦的指令，即可產生神經訊號）；這會引發神經衝動以高度協調的方式傳導到心臟其他部分。心臟裡的這些細胞和纖維的作用就像是心律調節器；只要有氧氣的供應，加上鈉、鉀、鈣離子以及一些其他關鍵礦物質，它們就會持續發揮作用。嚴格來說，身體的其他部分，包括大腦，對於心臟的運作不是那麼必要。移植心臟一連上受贈者的血液供應系統之後，就會立即開始跳動；心臟的這種獨立性，讓我們能夠研究它獨立於身體其他部分時的運作情形。

即使在十九世紀，於實驗中將青蛙心臟直接泡在相對簡單的鉀鹽和鈉鹽溶液裡，就能讓它們持續跳動一段不算短的時間。然而，直到一八八〇年，人們才意識到鈣離子的重要性。這項發現是由倫敦大學學院的席德尼．林格（Sydney Ringer, 1835-1910）醫生在實驗助手無心插柳下促成的。林格會用純蒸餾水來調配他常用的鹽溶液，以確保浸泡青蛙心臟的液體含有哪些成分。有一天，實驗助手配製的溶液使青蛙心臟跳動了好幾個小時，時間遠遠超過林格以前的紀錄。原來是助手準備這些溶液時草率行事，他使用一般的自來水，而不是蒸餾水。沒想到溶在自來水裡的鈣，正是心臟所需的關鍵要素。

包含毛地黃化合物在內的強心苷，其作用之一就是提高心肌細胞的鈣離子可利用度，從而增加心臟收縮的力道。強心苷對鈣離子的效果，實際上是透過藥物與鈉鉀腺苷三磷酸酶（$Na^+/K^+$-ATPase）[5]的交互作用間接達成的，這種酵素導致細胞內鈣離子濃度升高，使肌原纖維的收縮更強勁。

毛地黃化合物對心臟的綜合作用導致心臟的收縮變慢且變強，讓血液泵送到全身的效率變高。這種效率的改善使得體液從組織的排出速度提高，並使排尿量增加，因此威瑟靈觀察到這種藥物可以有效治療水腫。但是，毛地黃也有明顯的副作用，因為它們的目標酵素鈉鉀腺苷三磷酸酶廣泛分布於全身。最常見的副作用是噁心和食慾不振，雖然這些情形與《死亡約會》的受害者柏敦夫人不符，書裡說她是大塊頭女人。當然，她的體型更可能是水腫的緣故，而不是食慾旺盛。而藥物與大腦和眼睛中的鈉鉀腺苷三磷酸酶發生交互作用導致的副作用，包括視覺異常（發生在許多服用毛地黃化合物的人身上）以及譫妄（尤其是年長者）。

4 在這種情況下，離子是原子失去一個或多個電子的狀態。

5 鈉鉀腺苷三磷酸酶是一種控制鈉離子與鉀離子進出細胞膜的酵素。這種移動形成神經上的電衝動，也觸發肌肉中其他離子（例如鈣離子）的移動，導致肌肉收縮。

視網膜細胞的鈉鉀腺苷三磷酸酶特別密集（這種酵素在視網膜比較多，而像是腦細胞裡就少一些）。視網膜上讓我們產生視覺的感光細胞有兩種：視桿細胞（rod cell）與視錐細胞（cone cell）。視桿細胞負責微弱光線下的視覺，能夠偵測到單個光子，但無法區別不同波長的光，使得微弱光線下的世界看起來是灰階的。視錐細胞對於光線沒那麼靈敏，但是視網膜有三種視錐細胞，能感受到三段不同波長的光[6]，產生彩色視覺。視錐細胞對地高新的靈敏度是視桿細胞的五十倍，所以對患者最大的影響在於彩色視覺，而不是夜間視覺障礙。血液中強心苷達到有效治療濃度的一些患者回報說，在開始治療的兩週內發生視覺異常的現象，最普遍的主訴是色覺異常。眼前的一切事物就像透過黃色薄膜看東西（黃視症〔xanthopsia〕），視力也可能變得模糊或出現雪花點。較少提到的情形是，出現閃光、色斑或光點，似乎有彩色暈圈環繞著。藥物還可能對瞳孔造成影響，例如瞳孔放大、縮小或者大小不一，這些情形就更罕見了。

毛地黃中毒可能是梵谷「黃色時期」的幕後推手，也造就出《星空》等畫作，有人認為它們展現出天上星星的「暈輪」效應。梵谷在人生最後階段可能服用毛地黃製劑，來控制困擾他的癲癇發作。有一些間接證據支持這個理論，那就是兩幅保羅．嘉舍（Paul Gachet）的畫像，嘉舍是在梵谷生命最後幾個月治療他的醫生。在兩幅畫中，醫生都和毛地黃花朵畫在一起。而且還有一幅梵谷的自畫像，顯現他兩眼的瞳孔不一樣大；這是失手沒畫好，還是證明有更不幸的事情發生？然而，並未看到開立毛地黃製劑給梵谷的紀錄，醫生畫像中的毛地黃植物或許是巧合。可能這位藝術家本身就強烈喜愛黃色，以及星星光暈帶來的藝術效果，而不是毛地黃製劑讓視覺發生變化的緣故。

梵谷就算用了毛地黃，對他的癲癇應該沒有效果，但在當時，藥物如果證實對某種病症有效，通常也會用來治療其他病症，說不定它們真的是萬靈丹。這種思維有一些科學上的可信度。許多原本是為了特定醫療用途而開發的藥物，後來卻發現治療其他疾病更有效。威而鋼就是典型的例子，原先是研發來治療心絞痛，可以使供血給心臟的冠狀動脈舒張。它的作用目標是抑制磷酸二酯酶，這種酵素會破壞一種具有血管擴張和其他功能的傳訊分子。[7] 這種藥物有增加血流的效果，但到頭來心臟卻不是受益最大的器官。威而鋼除了能使男性的性生活更美滿，還可以使全身的血管擴張；由於威而鋼仍然會影響心臟，服用心臟藥物或血壓太低的人不宜服用。該藥物對於腦血管的影響也會引發頭痛，但最常見的副作用是色覺異常，用藥者只能看到藍色色調，這是藥物和眼睛視錐細胞的磷酸二酯酶產生交互作用所引起的。

6 波長五百至七百奈米（nm）的紅光，波長四百五十至六百三十奈米的綠光，以及波長四百至五百奈米的藍光。
7 這種傳訊分子就是環鳥苷單磷酸（cyclic guanosine monophosphate, cGMP）。

## ◈是否有解毒劑？

毛地黃過量的緊急狀態，可施予阿托品刺激心臟。只使用一劑毛地黃藥物，未迅速死亡的情況下，可將氯化鉀溶在果汁裡讓患者喝下，以解除低血鉀的症狀，讓心律恢復正常，但是一定要密切監測體徵，避免鉀中毒。此外，患者禁止進行任何活動，特別是腎功能受損，身體無法有效處理氯化鉀或其他藥物的人。患者必須完全保持靜止，直到心臟功能恢復正常。

現在，有更多藥物可以處理毛地黃化合物過量的問題，即使是極度過量的情況，存活率也大幅提升。遇到急性毛地黃中毒的案例，倘若患者對於鉀治療的反應不佳，可以施予苯妥英（phenytoin）。這種藥物能加速毛地黃毒苷在人體內的代謝，使其比平常更快失去效用。另一種藥物是銷膽胺（cholestyramine），可以縮短毛地黃藥物在人體內的半衰期。還有特殊的地高新抗體可用，能使藥物在體內失去活性。

## ◈一些現實生活中的案例

以毛地黃為謀殺手段的案子相當罕見——或許正如我前面提到的，凶手挑選下手對象非常謹慎，因此這些死亡事件並未引起懷疑。克莉絲蒂的《死亡約會》可能取材於一起案件，就發生在該書出版的兩年前。

一九三二年，五十五歲的家庭主婦瑪麗．亞歷珊德琳．貝克（Marie Alexandrine Becker）決定讓自己的人生多一點刺激。她在比利時的列日（Liège）過著優渥但枯燥的生活。有一天，瑪麗在市場的菜攤遇到朗伯．貝耶夫（Lambert Beyer），讓她人生從此改變。貝耶夫是當地的浪蕩子，兩人展開了一段轟轟烈烈的婚外情。這段戀情讓瑪麗從體面的家庭主婦變成連續殺人犯。她第一個殺害的對象是她的丈夫，還從他的壽險保單獲得一筆可觀的理賠金。很快，瑪麗對情人感到厭倦，也或許對方要留給她的錢太誘人；無論如何，貝耶夫成了她的第二個受害者。

瑪麗拿著到手的錢，買下一家服裝店，過著奢侈的新生活。但是，這些收入不敷她夜晚去俱樂部玩樂揮霍所需，也不足以讓年輕男人上她的床。當瑪麗的一名女性友人頭暈生病時，她主動提議要照顧對方。不出所料，她朋友的健康惡化，幾週後過世。瑪麗繼續毒害朋友，謀奪錢財；後來她沒朋友了，便轉向店裡的顧客下手。據說她會在店鋪後面的房間，把毛地黃滴入茶杯裡，再端給來店挑選衣服的貴婦。等到顧客斷氣之後，她就搜刮她們隨身的現金與值錢東西。

關於瑪麗的流言蜚語傳開來，警方也收到匿名信暗指她可能涉嫌謀殺兩名年長婦人。調查於焉展開，然而讓警方深入調查的理由，卻是瑪麗一名（還活著的）女性友人提交的證據。這名女性友人一直向瑪麗抱怨自己的丈夫，還說她多麼希望那個沒用的無賴死掉。瑪麗於是給朋友一種藥粉，想幫她解決掉丈夫，不留痕跡。她的朋友想了幾天之後，決定去找警方。

瑪麗遭到逮捕，警方對她的丈夫、情人、朋友、顧客進行開棺驗屍，發現毛地黃的殘留，儘管他們死時沒人懷疑是謀殺。一九三六年，瑪麗因謀殺十個人受到審判，但據信受害者人數可能達兩倍之多。陪審團宣判瑪麗有罪，處以無期徒刑，當時比利時沒有死刑。瑪麗在二次大戰期間死於獄中。她曾形容一名受害者「仰身躺著，優雅地死去」，顯然沉迷於人命逝去時的細節。

## ◈阿嘉莎與毛地黃

在《死亡約會》中，柏敦夫人與家人一起到佩特拉古城旅遊。柏敦夫人是個惡魔般的女人，樂見她死的大有人在。而且柏敦夫人患有心臟病，正在服用溶液形式的毛地黃藥物。她的病情與治療藥物為凶手提供了絕佳機會，用以掩蓋下毒行動。過量的毛地黃會使心臟無法正常收縮，最終導致心跳停止。一同參加佩特拉之旅的傑勒德醫生正確指出：「透過靜脈注射讓大量毛地黃毒苷突然進入循環系統，會導致心臟迅速麻痺而猝死。估計只要四毫克的毛地黃毒苷，也許就能毒死一個成年男性。」

儘管這起死亡事件發生在被沙漠圍繞的偏僻地區，那裡沒有毛地黃植物生長，但毛地黃製劑充足。凶手無須偽造處方簽到當地藥房買藥，也不需要尋找毛地黃植物自製有毒藥劑。

凶手可以從柏敦太太自己的藥物，或者從傑勒德醫生藥箱配備的毛地黃毒苷取得毒藥。

柏敦夫人的死，可能被歸為自然因素或者意外中毒造成的。她的屍體被人發現時，傑勒德醫生起初假設是由於佩特拉之行太勞累，加上天氣炎熱，這些對她的心臟都是太大的負荷。她的死也可能是藥劑師調配毛地黃處方時出了差錯（克莉絲蒂當然知道這種失誤有可能發生，從她與P先生共事的經驗就知道了）。在柏敦夫人的案子中，我們無從得知藥劑師是否配錯藥，因為搬動她的遺體時，有人不小心把藥瓶打破了。

柏敦夫人死亡時，其他人都不在營地，因此沒有目擊者看到她最後的活動。直到傑勒德醫生注意到柏敦夫人手腕上的痕跡很像皮下注射器留下的針孔，這才對死因起疑。他還注意到自己藥箱裡的毛地黃毒苷藥劑少了許多，他在旅行途中根本沒用到，而且皮下注射器不見了。想要釐清死因，首先需要驗屍，但在一座荒廢的古城進行驗屍未免不切實際，於是柏敦夫人的遺體被送往安曼……白羅恰巧在那裡度假。

正如克莉絲蒂指出的，「毛地黃的有效成分可能致命，而且不會留下任何可辨跡象。」即便如此，如果法醫事先知道要尋找毛地黃，只要量夠大，還是可以檢驗出來。一八六三年，人們首度在謀殺案受害者身上檢測出毛地黃；這項科學證據證實艾德蒙–德西雷・庫蒂・德・拉・波梅雷（Edmond-Désiré Couty de la Pommerais）醫生謀殺了他的前情婦瑟拉芬・德・波芙（Séraphine de Pauw）夫人。波梅雷為了償還債務，說動波芙參與一場精心策畫的保險詐騙。

隨後，波芙保了幾項高額的壽險。波梅雷告訴她，他的計畫是讓保險公司相信波芙得了絕症，將不久於人世，屆時他們就能索要一大筆年金，而且無須繳納巨額保費。之後，她可以奇蹟似地康復，度過財務無虞的餘生。波芙把這項巧妙的計畫告訴她的姊妹；但是她的姊妹看穿波梅雷的承諾，並警告波芙，他可能計畫殺害她，把全部的錢占為己有。

事情果真如此發展。一八六三年十一月十六日，波梅雷給波芙服用某種東西，讓她病得很嚴重，但如她姊妹所料，波芙一病不起。波梅雷向保險公司申請理賠，然後坐等保險金下來，他大概很放心，認為自己用來殺人的毒藥不會被追查到。不過，警方覺得波梅雷的行為很可疑，他們請受人敬重的安布羅斯．塔迪厄（Ambroise Tardieu, 1818-1879）醫生分析波芙的遺體，尋找中毒跡象。在排除了砷和鉛等金屬或類金屬之後，塔迪厄將目標轉向生物鹼。他利用斯塔法，總算從遺體提取出一種有苦味的物質。然而，塔迪厄無法鑑定出這種物質；這不是他熟悉的生物鹼。經過一系列毫無所獲的實驗，塔迪厄幾乎無計可施，便決定把五格令（大約三百毫克）的萃取物注射到「一隻活力十足的大型犬」身上，看看會發生什麼事。結果什麼事都沒發生，但這種情況只維持了兩個半小時。然後狗突然開始嘔吐，躺臥在地，顯得很虛弱。牠的心跳變慢、不規則，偶爾還會停止，直到十二個小時之後，心跳才逐漸恢復正常。塔迪厄查看波芙和波梅雷的通信時，發現其中討論到她為了「刺激自己」而正在服用的毛地黃處方。這些全是為了向保險公司騙錢的詭計的一部分，但這給了塔迪厄所需的線索——受害者死於毛地黃中毒。

塔迪厄沒能從波芙的遺體提取到足夠的毛地黃來證明她的死因。他向警探說明，波芙的嘔吐物裡頭可能含有更高濃度的毒藥，或許足以讓他確定死因。這位警探回應的方式令人讚賞。由於嘔吐物沒有保留下來，所以他回到波芙的臥室，從嘔吐物濺灑的地板上取了一些木條與刨屑。塔迪厄立即著手分析送來的樣本，從地板上乾掉的嘔吐物得到的毒物量著實多出許多。為了證明這些毒物與波芙遺體內的毒物一致，塔迪厄觀察它們對青蛙心臟產生的影響，他看到同樣的心跳變慢現象。他仔細地重複實驗，還要來了未被嘔吐物濺灑的床底木板條樣本，藉此確認對青蛙心臟的作用是來自毒藥，而非地板的亮光漆或油漆。隨後的審判上，波梅雷的辯護團隊試圖詆毀塔迪厄提供的科學證據，但是這些證據說服力十足；最後，波梅雷因犯下的罪行遭到處決。

• • •

在克莉絲蒂撰寫《死亡約會》之際，已開發出一種化學呈色反應來檢測毛地黃醣苷的存在。這種反應會產生特有的靛藍色或藍綠色結果，可惜只在大量藥物存在的情形下才管用，而且遠遠超過致死劑量。人死後毛地黃也會在體內分解，所以確認它們存在的最佳方法是檢測受害者的嘔吐物。倘若無法取得，那麼次佳的方法是從屍體提取出少量毛地黃，然後對青蛙心臟進行生理實驗。克莉絲蒂並未提到柏敦夫人是否嘔吐，她似乎沒有嘔吐，因為她去世時看起來像是睡著的樣子。如果柏敦夫人曾經覺得噁心想吐，那麼合理的情況應該是會有人更早去請醫生來。

時至今日，檢測方法已經進步很多，鑑定體內化合物的方法也標準化了；我們不再依賴蛙類實驗。標準程序是血液分析，即便是每天服用的處方藥的微小劑量都檢測得到。地高新血中濃度每毫升〇・六至二・六奈克[8]被視為接受治療當中，每毫升二奈克以上則可能造成毒害，雖然每個人對於藥物的反應差別很大。人死後，這種藥物會從心肌釋出，因此濃度可能會不自然的上升到超過預期的治療劑量。以柏敦夫人的案子來說，利用一九三八年的科學方法有可能證明死因；其實原本已安排驗屍，但是白羅不想等結果。在確認有人犯罪的證據出爐之前，他憑藉聰明的腦袋就能破案。

這起案件最明顯的嫌疑人是柏敦夫人的家人。柏敦夫人每天都要服用毛地黃，她的媳婦負責量藥，雖然小說中並未提到這個處方的確實成分。她可能服用毛地黃製劑，也就是萃取自毛地黃植物的所有強心苷的混合劑，或者她可能服用只含其中一種強心苷的純化藥劑。每一個家人都可能在她的藥物裡動手腳，濃縮藥物以提高濃度，讓她服下比平常還高的劑量。或者，他們可能稀釋藥物或換成安慰劑，讓柏敦夫人的心臟問題在缺乏藥物的情況下惡化。毛地黃的毒性是會累積的，因為在人體內的半衰期很長，但除非下藥的劑量大幅超過正常量，不然柏敦夫人應該會逐漸顯露毛地黃中毒的症狀，例如視力問題與心跳不規律，而不是暴斃。

白羅懷疑有人對藥物動手腳，不僅因為柏敦夫人死得非常突然，還因為她的手腕有皮下注射的痕跡。但他認為她的家人大費周章去偷注射器和庫存的毛地黃，這樣不合理，他們可以更輕易接觸到柏敦夫人的藥。經由皮下注射致死劑量的毒藥，這件事暗示凶手是佩特拉旅行團的其他人。白羅認為可能的情形是，某個人在度假時碰巧遇到柏敦夫人，引發了殺機，而且此人非常了解她的健康狀況，還知道毛地黃過量的後果。凶手的運氣也算不錯，這趟旅遊有醫生同行，醫生的藥箱有常備的毛地黃，於是冒著被撞見的風險偷取藥物和注射器，然後找機會趁沒人注意的時候下手。

導致柏敦夫人遇害的機緣或許有點讓人難以置信，後來克莉絲蒂將《死亡約會》改編成舞臺劇時更換了動機和凶手。即使如此，這本書的科學描述仍屬上乘傑作。

8 奈克（nanogram），簡寫為ng，一奈克等於十億分之一公克。換句話說，就是非常微小的量。

# E 代表毒扁豆鹼

## IS FOR ESERINE

### 《畸屋》

### *Crooked House*

如果有一天布蘭達弄錯了，給我注射眼藥水，而不是胰島素——我想我會倒抽一大口氣，臉色發青，然後死掉，因為你知道，我的心臟不是很強壯。

——克莉絲蒂，《畸屋》

前面引述的話，是亞瑞士泰·柳奈描述自己的死亡細節。他被注射了依色林眼藥水而死，有人把藥水跟他平常注射的胰島素藥劑調包。依色林（毒扁豆鹼）不是常見的毒藥選項；克莉絲蒂只在《畸屋》與《謝幕》（*Curtain*）這兩部小說中使用過。你可能預期投毒者擁有詳盡的醫學或藥學知識才會選擇毒扁豆鹼，但在《畸屋》中，克莉絲蒂安排亞瑞士泰說這段預言時有一群聽眾，以確保有一票嫌疑人。其實亞瑞士泰是在回答孫女的問題，她在端詳他的藥水瓶時問道：「為什麼瓶子上寫著『眼藥水，不可食用』？」坐在他周圍的一大家子都聽到他的回答；其中一人接著就用老先生自己的藥殺了他。

《畸屋》中的嫌疑人名單有一長串：亞瑞士泰的第二任妻子布

蘭達；第一任妻子的妹妹艾迪絲；菲力浦和羅傑，也就是他的兒子；兒子的妻子，瑪格達與克里夢絲；三名孫兒，喬瑟芬、尤斯達、蘇菲雅。還有打理家務的人，包括廚師、家庭教師以及保母；他們都和「畸形人」亞瑞士泰一起住在「畸形屋」。然而，這次沒有白羅或瑪波小姐幫忙揪出罪魁禍首，而是依賴警方和蘇菲雅的未婚夫查理．海華盡最大努力發揮偵察能力。小說中，克莉絲蒂小心翼翼將線索一一透露給讀者，甚至強力暗示凶手的身分。不過，最後揭曉凶手時，真相依然令人震驚（出版社甚至曾鼓起勇氣請克莉絲蒂換一位凶手，但是她拒絕了）。

這次使用的藥物是毒扁豆鹼，經過遙遠路途才來到柳奈大宅。這種化合物提取自一種西非植物，也就是毒扁豆（*Physostigma venenosum*）的豆子。毒扁豆鹼在醫學上有幾項應用，從控制青光眼到神經毒劑中毒的急救。曾有毒扁豆鹼意外中毒的案例，但是用來投毒犯罪的情況極為罕見，或許是由於毒扁豆鹼知名度不高，加上治療方法相當容易且效果良好，毒扁豆鹼受害者的存活率很高。

## ◈毒扁豆鹼的故事

毒扁豆是一種多年生的攀緣植物，會結很大的豆莢，每個豆莢有兩到三顆豆子。這種豆子曾是奈及利亞東南部的卡拉巴（Calabar）當地很普遍的毒藥，因此常被稱為卡拉巴豆。卡

# E 代表毒扁豆鹼
# is for Eserine

拉巴豆的有效成分分離出來時，被命名為毒扁豆鹼（physostigmine）。這種豆子在當地的名稱是「eséré」，所以毒扁豆鹼也叫做依色林（eserine）。[1]

這種植物以及豆子具有毒性，在西非眾所皆知，但是直到一八四〇年代蘇格蘭傳教士抵達卡拉巴後，才引起更多人的注意。有點誇張的是，這些傳教士將其命名為「舊卡拉巴的神判豆」（the Ordeal Bean of Old Calabar）。他們發現當地有一種把施行巫術、謀殺或性侵等罪行交由神明審判的傳統。受到指控的人必須喝下毒豆汁，來決定他們有罪或清白。如果他們有罪，便會毒發身亡；但如果他們是清白的，自然可免於一死。然而，那些感到不適卻倖存下來的人，仍會被賣為奴隸。配製這種毒藥的方式有很多種，有時是用整顆豆子，有時是將豆子浸泡後弄碎形成乳狀液體，要求受指控的人喝下。當地人稱這種豆子審判為「砍豆」（chop nut）。

毒豆審判比表面看起來更複雜。有罪的人可能更傾向於慢慢咀嚼豆子，拖延時間直到不得已才吞下。比起吞下整顆豆子，咀嚼反而使豆子釋出更多毒素。或者，如果給有罪的人喝豆汁，他們可能會謹慎小心地啜飲。最後的結果還是一樣；慢慢吞毒，延長了接觸時間，讓身體有更多機會吸收毒素。無辜的人內心坦蕩，反而乾脆地吞下豆子。整顆豆子需要更久的時間才能消化，因此釋出的毒素較少。要不就是，這種豆子可能刺激腸胃，引發嘔吐，讓大

1 今日最常用的名稱是毒扁豆鹼，但克莉絲蒂在《畸屋》中用的名稱是依色林，為了方便起見，在此繼續沿用。

多毒素在被身體吸收之前就排除了。

有人提出其他理論，從不同角度看待這些審判。那些負責採集並準備豆子的人，應該比一般百姓更了解本地植物，以及植物對人體的作用。只要半顆卡拉巴豆，就足以構成致死劑量，但是裡頭的毒素量取決於豆子的成熟度。不同時候採收的豆子，可能左右審判結果，而且為了達到所要的結果，也可以在豆子上耍花樣。可能有其他種植物會結出很相似的棕色小豆子，說不定在受指控的人沒注意的情況下，豆子就被換掉了。

當地人非常相信砍豆審判，許多人主動自願吞下有毒的豆汁來證明自己的清白。傳教士聲稱，曾有數千人聚集在女巫審判上一起吞下毒豆。除了審判外，這種豆子也用於決鬥。對決雙方將豆子一切為二，然後各吃一半。兩人會一直重複這個動作，直到有一方死了為止（雖然經常是雙方都完蛋）。傳教士估計，該地區每年有一百二十人的死亡與卡拉巴豆有關。

傳教士熱中於蒐集這種豆子以及全株植物的樣本，以便寄回家鄉。那些旅行到世界各地的蒐藏家將異國珍品帶到了歐洲，像是咖啡豆與金雞納樹皮（含有可用來治療瘧疾的有效成分奎寧）。這些發現為我們帶來新奇的食物與藥物，還有用來點綴花園的花花草草。許多人以蒐集異國標本並將其出售給歐洲買家為業，但是奈及利亞的傳教士在追查卡拉巴豆與植株的樣本時遇到了問題。最初，他們只能拿到一些葉子。後來，一位在擔任聖職之前曾是藥劑師學徒的傳教士，霍普・瓦德爾（Hope Waddell）牧師，發現卡拉巴國王下令將整批植物銷毀，只留下一些當地進行審判用的標本，並派人嚴加看守。一八五五年，瓦德爾把一些豆子夾帶出境，寄給愛丁堡著名的毒物學家羅伯特・克里斯蒂森（Robert Christison, 1797-1882）。克里斯蒂森設法用這些豆子種出幾株植物，但沒有一株植物開花。直到一八五九年，才從奈及利亞流出一些開花的標本供他們研究；這若不是卡拉巴國王放寬了豆子禁運令，就是有無恥之徒找到門路，繞過國王的嚴格管控。

克里斯蒂森對於這些豆子的醫療效果很感興趣，他採取傳統的試毒方法，吞了四分之一顆豆子。克里斯蒂森注意到這種豆子的味道非常平淡，起初懷疑它們是無害的。但用他自己的話來說，他「錯得一塌糊塗」。克里斯蒂森體驗到的作用中，最劇烈的是心跳變慢，於是他推論，導致死亡的原因可能是心臟麻痺。幾年後，到了一八九七年，美國藥劑師約翰・尤里・洛伊德（John Uri Lloyd, 1849-1936）提議用這種豆子處決死刑犯，因為毒性發作時似乎不會令人痛苦。這項建議沒有獲得採納。

一八六三年，眼科醫生道格拉斯・阿蓋爾・羅伯森（Douglas Argyll Robertson, 1837-1909）發表一篇論文，描述這種豆子的某種萃取物對瞳孔有作用，引發更深入的研究。毒扁豆鹼是我們最早知道的縮瞳劑，也就是讓瞳孔縮小的化合物。羅伯森公開承認，一位醫生朋友湯瑪士・弗雷澤（Thomas Fraser, 1841-1920）告訴他毒扁豆鹼的不尋常性質，而弗雷澤在博士論文中詳述了萃取過程。弗雷澤完成這些之後，繼續進行嚴格詳盡的研究，探究毒扁豆鹼的特性，還有其他科學家一同參與。到了十九世紀末，已經從卡拉巴豆萃取出多種生物鹼，但要等到三十多年後才會清楚這些化合物的結構。同時，研究人員只能從生理作用來判斷萃取物的含量，而且對於如何萃取有效成分並儲存而不會降解，仍有待克服；毒扁豆鹼在水中並不穩定，會分解成毒扁豆酚鹼（eseroline）。毒扁豆酚鹼對人體有截然不同的作用，透過與鴉片類受體的交互作用可緩解疼痛，此外還有其他各種作用。儘管維多利亞時代卡拉巴豆的研究人員面臨這些問題，但仍有許多發現。

克莉絲蒂的小說《謝幕》反映出她對卡拉巴豆的科學興趣。小說的角色之一約翰．富蘭克林醫生，他是化學研究員，帶領卡拉巴豆的萃取實驗。克莉絲蒂詳述這種毒藥與用途（但她在這裡稱其為毒扁豆鹼）。富蘭克林醫生的一名助手茱迪思，是海斯汀上尉的女兒；海斯汀是白羅的朋友，也是《謝幕》的敘事者。他引用女兒的話來描述這項研究：「她真有學問，提到毒扁豆鹼、依色林、囊毒鹼（physovenine）、氧化毒扁豆鹼（geneserine），接著又說了聽起來不可思議的物質，像是保司的命（prostigmin），也就是3-羥苯三甲銨的碳酸甲酯……說個不停。」

克莉絲蒂在此展現了出色的科學知識，她列出的一串生物鹼只有一些小錯誤。不過，發生這種混淆無可厚非，因為有許多化合物隨著時間的推移更改過幾次名稱。我們已經知道毒扁豆鹼和依色林是同一種化合物，但克莉絲蒂或許把eserine跟eseramine（毒扁豆胺）

搞混了，後者也存在於毒扁豆中。她列出的另一種化合物保司的命（現在稱為新斯狄格明〔neostigmine〕）是依色林的合成衍生物。新斯狄格明最早於一九三一年研製出來，當時嘗試將依色林修改成在水中穩定度更高，但保留相同生理作用的化合物。這項嘗試很成功，產生的化合物是比母體化合物更有效的縮瞳劑。

至於克莉絲蒂提到的其他生物鹼，氧化毒扁豆鹼是卡拉巴豆中第二常見的化合物（在植物中的含量是依色林的百分之三十五）。氧化毒扁豆鹼有時做為口服滴劑，用於治療消化不良與便祕等消化系統問題。此外，克莉絲蒂也提到囊毒鹼被發現對於治療阿茲海默症有效果。

在《謝幕》中，富蘭克林醫生認為這種豆子有兩個品種，外觀十分相似。他聲稱第二種豆子除了含有卡拉巴豆所有的生物鹼，還多出另一種生物鹼，具有中和其他生物鹼的作用。一八六〇年代，住在卡拉巴的威廉・米恩（William Milne）在信件中暗示一種類似毒扁豆的植物的存在。其中一種「主要用來倒入溪流毒魚而栽種，另一種則賣到市場，做為卡拉巴砍豆。」我們可以合理假設，用來毒魚的扁豆對人類的毒性沒有毒扁豆那麼強——畢竟人會吃到那些魚。

富蘭克林醫生繼續敘述這種豆子如何用於西非的神明審判，以及他相信當地的核心分子知道第二種豆子的存在，並在祕密儀式上使用。那些人永遠不會罹患「喬丹症」（Jordanitis），這似乎是克莉絲蒂發明的一種疾病，做為富蘭克林醫生研究的動機，以及他為何擁有這麼多瓶可能致命的卡拉巴豆萃取液。

《謝幕》中的凶手不需要遠赴非洲或偽造處方籤才能取得毒藥，只要從富蘭克林的實驗室拿一瓶就可以了。瓶子裡的東西被摻入一杯餐後咖啡，幾個小時後，醫生的太太芭芭拉成為受害者，她開始出現中毒症狀，第二天早上過世。書裡除了寫到富蘭克林太太「病得很重」，沒有提到她經歷了什麼樣的症狀。儘管有充裕的時間可以請醫生，但是富蘭克林太太幾乎沒有得到醫治；醫生手邊很可能有毒扁豆鹼中毒的解毒劑，也就是阿托品。阿托品是毒扁豆鹼的解毒劑，反之亦然，最早是由弗雷澤於一八七〇年代提出。瞳孔縮小與心跳變慢恰恰與阿托品的作用相反，因此這兩種化合物可以抵銷彼此的作用。有些人對於弗雷澤的理論持懷疑態度，因為他的阿托品／毒扁豆鹼實驗是在兔子身上進行的，這是他唯一能輕易取得所需數量的哺乳動物；不巧的是，兔子對於阿托品的耐受性特別高。

然而，阿托品解毒劑成功拯救過幾起毒扁豆鹼中毒事件，毒扁豆鹼亦然。英國曾發生兩次大規模卡拉巴豆中毒意外，一次在一八六四年，另一次在一八七一年。儘管卡拉巴國王盡力防範，一些豆子仍遭偷帶出境，經由船運載到英國。在利物浦碼頭卸貨時，一些豆子掉了出來，被孩子們撿來吃。共有五十七名孩童出現身體不適，經過及時施予阿托品急救，除了一名孩子外，其餘都救了回來。即使沒有阿托品立即可用，仍可以人工呼吸維持患者的生命。富蘭克林太太的運氣似乎特別不好。

利物浦碼頭的孩子們表現出來的症狀，主要是震顫、大小便失禁、針狀瞳孔、呼吸困難、脈搏減緩，這些應該也是《謝幕》中富蘭克林太太的症狀。那些孩子據說相當聽話，不太擔心自己的狀況，住院時不哭不鬧。這印證了這種毒藥的作用並不會造成痛苦的早期說法。若個別看這些中毒症狀，每一種都可能由各式各樣的疾病或毒素引起，但是綜合起來看，這就是毒扁豆鹼與相關化合物的典型特徵。

維多利亞時代的科學家對於毒扁豆鹼是如何對人體產生這些影響毫無頭緒，不過他們提出許多推測。舉例來說，震顫顯然是神經受到干擾的結果，但這是直接對脊髓的作用，還是神經末梢交互作用的次級反應？這些科學家在神經功能機制仍然成謎的時代進行研究，也難怪他們想要解釋毒扁豆鹼如何與人體作用顯得吃力。當神經傳訊的機制在一九二〇年代確定時，毒扁豆鹼提供了科學家解開謎團的重要線索。

• • •

一九二一年以前，關於訊息如何在神經之間以及神經和肌肉之間傳遞，有兩派想法。這些連接處的微小間隙稱為突觸（synapse）。我們知道電訊號會沿著神經傳遞，但是電衝動也能夠擔任穿越突觸的訊號嗎？如果不是電衝動，那麼跨越間隙的會是化學訊號嗎？科學家奧托・勒維（Otto Loewi, 1873-1961）夢到一項實驗，可以確定哪一種想法才是對的。他在半夜匆匆記下這個想法後，繼續睡覺，但是第二天早上他發現自己看不懂自己的字跡，也想不起他的夢。那是他這輩子最漫長的一天，他試圖回想起靈光乍現的那一刻。幸運的是，第二天晚上他又做了同樣的夢。這一次，他直奔實驗室。

勒維解剖了兩隻青蛙，取出仍在跳動的心臟，分別放到有林格氏液的兩個培養皿裡。他讓電流通過第一顆心臟，使心跳變慢。然後把浸泡第一顆心臟的液體倒入第二顆心臟的培養皿中。第二顆心臟的心跳也慢了下來。第一顆心臟裡的神經受到電流的刺激並釋出化學物質，這些化學物質再影響另一顆心臟的神經活動。因此，穿越突觸的訊息傳遞必定是由化學物質完成的。既然明白了訊號越過突觸的一般方式，那麼研究細節就變得容易一些。

接下來最迫切的問題，是要確定神經釋出何種化學物質。勒維和他的小組知道兩件事：不論那是什麼物質，它消失得很快；其次，阿托品可以阻斷它的作用。在測試了各種已知會對神經產生作用的物質，包括蕈毒鹼、毛果芸香鹼、膽鹼、乙醯膽鹼，他們發現乙醯膽鹼符合所有標準——迅速從體內消失，以及會被阿托品阻斷。一九二六年發表的進階實驗揭露了乙醯膽鹼消失的原因，是被膽鹼酯酶這種酵素分解。勒維和他的共同研究者納夫拉季爾（E. Navratil）發現，毒扁豆鹼會抑制這種酵素，中斷乙醯膽鹼的分解，使乙醯膽鹼繼續與受體相互作用。因此科學家可以利用毒扁豆鹼，趁著乙醯膽鹼還沒被分解、消失之前，仔細研究乙醯膽鹼的作用。

運用毒扁豆鹼，提供了關於神經訊息機制的珍貴資訊。這項成果獲得諾貝爾委員會的認可，在一九三六年將諾貝爾生理醫學獎頒給勒維。勒維在他的諾貝爾獎演說中指出，這是我們首次確立生物鹼的運作機制。對毒扁豆鹼的早期研究讓我們了解到，還有許多化合物可以抑制膽鹼酯酶，例如做為神經毒劑與殺蟲劑的有機磷類。

乙醯膽鹼是一種神經傳導物質，主要由副交感神經系統分泌，也就是調節眼淚和唾液等體液的「休息和消化」系統（儘管交感神經系統與中樞神經系統也會分泌乙醯膽鹼）。因此毒扁豆鹼主要影響副交感神經系統。副交感神經的另一個角色是刺激平滑肌收縮——作用於胃腸道（推擠食物更快通過腸道）、尿肌、瞳孔，以及使心跳減緩、血管平滑肌舒張。

乙醯膽鹼在執行任務後會遭到分解，這一點至關重要。為了避免受體一直處於活化狀態，以及讓訊號能重複送往同一位置，乙醯膽鹼必須從結合位置清除，這樣受體才能準備好接受新的訊號。身體以膽鹼酯酶分解乙醯膽鹼的過程中，利用水分子打斷化學鍵，變成醋酸鹽與膽鹼，這兩種化合物都不會與受體發生作用；回頭用我們的「鎖鑰」比喻來說，鑰匙已經從鎖取出，這個鎖現在等著下一把鑰匙插入。

人體有兩種膽鹼酯酶：乙醯膽鹼酯酶（acetylcholinesterase, AChE）與丁醯膽鹼酯酶（butyrylcholinesterase, BChE）。乙醯膽鹼酯酶幾乎只與乙醯膽鹼作用，主要出現在肌肉與腦部。然而，身體裡比較多的是丁醯膽鹼酯酶，這種酵素分布於全身。BChE鎖可以被幾種不同的分子鑰匙打開，而AChE鎖只有乙醯膽鹼鑰匙能打開。丁醯膽鹼酯酶可以和一系列化合物作用，包括阿斯匹林、古柯鹼、海洛因，將它們分解並限制膽鹼能[2]毒素進入腦部的量。

毒扁豆鹼會與乙醯膽鹼酯酶結合，就和乙醯膽鹼一樣，但這兩種化合物結構上的差異讓它們的化學反應有所不同。毒扁豆鹼能被這種酵素分解，只是反應會慢一些，而且過程中，毒扁豆鹼結構有部分碎片即胺基甲酸酯（carbamate）單元會被轉移到酵素的活性部位。在胺基甲酸酯存在的情況下，酵素就無法進行正常功能，亦即失去活性。這就像一把鑰匙在鎖裡斷掉，碎片卡在裡面，所以在碎片移除之前，其他鑰匙都無法插入這副鎖。雖然可以透過另一種酵素清除胺基甲酸酯，但這個過程也很緩慢。當乙醯膽鹼酯酶無法運作，乙醯膽鹼會持續與神經受體發生作用，刺激這些受體。

毒扁豆鹼被歸類為「可逆性膽鹼酯酶抑制劑」，因為酵素仍可恢復功能。兩小時後，百分之八十一的乙醯膽鹼酯酶可以恢復，二十四小時內恢復百分之百。對比之下，其他抑制乙醯膽鹼酯酶的化合物，如有機磷酸鹽類的神經毒劑沙林，會與其永久性結合；因此，如果在適當的時機使用毒扁豆鹼，能防止沙林中毒，它可以暫時阻斷乙醯膽鹼酯酶，讓人體有機會將大多數沙林排除。此外，毒扁豆鹼也比多數乙醯膽鹼酯酶抑制劑更容易溶於脂肪，所以在沙林這類化合物的中毒事件中，毒扁豆鹼能夠通過血腦障壁，防止大腦損傷。

• • •

除了應用於阿托品與沙林中毒案例，毒扁豆鹼也會是破傷風的建議療法[3]，並做為番木鱉鹼與箭毒中毒的解毒劑。其中，最成功的是針對箭毒的治療以及由箭毒衍生的藥物。教導克莉絲蒂的藥劑師P先生就常把箭毒放在口袋裡，這種來自植物的毒藥及其相關化合物在醫療上具有廣泛的用途。這些化合物會阻斷乙醯膽鹼受體，使肌肉放鬆，通常用來協助外科手術的進行。

箭毒中毒的狀況與重症肌無力症這種遺傳疾病很類似，這給了瑪麗・布羅德富特・沃克（Mary Broadfoot Walker, 1888-1974）醫生靈感，在一名患者身上測試毒扁豆鹼。重症肌無力症的肌肉無力情況呈現波動性，肌肉隨著活動量的增加而變弱，但休息一段時間便可改善。症狀可能突如其來，而且斷斷續續。控制眼睛動作、臉部表情、咀嚼和吞嚥的肌肉通常受到的影響最大，但是四肢的行動以及控制呼吸的肌肉也會經歷一陣一陣的虛弱期。沃克在一九三四年進行實驗時，肌無力症的成因尚不明，不過有一種理論認為，患者無法產生足夠的乙醯膽鹼與肌肉中的受體作用。注射毒扁豆鹼後，兩名患者有了明顯改善，儘管是暫時的，這表明患者可以產生乙醯膽鹼，卻無法對肌肉發揮作用。進一步研究顯示，重症肌無力症患者體內會產生循環抗體，阻斷乙醯膽鹼受體。現在，醫生會合併使用免疫抑制劑與抗膽鹼酯酶劑（如

2 膽鹼能（cholinergic）是指模擬乙醯膽鹼作用的任何物質。
3 在破傷風疫苗發明之前，毒扁豆鹼曾經成功用於治療破傷風病例。

新斯狄格明）治療，以避免乙醯膽鹼被分解，讓它有更多時間與受體作用。

## ◈ 一些現實生活中的案例

自從傳教士廢止西非的神明審判之後，除了在克莉絲蒂的小說裡，以毒扁豆鹼蓄意下毒的事件相當罕見，這讓人好奇她是從哪裡得到靈感的。這種毒藥難以取得，即使有人拿到處方藥物，吃下一整瓶也不會致命，雖然可能病得很嚴重。一九六八年，一名生化系學生吞了一公克從實驗室偷來的水楊酸毒扁豆鹼企圖自殺。十分鐘後，他出現嚴重腹痛，接著是可怕的幻覺，促使他尋求幫助。儘管服用了阿托品，卻使他的病情惡化，由於他沒有表現出典型的心跳減緩症狀，阿托品只會讓他的心跳加速。阿托品並非毒扁豆鹼中毒的「真正」解毒劑，因為這種化合物作用在人體的不同位置。他隨後接受醛肟類藥物（aldoximes）的治療，讓體內受毒扁豆鹼抑制的乙醯膽鹼酯酶重新活化。最後，他完全康復。

我努力搜尋，只找到另一起毒扁豆鹼蓄意下毒案例，凶手至今仍不明。這個案子發生在奧地利，於《畸屋》與《謝幕》出版的多年後。報載一名年約五十歲的男性因腹瀉和嘔吐送醫。經過一個星期的治療後，他成功出院。一個月後，他又因同樣症狀再度入院。他的胃內含物經過毒理分析檢測到毒扁豆鹼，以四百五十毫升的胃內含物估計，他攝入了近一百毫克。

住院兩個月後，患者的病情急轉直下，醫務人員也束手無策。死因是心因性休克，但是毒扁豆鹼引發的身體功能惡化，才是根本死因。隨後的調查試圖找出患者攝入的毒扁豆鹼來源。而對胃內含物的重新分析顯示，毒扁豆鹼是他體內含量多到能檢測出來的生物鹼。如果患者是被卡拉巴豆毒死的，應該還會出現其他生物鹼。[4]

毒扁豆鹼的藥物製劑，商品名水楊酸毒扁豆素注射劑（Anticholium），也含有非常少量的氧化毒扁豆鹼（卡拉巴豆中第二多的生物鹼）。水楊酸毒扁豆素注射劑用於治療阿托品中毒，會裝在五毫升的安瓶裡。患者得喝下五十支安瓶的量，胃中才會有那麼多的毒扁豆鹼。這似乎不太可能；加上他的胃中並未發現其他化合物（例如氧化毒扁豆鹼），因此他是被純化學物質所毒害。

## ◈阿嘉莎與毒扁豆鹼

一九四九年的小說《畸屋》中，受害者是八十五歲的亞瑞士泰．柳奈。一天，他和平常一樣注射胰島素，然後突然發病。家人一籌莫展，只好找醫生來，但在醫生趕到時，亞瑞士泰就過世了。他的健康狀況堪慮，患有糖尿病、心臟衰弱及青光眼，但是他的死令人猝不及防。克莉絲蒂在小說中提到的情況是「呼吸困難」和「突然發病」，不過現實中可能還有其

4 用甲醇從毒扁豆萃取出來的成分，包括毒扁豆鹼、氧化毒扁豆鹼（含量約毒扁豆鹼的百分之三十五），以及另一種生物鹼去甲毒扁豆鹼（〔norphysostigmine〕含量約毒扁豆鹼的百分之十二）。

他症狀。克莉絲蒂為了避免尷尬場面，而不詳述大小便失禁，但她還是可以提到好比脈搏減緩、抽搐等症狀，這些並不會使讀者覺得難受。無論如何，這些症狀足以讓醫生起疑，並要求驗屍。

調查亞瑞士泰死亡的警察承認，從死後外觀看不出毒扁豆鹼的跡象。腦部、肺部、胃腸道可能出現充血，雖然很多中毒案例也會有同樣的情況。在結合亞瑞士泰死前表現出來的症狀，疑點遂指向一種膽鹼酯酶抑制劑，但是除了毒扁豆鹼以外，還有許多種膽鹼酯酶抑制劑。不過，亞瑞士泰的藥櫃裡就有一種膽鹼酯酶抑制劑依色林——在房子的垃圾桶裡發現了依色林眼藥水的空瓶——這對法醫是很好的指引，知道驗屍時該找什麼樣的毒藥。

運用最早由斯塔在一八五〇年開發出來的方法，可以從植物組織萃取出像是毒扁豆鹼之類的植物鹼。然後利用層析法鑑定分離出來的化合物；在一九四九年，也就是小說問世的那一年，層析技術開始廣泛應用。這讓毒理學家能夠確定受害者是處方藥物中的毒扁豆鹼中毒，還是攝入毒扁豆所致，因為豆子中含有其他生物鹼，都在層析法的分析結果無所遁形。這種技術也能夠測出樣本中特定化合物的含量。在《謝幕》中，從富蘭克林太太遺體內提取的生物鹼經過分析，發現含有卡拉巴豆的數種生物鹼，證明她是被丈夫研究使用的某種萃取液所毒害，而不是處方藥物。在《畸屋》中，驗屍結果證實亞瑞士泰死於毒扁豆鹼中毒，因為沒有出現卡拉巴豆的其他生物鹼。

亞瑞士泰長期使用依色林眼藥水來治療青光眼。這是一種導致眼壓升高到異常程度的眼疾；會壓迫到視神經，釀成神經的永久性傷害，甚至失明。根據青光眼的成因，有不同的治療方法，但是急性青光眼的病例則採用縮瞳劑使瞳孔縮小。

虹膜有兩組肌肉控制瞳孔的大小。輻射肌從瞳孔放射出去，排列方式類似自行車的輪輻；輻射肌收縮，瞳孔放大。環狀肌像指環圍繞瞳孔，環狀肌收縮，瞳孔縮小。輻射肌的動作受到交感神經系統控制，環狀肌的動作受到副交感神經系統控制。前面提到，毒扁豆鹼主要作用於副交感神經系統，因而可以牽拉虹膜，讓瞳孔縮小。變得扁平的虹膜就不會擋住眼睛的排水通道，使水樣液流出。瞳孔大小改變帶來的副作用，包括視覺改變、夜視問題和聚焦問題。這些副作用可以透過調整劑量減到最小，雖然副作用帶來不便，總比可能喪失視力要好。當然，毒扁豆鹼如果與身體其他部位（好比心臟和肌肉）的乙醯膽鹼酯酶產生交互作用，可能會引發其他更劇烈、更嚴重的副作用，但是以小劑量滴在眼睛時，很少發生這些情形。

在《畸屋》中，驗屍報告明確指出，亞瑞士泰因注射依色林眼藥水身亡，但這種下毒方式行得通嗎？如果透過注射給藥，依色林可以在相對較低的劑量下致死，因為藥物直接進入血流；如果這種藥物是透過吞嚥或者經由黏膜吸收，那麼在它遇到乙醯膽鹼酯酶並造成問題之前，身體仍有機會消化並分解藥物。

現在使用的依色林眼藥水是五毫升小瓶裝的溶液，濃度為〇・二五% w/v[5] [5]（每瓶約有十二・五毫克的毒扁豆鹼）。患者會滴一兩滴藥水到眼睛，每天一到三次。注射半數致死劑量（$LD_{50}$是指造成半數試驗動物〔這裡是小鼠〕死亡的所需劑量）為每公斤〇・六至一・〇毫克。以一個七十公斤的成人來說，相當於四十至七十毫克，儘管紀錄的最小致死劑量只有六毫克。這代表凶手必須注射三至五瓶依色林眼藥水才能殺死一個七十公斤的男性——我們預期受害者會注意到，並且反抗。然而，亞瑞士泰事實上是個心臟衰弱的老人，或許較低的劑量就足以致死。若要經由攝入的方式謀殺，投毒者必須提高劑量，使用大約十四瓶藥水，也就是七十毫升，才能達到目的。

糖尿病患者的胰島素注射量並非固定的，但通常是一毫升左右。如果亞瑞士泰的胰島素被替換成現代的依色林處方，那麼他注射到的毒扁豆鹼大約是二・五毫克，比最低致死劑量小得多；儘管亞瑞士泰用的依色林藥物濃度也許比現在的配方高，或者他的胰島素注射劑可能比較稀，需要注射更多的量。亞瑞士泰中毒症狀出現的時間也很奇怪。他注射後的半小時左右，顯然還好好的。如果是攝入毒藥，這種時間延遲還在預料之中，但是注射應該會在幾分鐘內發作。

以謀殺懸疑小說來說，選擇毒扁豆鹼下毒的確不太尋常。毒扁豆鹼能以很少的量致人於死；克莉絲蒂在《謝幕》中把這種生物鹼的使用描寫得十分逼真。然而，她在《畸屋》採取的投毒方法不太可能殺死亞瑞士泰，雖然可能讓他病得很重。這是克莉絲蒂的作品中，罕見出現細節不符合實際情形的例子，但是這樣真的太吹毛求疵了。《畸屋》可說是她最好的小說之一。

5 % w/v是重量體積百分比（weight-in-volume percentage）的簡單記法。在這個例子中，相當於一公升溶液含有二．五公克的毒扁豆鹼。

# H 代表毒芹

## IS FOR HEMLOCK

### 《五隻小豬之歌》
### *Five Little Pigs*

我的心在痛，困頓且麻木
刺激著我的感覺，猶如飲下毒芹……
——約翰・濟慈（John Keats），《夜鶯頌》（*Ode to a Nightingale*）

自古以來，毒芹（hemlock）就是毒藥與巫術的同義詞。這種致命植物有一則著名事蹟，在西元前三九九年結束蘇格拉底的生命。毒芹不時出現在漫長歷史中的詩歌散文裡——例如，它是《馬克白》中女巫大鍋裡的材料，甚至構成《芝麻街》其中一個角色，夏洛克・賀姆洛克（Sherlock Hemlock）偵探的名字。毒芹及其萃取物用於傳統療法已有數千年的歷史，直到二十世紀初才收錄於《英國藥典》。有鑑於這種植物惡名遠播，令人驚訝的是，除了克莉絲蒂的作品，自蘇格拉底時代以來，沒有發生過利用毒芹蓄意下毒的案例。[1]然而，意外中毒事件倒是不少，因為這種植物很容易被誤認為繖形科（〔Apiaceae〕胡蘿蔔和歐芹的家族，毒芹也是其中一員）的一個可食

1 至少我找不到任何例子。

用品種；毒芹的葉子被誤認為歐芹，根部酷似歐防風，種子像茴香。一九九四年，毒芹是第三常見的植物中毒原因。任何想要採集野歐芹或野歐防風的人，在食用前務必確認其種類是正確的（如果有疑問，請不要吃或給別人吃）。

克莉絲蒂只在一部小說寫到毒芹，也就是一九四二年出版的《五隻小豬之歌》。這部小說是關於阿瑪斯．奎雷的謀殺案，一位有才華但性情暴躁的藝術家。他的屍體被發現橫躺在最後一幅作品前，那是美麗的艾莎．葛里爾的肖像畫。他死前喝下一杯摻了毒芹鹼的啤酒；妻子卡蘿琳被判謀殺罪，後來死於獄中。多年後，他們的女兒卡拉委託白羅重新調查此案，她相信母親是無辜的。為了釐清真相，白羅拜訪「五隻小豬」，也就是阿瑪斯死去那天在場的五個嫌疑人。毒芹鹼中毒的特徵，提供了白羅破案的關鍵線索。

## ◈毒芹的故事

實際上，有好幾種植物通稱為毒芹；其中包括遍布於歐洲和北美的四個毒芹屬（*Cicuta*）物種，以及關係親近的毒參（*Conium maculatum*）。它們的外觀相似，都有劇毒，但含有的毒素完全不同。這些植物在外觀上也和一些毒性較低的物種相似，例如毒歐芹（*Aethusa cynapium*），毒歐芹所含的化合物若被吃下肚，造成的中毒症狀與毒參屬（*Conium*）植物類似。雖然毒歐芹的毒性沒那麼強，比較不可能致命，但仍不建議加到沙拉裡。以上這些都是繖形科植物，這一科包含可食用的胡蘿蔔、歐防風、歐芹等。

• • •

蘇格拉底被判有罪，罪名是腐化雅典青年的思想以及不敬神，他必須喝下一杯毒藥做為懲罰。柏拉圖在對話錄《斐多篇》（*Phaedo*）中，寫到獄卒建議蘇格拉底起來走動，直到雙腿感到沉重，此時就可以躺下來。他還被告知不要說話，因為說話很容易「全身發熱」，干擾毒藥的作用。獄卒只會準備他認為足夠的毒藥，但是那些情緒太激動的人有時不得不服用第二劑，甚至第三劑。蘇格拉底似乎對於不要說話的要求忿忿不平，於是對獄卒說，他應該準備兩到三倍的毒藥。

死亡過程正如獄卒預料的那般。蘇格拉底不停踱步，直到雙腿開始失去知覺。麻痺感從他的腳蔓延到腿，再擴及全身。他對圍繞在他身旁的朋友與弟子解釋說，當毒藥抵達心臟的時候，他就會死亡。蘇格拉底直到最後，仍然神志清楚且條理分明。他和弟子交談，並請求他們在他去世後處理好他的債務。在一陣細微的動靜之後，他的眼睛定住不動。他的朋友克力同（Crito）隨後闔上了他的眼睛和嘴巴。

對毒芹植物命名的混亂，導致許多人認為蘇格拉底喝下的是從毒芹屬植物調製的藥劑。毒芹屬植物含有水毒芹鹼（cicutoxin），這是一種作用於中樞神經系統的興奮劑，會使人窒息與劇烈抽搐。然而，蘇格拉底的中毒症狀與此不一致；和《斐多篇》中描述的安詳離世完全不符，因而不少人懷疑柏拉圖的敘述。直到十九世紀，蘇格蘭病理學家約翰・休斯・班內特（John Hughes Bennett, 1812-1875）在一起事件發生後，終於釐清這件事。鄧肯・高（Duncan Gow）是住在愛丁堡的窮裁縫師，一八四五年的某一天，孩子們準備了歐芹三明治送來給他。不幸的是，他的孩子採到某種毒芹，而不是歐芹，導致父親食物中毒。高的症狀是緩慢的漸進式麻痺，然後死亡。他沒窒息，也沒有抽搐，到最後神志幾乎都是清醒的。班內特進行驗屍，並確認了植物組織。高是因為吃到毒參中毒，蘇格拉底也是。

柏拉圖對症狀輕描淡寫，也許是為了讀者著想，也許是出於對蘇格拉底的尊敬。從柏拉圖的描述來看，這個過程似乎毫無痛苦，但事實可能不是如此。對話錄中提到蘇格拉底生命最終的一陣小動靜可能是抽搐，他應該會因為瀕臨窒息而大口喘息。柏拉圖也完全沒提到流涎及說話不清，或許是擔心這些症狀有損蘇格拉底的尊嚴，但也可能是調配毒汁的人加了其他化合物來抵銷這些作用。有一種建議方法是把鴉片摻入混合液裡，以減輕痛苦並加速死亡。像是顛茄之類的其他植物也能減少分泌物，古希臘人應當知道這些特性。這杯有毒飲料裡到底有哪些成分，並未流傳下來，但是我們知道裡面含有毒參。

毒參也與亞歷山大大帝的死有關，雖然導致他死亡的毒藥眾說紛紜，包括砒霜與番木鱉鹼。亞歷山大歷經十一天的發燒、失語（言語表達與理解障礙）、四肢無力而後死亡，這些都是毒參中毒的典型症狀。進一步的間接證據來自普林尼（Pliny），他聲稱有一封醫生寫給亞歷山大的信，信中建議亞歷山大喝葡萄酒做為毒參的解毒劑。亞歷山大死於西元前三二三年，經過這麼漫長的時間，我們似乎永遠無法揭露他死亡的真相。

毒參的屬名*Conium*來自希臘文的konas，意思是「像陀螺一樣旋轉」，形容攝入這類植物會體驗到的症狀；種小名*maculatum*則源自拉丁文，意思是「有斑點的」，因為莖部有紅褐色斑點。除了斑點毒芹（spotted hemlock），毒參也被稱作poison hemlock、魔鬼麵包（Devil's bread）、魔鬼粥（Devil's porridge）。這種植物原產於歐洲，生長在河濱野地、荒地及道路旁，但在全球許多地方也可以見到。該物種曾做為園藝植物引進美國，也因為種子混入穀粒中而意外傳播到其他國家。

毒芹種子很容易發芽，這種植物是著名的「先鋒物種」，也就是最先在受破壞土地長出來的物種，為其他植物拓路。毒芹通常是春天最早出現的植物之一，因此對農夫具有特別的意義。在幾乎沒有其他植物可啃食的土地上，放牧的牲畜可能因為吃了毒芹而生病；毒芹對於牛的毒性又比其他動物都來得強。它會使牛隻步態不穩、唾液與淚液增加、呼吸窘迫，這些都可能導致死亡。牛是強壯的動物，或許可以從這些毒性影響中逐漸恢復，但是毒參可能引發長期性的問題，因為它的某些化合物有致畸胎作用。吃進這種植物的牛隻可能生出骨骼畸形的小牛（綿羊、山羊及豬也會出現類似的情形）。

有些動物似乎不受毒芹的影響，例如鵪鶉，據說即使吃下毒芹種子也安然無事，但會讓牠們的肉帶有毒性。過去曾有幾起間接毒芹中毒的案例，由於食用餵食毒芹種子的鳴禽所致。一九七二至一九九〇年間，義大利發生了十七起這樣的案例，有四人死亡，其中三人死於腎衰竭，一人死於長期癱瘓。

吃下毒芹或它所含的有毒生物鹼大約三十分鐘後，會出現胃炎與協調性變差的症狀。脈搏變得快而弱、視力模糊，逐漸失去行動能力，朝向癱瘓發展。中毒者意識始終清楚，直到呼吸麻痺而窒息。

• • •

毒參含有數種生物鹼，當中研究最多的是毒芹鹼（coniine），這也是克莉絲蒂《五隻小豬之歌》裡的謀殺手段。毒芹的所有生物鹼都是哌啶化合物（因為它們都以哌啶〔piperidine〕這種化學物質做為基礎架構，請見附錄二）。目前從毒參確認且分離出來的生物鹼有七種[2]；毒芹的毒性與植物裡所有毒性化合物有關，而這些化合物的相對含量可以有很大的差異。為了製造這些生物鹼，植物進行一系列反應，從一個反應到下一個反應的過程中，結構都發生些微的改變，從而產生一連串化學物質。最先產生的是γ-去氫毒芹鹼，以這種生物鹼為源頭，再製造出其他生物鹼。以小鼠進行的實驗顯示，γ-去氫毒芹鹼的毒性是這些化合物中最強的，這也可以解釋為什麼毒芹在早春時期的毒性高得驚人，因為此時γ-去氫毒芹鹼的含量最高。然而，毒參屬各種生物鹼的濃度與相對比例，似乎取決於溫度、濕度、時期、植物年齡等因素。根據研究，雨季時以γ-去氫毒芹鹼為主，旱季則以毒芹鹼為主，但是在植物生命週期的不同時期，生物鹼濃度會有巨大的變化，尤其是開花期與結果期。

毒芹鹼是最早從毒參分離出來的生物鹼，毒性很強。一次劑量達一百至一百三十毫克的毒芹鹼能讓一個成人死亡。純毒芹鹼為無色的油性物質，氣味刺鼻，有時被形容成聞起來像鼠尿。這種油具有高揮發性，這就是揉碎毒參葉子會產生獨特（且難聞的）氣味的部分原因。

毒芹鹼的發現要歸功於化學家L．吉塞克（L. Gieseke）在一八二七年的成果，但是他對可能的化學式沒有提出任何建議。直到一八八一年，奧古斯特．威廉．馮．霍夫曼（August Wilhelm von Hofmann, 1818-1892）才確認毒芹鹼的結構。今天，我們有一堆技術可用來鑑定化合物，確定它們的組成以及分子中的原子排列情形。在霍夫曼所處的時代，他只能辛勤地進行一系列化學反應，並分析這些反應的產物，以確定原始化合物的碎片。然後，再把這些碎片慢慢拼湊起來，如同偵探把線索串在一起，揪出罪犯。這項工作並不容易，即使是毒芹鹼

2 分別是γ-去氫毒芹鹼（γ-coniceine）、毒芹鹼、N-甲基毒芹鹼（N-methyl-coniine）、羥毒芹鹼（conhydrine）、假羥毒芹鹼（pseudoconhydrine）、羥毒芹鹼酮（conhydrinone）、N-甲基假羥毒芹鹼酮（N-methyl-pseudoconhydrinone）。

這樣相對簡單的分子也是如此。霍夫曼確認結構的五年後，科學家阿伯特・拉登堡（Albert Ladenburg, 1842-1911）設計出合成毒芹鹼的方法。毒芹鹼終於在首度分離出來的五十年後，成為第一個特性完全清楚，可人工合成的植物鹼。

## ◈毒芹如何致命

出現在毒參裡的毒芹鹼及其他生物鹼是神經毒素。由於毒芹鹼的分子與尼古丁（菸鹼）相似，毒性作用方式也很像尼古丁。

毒芹鹼會與突觸（神經元之間的相接處）上的受體發生作用，更明確來說是菸鹼受體，而這些受體在正常情況下會與乙醯膽鹼結合。這種交互作用阻斷乙醯膽鹼與受體結合，使得相連神經發送出來的訊號無法傳遞下去。

周圍神經系統（peripheral nervous system）將身體與中樞神經系統（大腦和脊髓）連在一起，並充當大腦與身體之間訊息傳送的中繼站。周圍神經系統分成兩部分，其中之一是自律神經系統（autonomic nervous system），控制自主運作的功能，例如心跳與製造淚液；另一個是體神經系統（autonomic nervous system），把訊息從大腦與脊髓轉傳送到控制動作的肌肉，也會把感覺器官的訊息傳送到大腦與脊髓，而且這個系統主要受到我們意識的控制。毒芹鹼與自律神經系統的受體發生作用，造成唾液增加、瞳孔放大、心跳加快（心搏過速）後變成心跳減弱

（心搏過緩）等症狀。毒芹鹼也會阻斷中樞神經系統（脊髓）的受體，導致從腳和腿開始，最後遍及全身的遲緩性麻痺。起初是雙腿麻木，行走困難。死亡可能幾個小時後來臨，由於負責呼吸的肌肉癱瘓。

毒參屬植物含有多種生物鹼，目前還沒有研究探討個別生物鹼的特有毒性，不過分子的形狀似乎對毒性特別關鍵。接上一個丙基（〔propyl group〕三個碳原子排成的長鏈）的環狀結構，會賦予分子毒性。毒芹鹼也是掌性化合物，意即可以有兩種形式（如同兩隻手），具有相同的化學組成，但是互為鏡像。毒芹鹼的例子中，左手形式的毒性幾乎是另一種形式的兩倍，也是毒芹植物中主要的形式。一八八六年合成出來的毒芹鹼，則是兩種形式等量的混合物。

掌性化合物的純形式或許具有不同的生物作用，如果沒有研究清楚，後果可能不堪設想，一九五〇年代發生的沙利竇邁（thalidomide）藥害事件，讓我們明白其嚴重性。沙利竇邁（thalidomide）是一種掌性化合物，曾經以左手與右手混合的形式做為治療孕婦晨吐的處方藥。儘管沙利竇邁的止吐效果很好，但是其中一種形式（左手）有致畸胎性；該藥物導致婦女生下嚴重畸形的嬰兒，因此沙利竇邁於一九六一年退出市場。

• • •

毒芹鹼具有使人麻痺與失去感覺的作用，可應用在醫療上，過去它曾被用來治療氣喘。一九一二年《調劑的技藝》（*The Art of Dispensing*）一書中提到，「在少見的情況下開立」毒芹鹼來治療氣喘。這是克莉絲蒂準備一九一七年調劑配藥考試時應該會讀到的書。《英國藥典》也曾收錄毒芹鹼，列為鎮定劑與鎮痙劑，這讓它成為番木鱉鹼中毒的建議解毒劑；可製成膠囊或口服液的形式。純毒芹鹼是一種油性液體，可稍微溶於水，但是調劑時需要秤重或與其他藥物混合，固體會比較好操作，尤其是油會揮發，發散出來的氣味猶如鼠尿。像毒芹鹼這樣的油性溶液可以先轉化成鹽類，方便在醫療處方使用及儲存。毒芹鹼的處方藥通常是氫溴酸鹽（hydrobromide salt）的形式，一劑的劑量為百分之一或六十分之一格令（將近一毫克）。一九一二年，這種藥物已少有人使用，到了一九三四年，則完全從《英國藥典》銷聲匿跡；它的治療劑量太接近造成毒性的劑量，實務上很難應用。

毒芹鹼放鬆肌肉的作用方式仍然是醫學研究感興趣的主題，因此了解兩種掌性構型的生理作用成為重點。由於毒芹鹼與中樞神經系統受體的結合沒有選擇性，導致副作用的產生，除非經過改良，否則目前不適合做為藥物。對毒芹鹼的結構進行修改，或許也能去除致畸胎作用。無論改良後的藥物會變成什麼樣子，都有可能應用在外科手術上。

## ◈是否有解毒劑？

由於沒有解毒劑，現在治療毒芹中毒的方法與一九二〇年代相同，也就是克莉絲蒂的《五隻小豬之歌》裡阿瑪斯．奎雷中毒的年代。為了防止胃吸收更多毒素到血流中，需要進行洗胃並用活性碳治療，然後以人工呼吸維持患者的生命，讓身體的代謝過程清除毒素。這可能需要兩到三天的時間，但接受治療的患者可望完全康復。

## ◈阿嘉莎與毒芹

克莉絲蒂的《五隻小豬之歌》詳細討論到毒芹鹼及其毒性。克莉絲蒂藉由喜歡鑽研藥草的業餘藥劑師默狄思．布萊克這個角色，提供五名嫌疑人毒害阿瑪斯．奎雷所需的資訊與機會。謀殺案發生時，五名嫌疑人在阿瑪斯家，阿瑪斯的妻子卡蘿琳也在。他們分別是菲利普．布萊克，阿瑪斯的朋友；默狄思．布萊克，菲利普的哥哥，就住在附近；艾莎．葛里爾，一個被寵壞的社交名媛，阿瑪斯正在畫她的肖像畫，兩人有婚外情；安吉拉．沃倫，卡蘿琳的同母異父妹妹；西莉亞．威廉斯，安吉拉的家庭教師。

阿瑪斯去世前一天的下午，阿瑪斯與奎雷家的其他人拜訪了默狄思。默狄思為大家導覽他的實驗室，並指出他用植物做出的各種製劑。他特別提到毒芹鹼製劑，還告訴訪客這是從毒參提煉出來的。默狄思繼續描述毒芹鹼的特性，大嘆可惜藥典上再也找不到毒芹鹼了——克莉絲蒂顯然持續關注藥學實務方面的變化。默狄思發現毒芹鹼對於治療氣喘與哮咳很有效；毒芹鹼透過麻痺痛覺與放鬆肌肉緩解症狀，但無法治癒真正的病根。默狄思還朗讀了《斐多篇》裡柏拉圖描寫蘇格拉底臨死的段落。

克莉絲蒂敘述了阿瑪斯死亡時的細節。他被人發現倒在畫架前，雙手伸開攤在長椅上，似乎盯著自己正在畫的畫。朋友和家人經常看到他擺出這種姿勢，那天從遠處瞧見他的人不覺得有什麼奇怪的地方。等到大家終於發現事情不對勁時，沒人能確定他是否已經死了，便找來醫生。「他看上去——相當自然。就像睡著了。但他的眼睛是睜開的，只是身體有點僵硬。」醫生雖然趕來，可是為時已晚。

要不是默狄思，阿瑪斯的死可能被歸為自然因素，也許以為是中暑。事發當天早上，默狄思注意到他的毒芹鹼藥瓶幾乎空了，但前一天還是滿的。默狄思擔心有人在不清楚危險性的情況下拿走毒芹鹼，於是前往阿瑪斯家，和弟弟菲利普商量這件事。當他走向房子時，阿瑪斯在花園設好畫架為艾莎．葛里爾畫肖像，艾莎朝默狄思揮手。默狄思望著阿瑪斯朝畫架走去，看出他的腳步有點踉蹌。他以為阿瑪斯喝醉了，但其實是毒藥開始發作。

毒芹鹼在驗屍時不會留下特別的跡象，但是默狄思實驗室的毒藥失蹤，這讓法醫有點頭緒，知道該從何著手。後來從阿瑪斯的遺體提取出足夠的毒物，或許是用斯塔法，證實他死於毒芹鹼中毒。毒芹鹼一旦從屍體提取出來就很容易鑑定，除了氣味之外，還能進行特定的化學呈色試驗。這些呈色試驗很簡略，依照今天的標準並不可靠，但是對一九二〇年代的法醫與陪審團成員來說沒什麼問題。如今毒芹鹼能夠用層析技術鑑定。即使驗屍時沒有特別檢測毒芹鹼，範圍更大的生物鹼檢測應該會發現到，而這是法醫毒物學篩檢的標準程序。

奎雷案的醫生認為，毒藥是在屍體被發現前兩三個小時施用的。根據驗屍結果，很容易重建阿瑪斯．奎雷生命的最後幾個鐘頭。克莉絲蒂十分清楚毒芹鹼中毒的症狀，寫出毒藥對阿瑪斯身體的影響。其他人去吃午餐後，他倒下來癱在長椅上。這時肌肉開始麻痺。阿嘉莎相信柏拉圖的描述，蘇格拉底死時不覺得痛苦，但我們知道情況可能並非如此。阿瑪斯可能承受著劇痛，而且身體逐漸不聽使喚應該也讓他沮喪；這種毒藥會讓他意識清楚且感覺敏銳直到最後一刻，儘管他無法呼救。

在阿瑪斯的屍體前發現的一只玻璃杯與啤酒瓶被送去檢驗。一開始，有人主張阿瑪斯可能是自殺。他和妻子大吵一架，但這不是什麼稀奇的事，他似乎沒有結束自己生命的動機。警方調查當天的情形，嫌疑落在阿瑪斯的妻子卡蘿琳身上。在她臥室的抽屜裡，找到一個茉莉花香水空瓶。瓶子經過分析後，發現毒芹鹼氫溴酸鹽的痕跡。默狄思肯定是在自己的實驗室製備毒芹鹼的氫溴酸鹽，再配成溶液保存。卡蘿琳在參觀默狄思的實驗室過程中，趁沒人注意時，把毒芹鹼倒入空香水瓶裡。她宣稱偷走毒藥是為了自殺，但是沒有得到採信。此外，拿啤酒給她丈夫的正是卡蘿琳。警方推測，她拿一根平時用來填充鋼筆墨水的滴管，把毒芹鹼加到啤酒裡；而在阿瑪斯的畫架到房子的路上，發現了已經碾成碎片的滴管。這種工具可以吸取約一至二毫升的液體。假設默狄思製造出濃度相當高的毒芹鹼氫溴酸鹽溶液，滴管的容量應該足以盛裝致死劑量的毒藥。

卡蘿琳遭到逮捕並接受審判。她沒有提出答辯，結果被判有罪，後來死於獄中。多年後，白羅接下查明卡蘿琳是否真的犯下謀殺案的任務。他拜訪「五隻小豬」，在腦海中重建案發當天的情形。警方的調查忽略了許多線索，白羅揭露其中所含的真正意義，運用他小小的灰色腦細胞發掘真相。

毫無疑問，阿瑪斯死於毒芹鹼中毒，看似合理的推測是，他體內的毒芹鹼來自默狄思的實驗室。不過，到底是誰拿的，是誰對阿瑪斯下毒，這就不是那麼確定了。針對卡蘿琳的論點非常嚴峻，似乎所有人理所當然認為是她下的手。然而，有一件事讓白羅相信卡蘿琳不可能是凶手：阿瑪斯面前的啤酒瓶和杯子的化驗結果，顯示只有玻璃杯裡有毒芹鹼。卡蘿琳把啤酒遞給丈夫，但在場的所有人都知道，她沒有碰那個杯子。另一件對卡蘿琳有利的事情是，在她拿啤酒給丈夫之前，他應該已經中毒了。毒藥發作的時間，以及發生在阿瑪斯身上的證據都顯示，他在妻子到來之前，已經嚐到毒芹鹼的苦味——他喝啤酒時，說了一句：「今天喝什麼都難喝。」

但如果不是卡蘿琳下的手，那會是誰？任何人都有可能從實驗室拿走毒藥，或者看到卡蘿琳拿走毒藥，再從她藏在抽屜的香水瓶裡偷一些出來。卡蘿琳相信是妹妹安吉拉偷了毒藥，摻入阿瑪斯要喝的啤酒瓶裡。安吉拉在案發前曾與阿瑪斯發生爭執，而且有人看到她碰過卡蘿琳送去給阿瑪斯的那瓶啤酒。當阿瑪斯的屍體被發現時，有人注意到卡蘿琳在擦拭啤酒瓶上的指紋，再抓起丈夫的手去握瓶子，試圖製造自殺的假象，轉移別人對安吉拉的懷疑；她不知道杯子裡才有毒芹鹼。卡蘿琳深信安吉拉是凶手，想要保護妹妹，所以因謀殺罪接受審判時沒有辯解。白羅因而將卡蘿琳與安吉拉從他的嫌疑人名單中排除。但是，這樣還留下四隻小豬……如果你想找出凶手，請自己去看這本書。

# M 代表烏頭

## IS FOR MONKSHOOD

### 《殺人一瞬間》
### *Murder is Easy*

……記住這一點，托馬斯，
你應成為朋友的庇護，
成為維繫兄弟的金箍，
束緊盛裝你們血液的桶子，
縱使有惡毒讒言摻和，
（因那歲月終將強行灌注）
也永不滲漏，儘管讒言兇惡
有如烏頭或者火藥。

——莎士比亞，《亨利四世》（下）（*King Henry IV Part 2*）

克莉絲蒂於一九五七年推出的小說《殺人一瞬間》的書名與梅吉力谷迪太太到倫敦購物後的一趟旅行有關。旅途中，兩列火車朝同一方向並行，有一陣子它們以同樣的速度行駛。梅吉力谷迪太太從車窗望向旁邊列車的車廂，看見一個女人被人扼住。她相信自己目睹了一樁謀殺案，於是向車站站長和警方報告。由於警方沒接到失蹤人口報案，也沒發現任何屍體，沒有人相信這位老太太。只有瑪波小姐確信她的朋友目擊了一起犯罪事件，決定進一步調查。

第一項任務是找到屍體。鐵路在沿著一段道路的地方轉了個大彎，圍繞著一個大莊園，那是鹿瑟福莊園，裡面住著古怪的餅乾大亨盧瑟・桂康索。鐵路路堤的斜坡往下延伸到地面，成為從行駛中列車棄屍的絕佳地點。瑪波小姐請她的朋友露希・艾拉貝羅到鹿瑟福莊園擔任管家，這樣露希就能趁沒人注意時在灌木叢間搜尋屍體。結果發現主屋外的附屬建築物中，有一副石棺藏了一具死亡一陣子的屍體，揭開一場謀殺桂康索家族行動的序幕；但在瑪波小姐破案之前，又有兩個人被做掉了。

克莉絲蒂利用兩種聲名狼藉的毒藥解決掉桂康索家族的成員：砒霜和與烏頭鹼（aconitine），這些毒藥用於謀殺已有幾千年的歷史。儘管砒霜至今仍廣為人知，幾乎被視為毒藥的代名詞，烏頭鹼卻或多或少逐漸為人淡忘。到了一九五〇年代，烏頭鹼的風光時期幾乎結束，但並未完全銷聲匿跡。含烏頭鹼的植物生長於北半球許多地方的野外，也有幾種成為園藝植物。有一些植物還被冠上聖潔的名字，例如僧帽草，然而，它們都有黑暗邪惡的一面。

## ◈烏頭屬植物

俗稱僧帽草（monkshood）的斑花烏頭（*Aconitum variegatum*）可說是歐洲最毒的植物，一直以來有「毒藥女王」的稱號。烏頭屬（*Aconitum*）植物分布遍及北半球，通常生長在山區。這一屬的植物都含有烏頭鹼（一種生物鹼）以及一些相關化合物。烏頭屬大約有兩百五十個物種，其中一些種類的俗名包括僧帽草（以花朵的形狀取名）、狼毒（Wolf's bane）、豹毒（Leopard's bane）、惡魔頭盔（Devil's helmet）。狼毒與豹毒的名稱由來，是因為這種植物可以塗在箭矢上，用來獵殺狼或其他猛獸。以上名稱暗示這些植物名氣不小。古希臘人相信，這些植物是從地獄看門犬——凶惡的三頭犬賽伯洛斯（Cerberus）的口水長出來的。赫丘勒斯（Heracles）的任務之一，就是把地獄犬從冥界帶到人間。當他與地獄犬搏鬥時，牠的口水噴濺到岩石上，口水所到之處竟長出有毒的花。

幾個世紀以來，巫醫使用烏頭屬植物的製劑治療痛風，或許是做為止痛劑，緩解發作時的疼痛。這類植物的根也是女巫飛行藥膏的常見成分，根部所含的生物鹼具有「局部麻醉」的效果，帶來麻木感，這可能讓人覺得身體騰空。

烏頭屬植物及其萃取物在醫學上的應用一直持續到二十世紀初。它們以前做成滴劑，用以降低心率、退燒、提升血壓及促進發汗。這些萃取物也可以做為外用的搽劑，緩解神經痛、風濕病、坐骨神經痛、偏頭痛、牙痛引起的疼痛。這些生物鹼的麻痺作用能夠紓緩局部疼痛，但是產生麻痺的劑量與引發嚴重毒性作用的劑量之間的差距可能帶來危險。這種安全範圍對一八八〇年的麥爾醫生（Dr. Meyer）來說太過狹窄了，那時他正在開立烏頭鹼滴劑給一個小男孩。小男孩經過治療後開始發冷、抽搐，他的母親回頭責怪醫生開給孩子的藥有問題。麥爾醫生對於有人敢質疑他的處方非常憤怒，於是從小男孩的藥瓶取一次的劑量服下，想要證明這麼做絕對很安全。五個小時後，麥爾醫生死於烏頭鹼中毒。

這些化合物含有劇毒，因此現代醫療不再使用，不論是植物本身或所含的個別生物鹼。然而，傳統中醫仍會使用烏頭做為止痛劑，或者利用它的消炎性質。烏頭根在使用前需要經過浸泡蒸煮，以減少毒性。但是中毒事件仍時有所聞，由於服用的劑量超過處方指示，或者根部沒經過確實處理。近年來的烏頭鹼中毒案例大多發生在日本或中國，通常是意外或自殺。謀殺案例極度罕見，但並非不曾發生。至於大規模中毒事件，可回溯至一八五七年印度民族起義期間。當時軍中伙房把烏頭根加到一隊英國軍官的湯裡。英國軍官要求伙房兵試嚐味道，遭到拒絕，於是其中一位軍官約翰・尼柯森（John Nicholson）把食物強行餵給一隻猴子吃，猴子立即死亡。結果，這些伙房兵未經審判就被絞死。

從烏頭根萃取出來的生物鹼，包括中烏頭鹼（mesaconitine）、次烏頭鹼（hypaconitine）、素馨烏頭鹼（jesaconitine）以及烏頭鹼。個別生物鹼的濃度和不同形式之間的比例可以有很大的差異，取決於植物種類、地區與季節。大多數有毒化合物出現在根部，但若吃下植物，不論哪個部位都可能危及性命。這種情況比我們預期的常見，因為經常有人把烏頭根誤認為辣根。二〇〇四年發生了一樁悲劇，說明這些植物有多麼容易混淆：年輕的加拿大演員安德烈・諾布爾（Andre Noble）在野外探險時因誤食烏頭根，於送醫途中死亡。

## ◈烏頭鹼如何致命

我們已經知道，烏頭屬植物含有多種生物鹼，烏頭鹼是其中一種；烏頭鹼曾經應用在醫療方面，也是《殺人一瞬間》裡使用的毒藥。烏頭鹼難溶於水，但易溶於油脂，這種脂溶性讓化合物能夠透過皮膚吸收，因此可以做成外用的霜劑或軟膏。也就是說，如果園丁不戴手套碰觸這種植物，可能會中毒。

一旦烏頭鹼進入血流中，跟著循環分布到全身，會優先與鈉離子通道的某個部位結合，這種鈉離子通道出現在神經細胞和心肌細胞上。鈉離子通道允許鈉離子進入細胞中，刺激鉀離子從鉀離子通道流出細胞。鈉離子與鉀離子交換位置的過程稱為去極化（depolarization）。當神經細胞的長長突起上，鈉離子通道一波波開啟，這種快速的去極化形成電訊號沿著神經細胞傳遞。在心臟細胞，鈉離子的移動引發細胞收縮，這些細胞一起協同收縮產生心跳。每一次產生電訊號或細胞收縮後，細胞本身需要恢復原狀，才能讓整個過程周而復始，而這時要靠分子幫浦把鈉離子與鉀離子打回原來的位置。

烏頭鹼是一種促效物，會與鈉離子通道的某個部位結合，使通道活化。正常情況下，離子通道開啟，鈉離子湧入細胞，導致神經激發或心臟細胞收縮。但是烏頭鹼造成通道開啟的時間延長，細胞持續去極化。細胞無法回到原始狀態，因為鈉離子一直流入細胞裡——這就像是你想把浴缸的水排光，水龍頭卻一直出水。

烏頭鹼與神經細胞和心臟細胞作用的結果幾乎立即可見，很少會拖到一個小時後才顯現症狀。烏頭鹼除了影響心臟，讓心跳急促且不規則，還會波及感覺反應和運動反應。它會引發一系列廣泛的作用與感覺，其中一些似乎是烏頭鹼特有的。包括經常出現燒灼感，舌頭像被一根紅熱撥火棒穿過一般；嘴巴和喉嚨有發麻與刺痛感，感覺喉嚨腫脹。中毒者可能也感到頭暈及肌肉無力，瞳孔擴大、皮膚變冷、脈搏無力且呼吸困難，並且經歷到「死亡即將來臨的恐懼感」[1]。最後出現麻痺、癱瘓，突然喘氣而後死亡。死亡通常發生在中毒後的二至六小時內，由於心臟與呼吸麻痺所致，但如果劑量太大，幾乎會立刻喪命。只需一至二毫克這麼少的量，就能致命。烏頭鹼是一種劇烈的毒物。

烏頭鹼的劑量若尚不及致死程度，則有可能被人體排出，只是每個人排毒所需的時間大不相同。烏頭鹼的半衰期通常在四到二十四小時之間，主要從腎臟排出，也可能經由糞便清除。它離開身體的速率，取決於腎臟把化合物從血流過濾到膀胱的效率。這種過濾和排泄過程，受到心臟效率的影響，如果心臟的正常功能受損，清除毒素的速率將變慢。烏頭鹼可能也會危害腎臟的健康，進一步減緩毒素排出體外的速率。

## ◈是否有解毒劑？

即使到今天，仍然沒有專門的解毒劑可以治療烏頭鹼中毒。通常醫生能提供的最佳處置，是避免中毒者吸收更多毒藥，因此會給予活性碳以吸附毒物，然後洗胃。接著再給予支持療法，像是人工呼吸，並透過藥物讓心律恢復正常。倘若患者撐過二十四小時，則可望完全復原。

烏頭鹼中毒目前有幾種實驗性解毒劑，有些是偶然間發現的，但是都尚未獲得認可或推薦。有一種方法是給予利多卡因（lidocaine）靜脈注射，這是牙醫常用的局部麻醉劑。這種藥物的作用方式是阻斷神經上的鈉離子通道，從而抵消烏頭鹼的影響。一九九二年，一名日本男性因烏頭鹼中毒住院，接受了這種治療。他出現心室早期收縮與心室心搏過速的症狀，這些心臟問題若不及早治療，可能會致命。患者接受利多卡因後，心跳恢復正常。利多卡因是瑞典化學家尼爾斯．洛夫格林（Nils Löfgren, 1913-1967）於一九四三年合成，由他的同事班特．倫德奎斯特（Bengt Lundqvist, 1922-1953）將藥物注射到自己身上，進行第一次麻醉實驗。

另一種更不尋常的療法，也是在一九九二年發現的。美國《實驗醫學期刊》（*Journal of Experimental Medicine*）的一篇論文，討論到一名三十三歲女性在日本的旅館大廳嘔吐後昏倒的病例。旁人叫來救護車，但該名女性於送往醫院途中失去意識，到院後沒多久便死亡。其死因

1 這種貼切的說法，出自C．J．S．湯普森（C.J.S. Thompson）所著的《毒藥與下毒者》（*Poisons and Poisoners*）。

為心室顫動，這種情形通常會被認為是心臟病發作。然而，死者的血液檢出含有烏頭鹼、中烏頭鹼、次烏頭鹼，因此判定真正死因為中毒（由於吃下烏頭屬植物，而非純烏頭鹼化合物而中毒）。進一步分析顯示，死者血液中也出現河魨毒素（tetrodotoxin）；這種毒素存在於魨魚類的卵巢、肝臟及皮膚。經過精心處理而未沾染到毒素的河魨生魚片，是極致的日本美食。河魨毒素的作用，是使神經細胞上的鈉離子通道不活化，造成橫膈膜麻痺，導致死亡。河魨毒素與離子通道的結合位置和烏頭鹼不同，當兩種物質以特定比例進入人體，河魨毒素會延後烏頭鹼的發作。日本旅館那位女性的症狀與死亡，就是因為河魨毒素的存在而延遲發生。

幾個世紀以來，河魨中毒事件時有所聞。一件早期案例是庫克船長於一七七四年的一次航行記載他的一些船員吃了河魨，並將剩下的殘渣餵豬。結果船員出現呼吸急促的症狀，豬隻則一命嗚呼。河魨毒素的活性成分是在一九〇九年，由日本科學家田原良純首先分離出，並加以命名。日本自一九三〇年代起，把這種成分應用於癌症末期與偏頭痛的止痛。

## ◈ 一些現實生活中的案例

涉及烏頭鹼或烏頭屬植物的謀殺案相當罕見，雖然近年有過一起案例。二〇〇九年，拉薇兒・考爾・辛格（Lakhvir Kaur Singh）在咖哩中下毒，企圖殺害他的前男友拉溫德・「拉吉」・齊瑪（Lakhvinder 'Lucky' Cheema）及其未婚妻古兒吉・裘（Gurjeet Choong）。拉溫德和古兒吉宣布訂婚的消息，帶給前女友辛格莫大的打擊，而據說辛格特地用來謀殺兩人的，可能是磨碎的印度烏頭（*Aconitum ferox*），也是全世界最毒的植物之一。拉溫德和古兒吉吃下咖哩後，感到全身麻痺、胃痛、視力模糊、暈眩。雖然兩人被送醫治療，但拉溫德已回天乏術。古兒吉昏迷了兩天，院方確認毒物種類並給予治療，她後來康復。而凶手被判至少得坐牢二十三年。

• • •

最為人知的烏頭鹼中毒案例發生在一八八一年，克莉絲蒂幾乎肯定有所知悉。這件真實案例與克莉絲蒂日後寫到的虛構下毒故事有許多相似之處。美國醫生喬治・亨利・蘭森（George Henry Lamson）自願前往羅馬尼亞和塞爾維亞擔任軍隊的外科醫生。他返回英格蘭後，在伯恩茅斯（Bournemouth）開立診所，起初事業很成功，但或許是在戰爭期間染上的嗎啡毒癮主宰了他的生活，診所於是陷入困境，開始債臺高築。

一八七九年，因為一筆意外遺產，讓他的財務窘境得到緩解。蘭森的妻子凱特有三個手足，四人從父母那裡繼承到一樣多的遺產。後來蘭森的舅子赫伯特・約翰（Herbert John）過世，於是赫伯特的遺產持分再重新分配給其他三名手足。[2]然而，蘭森得到的金援有如曇花一現，

2《殺人一瞬間》出現類似的遺產利益分配情節。

他的債務又繼續增加。

蘭森打定主意，擺脫財務困境的唯一方法就是再得到一筆遺產，於是把目標放在珀西·約翰（Percy John）身上，珀西是凱特的弟弟，年僅十八歲，不良於行。珀西的脊柱彎曲狀況導致他腰部以下癱瘓，不過他善用雙手，此外都很健康。一八八一年夏天，蘭森第一次企圖加害這個男孩。他們在懷特島（Isle of Wight）度假時，蘭森給珀西一顆藥丸，珀西順從地吞了下去。沒多久他就病得很重，好在後來完全康復，在秋季學期回到溫布頓的寄宿學校。蘭森的財務危機日益迫切，還前往美國尋找賺大錢的機會，情況卻不見改善。他在美國的時候，曾進行一項重要的採購，購買為服用藥粉而設計的明膠膠囊。

一八八一年十一月二十四日，蘭森進行了另一趟重要的採購之旅。他到倫敦向藥劑師購買兩格令的烏頭鹼（約一百三十毫克）。這位藥劑師不認識蘭森，但因為蘭森是醫生，無須回答尷尬問題就能購買毒藥——藥劑師僅簡單詢問蘭森醫生的名字，以及核對醫療專業人員的登記。他在確定沒有異常之處後，便把烏頭鹼以兩先令九便士的價格賣給蘭森。[3]

十二月三日，蘭森到溫布頓的學校探視珀西。抵達之後，他坐下來與珀西和校長聊天。有人端來雪利酒，蘭森加了一匙糖進去，聲稱這樣可中和酒精的作用。逗留期間，蘭森拿出切好的丹地蛋糕（Dundee cake），分給珀西和校長，並把最後一片留給自己。蘭森接著將話題轉到最近的美國之行，拿出在那裡買的幾顆膠囊。他向校長介紹，膠囊是讓學生吃下苦藥的好方法，這樣他們就嚐不到苦味了。為了示範，他還把糖裝入膠囊中，這些糖與剛才加到雪利酒裡的糖來自同一個糖缽，然後把膠囊的兩半合起來。蘭森把膠囊遞給珀西，先恭維珀西是吞藥冠軍，再請珀西展示給校長看這些特製藥丸多麼容易吞下去。珀西按照蘭森的話做了。接下來蘭森很快找藉口離開，說他為了趕上前往法國的船，不能錯過火車。事實上，他才錯過一班火車，下一班大約三十分鐘後會到；火車站只要走幾分鐘的路，但蘭森不想多待片刻。

蘭森離開後不到十分鐘，珀西就覺得身體不適。他開始嘔吐，並且胃痛。朋友把他抬回樓上的寢室。他說這次的感覺，跟上次度假時蘭森給他吃的藥丸感覺很像。他的病情惡化，全身抽搐，旁人必須用力壓住他的身體。前來醫治的兩位醫生都對珀西的症狀困惑不已，雖然能感受到他正承受著巨大的痛苦。他的嘴巴和喉嚨灼熱，覺得好像有人在剝他的皮。不出所料，珀西痛到打滾。醫生給他注射了兩劑嗎啡，試圖減輕痛苦，但是他們不知道怎麼幫助這個男孩。兩位醫生日後在法庭上承認，對於致死劑量的烏頭鹼對人體有何影響，他們一無所知。珀西在歷經四個小時的折磨後，當晚沒了氣息。

醫生相信，這個男孩中了某種植物鹼的毒。而嫌疑幾乎立刻落到蘭森頭上，警方開始追

3　等於英國新幣制的十四便士（約二十美分）；若以價值來看，約相當於今天的十二點五英鎊（十九美元）。

查他的下落。雖然蘭森成功抵達法國，但仍自願回英格蘭協助警方調查。他隨即因涉嫌謀殺遭到逮捕。

珀西的屍體經過檢查，並未發現造成死亡的明顯跡象。湯瑪士・史蒂文森（Thomas Stevenson, 1838-1908）醫生是生物鹼毒藥的專家，應邀前來相驗。他設法從死者的器官中提取出一種物質，但是當時沒有化學試驗可以鑑定烏頭鹼。史蒂文森只能仰賴自己對生物鹼味道的廣泛知識。這位醫生在實驗室收集了五十至八十種生物鹼，他能靠味道辨別出每一種；他的絕招是在同事用化學試驗辨別出特定生物鹼之前，就能以味道鑑定出來。他表示，烏頭鹼有獨一無二的味道與燒灼感。他還提到，僅需六十分之一格令的烏頭鹼，約莫一毫克的量，就可能致人於死。

或許蘭森很清楚，沒有已知的化學試驗能夠檢測出烏頭鹼，因此特意選用這種毒藥。蘭森還是克里斯蒂森門下的醫學生時就知道烏頭鹼了；克里斯蒂森是愛丁堡大學的法醫學教授，也是受人敬重的毒理學家，曾為蘇格蘭的幾起中毒案件提供證據。蘭森的辯護律師卯足全力質疑科學證據，當時對烏頭鹼中毒的了解顯然很少。然而，販賣烏頭鹼給蘭森的藥劑師出面作證。儘管沒有留下交易紀錄（法律並未規定），但是這次買賣很不尋常，令他印象深刻，後來從報紙得知這起中毒命案，於是聯繫警方。另一項確鑿的證據是蘭森的筆記本，他在裡頭寫下烏頭鹼中毒的症狀。

直到今天，沒有人知道蘭森究竟是如何下毒的，雖然看來毒藥不是在膠囊就是在蛋糕裡。膠囊可能事先裝了致命劑量的烏頭鹼，也仍有空間可以把糖放進去。另一種理論是，毒藥藏在給珀西的那片丹地蛋糕的水果乾裡，這一點很值得阿嘉莎女爵注意。儘管陪審團不清楚這起犯罪是如何執行的，他們僅用三十分鐘便做出裁決，最後蘭森被判處死刑。

蘭森待在獄中的那段期間，嗎啡毒癮遭強制戒斷，或許因此神志恢復清醒，醒悟到自己的行徑有多殘忍。就在行刑的四天前，他坦承謀殺珀西．約翰。

## ◈阿嘉莎與烏頭鹼

在《殺人一瞬間》中，克莉絲蒂用烏頭鹼終結哈羅德．桂康索的性命。哈羅德一旦出局，那麼他的手足在年邁父親過世後，繼承到的桂康索家族財產持分會更大。而謀殺手法非常直截了當，就是直接把藥片寄給哈羅德服用，還假裝是遵照昆珀醫生的醫囑。有人拿了開給艾瑪（哈羅德的妹妹）的鎮定劑藥盒，改放含有烏頭鹼的藥片，然後從艾瑪居住的鹿瑟福莊園寄到哈羅德在倫敦的住所。可能是調配藥劑的藥劑師弄錯了，但他聲稱對這個處方一無所知。所以一定是有人拿到正常的藥片，摻了烏頭鹼進去。

殺死一個成人所需的幾毫克純烏頭鹼，並不容易弄到手，即使在一九五七年也一樣。有一種方法是從烏頭屬植物萃取毒素。需要的萃取物純度要高一點，使其在藥片裡所占的體積盡可能地小，也可以避免藥片外觀有異樣。雖然書中並未提及，但要在鹿瑟福莊園的土地或鄰近鄉間找到烏頭植株，也不足為奇。烏頭屬植物是多年生草本植物，冬季時地上部分會枯萎，等到春季又從根部長出新芽。這起中毒事件發生在冬季，凶手想必很清楚這些植物的根長在哪裡，或者事先計畫在前一個夏季收集烏頭根。想取得粗萃形式的毒藥相當簡單，具備一些專業知識，而且使用一般廚房用具就可以做到。把烏頭鹼從植株裡的其他生物鹼分離出來則困難許多，需要更專門的化學設備。這樣做似乎太複雜而較不可行，還是向藥劑師購買已純化的烏頭鹼，會容易得多。

這種化合物通常存放在地方藥房裡，也就是根據醫囑調配藥劑之處。然而，在一九五七年，烏頭鹼已鮮少出現在處方中，如同瑪波小姐的說明，「這些藥片通常裝在毒藥瓶裡，以一比一百的比例稀釋外用。」這位老小姐總是不厭其煩地展現她對藥學與毒物方面的詳盡知識。

向藥劑師購買烏頭鹼，需要有醫生的處方籤，或者讓藥劑師相信購買者有正當用途，這樣藥劑師才會售出藥物，並請購買者在毒藥登記表上簽名。而取得烏頭鹼，就成為奧斯卡·王爾德（Oscar Wilde）在短篇小說《亞瑟·沙維爵士的罪行》（*Lord Arthur Savile's Crime*）中提出來的難題。王爾德在一八八〇年代寫成，與蘭森案差不多時候，就是購買這種毒藥會受到管制的時期。在這部短篇小說中，亞瑟·沙維是個無憂無慮的年輕人，才剛與西碧爾·默頓訂婚。

他給算命師看手相，算命師預言他將會犯下謀殺案。於是他決定在婚禮前殺人，他的婚姻生活才不會有煩惱，不用擔心自己何時會殺了誰。經過仔細思量，他選擇用毒藥殺害一位年長的阿姨。亞瑟爵士閱讀一本藥典和《厄斯金毒物學》，發現「一段關於烏頭鹼性質的有趣完美描述，以相當清晰的英文寫成……它迅速發作——的確，幾乎立即見效——完全不痛。」其實《厄斯金毒物學》這本書根本不存在，但王爾德應該好好讀一本毒物學的書，因為如同我們知道的，烏頭鹼的毒性發作雖然迅速，卻離「不痛」非常遙遠。

亞瑟爵士前往倫敦的一家藥房，想購買他需要的藥丸。亞瑟爵士的請求一開始遭到拒絕，因為需要出具醫療證明才能購買，但他解釋烏頭鹼是要用來撲殺一隻帶狂犬病跡象的大狗。藥劑師顯然接受這個理由，就把處方藥賣給他。結果，那位老太太在吃下毒藥之前便過世，亞瑟爵士只得另覓受害者。

《殺人一瞬間》的下毒者必定說服藥劑師相信，自己買的烏頭鹼處方藥具正當用途。凶手在取得純化的烏頭鹼化合物後，摻了幾毫克到哈羅德的藥片裡。如果這些藥物是以明膠膠囊形式提供，就更容易加料；膠囊是一種可以打開成兩半，用來裝藥粉的小容器，大約出現於一八四〇年代。哈羅德直接喝一杯水吞下藥物，因此一開始可能不會注意到口中有不尋常的苦味或燒灼感。

處方箋上載明，每晚服用兩顆藥。哈羅德已經服藥一陣子，雖然昆珀醫生告訴他不用再吃了。假設他誤會醫生的意思，仍照常在睡前服用兩顆藥。到了第二天早上，他的死訊已傳遍全家族。

小說對於受害者的症狀表現隻字未提。或許哈羅德沒有產生任何症狀。這只會發生在哈羅德服藥後很快睡著，而且吸收到大量毒藥，使其立刻死亡，來不及出現症狀的情況。也或許克莉絲蒂特意避免生動描述哈羅德可能經歷的痛苦慘狀，不想讓讀者知道。

哈羅德死後的那個早晨，已知他死於烏頭鹼中毒，雖然我們不知道這是如何確定的。屍體不會有明顯跡象，即使進行驗屍，也不會發現烏頭鹼造成什麼獨特的器官損傷。從人體組織樣本萃取出烏頭鹼或任何物質都需要時間，從哈羅德收到的藥片萃取烏頭鹼則容易得多，即便這些藥片混雜了其他化合物。但是，想要鑑定萃取物是什麼仍有困難。從來沒有可以鑑定烏頭鹼的化學呈色試驗。法醫如果夠勇敢或魯莽的話，可能會嚐嚐味道，辨認出烏頭鹼產生的特殊灼熱感，很快地鑑定出這種毒藥。幸好，更為可靠且較不可怕的毒藥鑑定方法在一九五七年出現了。到了這時，有層析法可用，雖然需要有標準品與結果做比較。不論在醫藥或謀殺方面，烏頭鹼都是罕用的化合物，似乎不太可能有現成的標準品。雖說標準品是可以建立的，不過需要時間。動物試驗是另一種可行的選項，但這也是耗時的做法。

如果受害者還活著的話，可以使用血液與尿液檢體鑑定毒藥。即使血液中的毒藥已經消失，仍能從尿液追查，因為毒藥在排出體外之前會累積在膀胱。驗屍時很少取得尿液，所以法醫需要依賴肝臟與腎臟檢體，毒藥經常集中在這兩種器官裡。烏頭鹼在血液中的濃度往往比器官裡的濃度還低。即便如此，想把分散於重達至少數百公克的器官中的微量毒藥分離出來，不是一件容易的事。儘管哈羅德的死亡原因能夠得到確認，但所花的時間應該會比小說暗示的還要長。

對克莉絲蒂來說，烏頭鹼是不尋常但有效的毒藥選項。書中很少討論到烏頭鹼的性質，對於它的描述局限於藥劑的調配——這是克莉絲蒂最熟悉的領域。然而，她能取材的謀殺案數量相當有限，所以小說裡出現幾個小錯誤，像是檢測毒藥的時間太短，這些都情有可原。

# N 代表尼古丁

## N IS FOR NICOTINE

### 《三幕悲劇》

*Three Act Tragedy*

巴賓頓先生用溫和的近視眼環顧室內一遭。他啜飲一口雞尾酒，嗆了一下。沙特衛先生覺得有點好笑，心想他一定不常喝雞尾酒……巴賓頓先生勉強又喝了一口……

「看哪，」蛋蛋叫道，「巴賓頓先生不好了。」

——克莉絲蒂，《三幕悲劇》

克莉絲蒂於一九三五年發表的《三幕悲劇》，是她唯一使用尼古丁做為謀殺手段的小說。受害者總共有三人——一位和藹的牧師、一位卓越的醫生、一位療養院病人，他們看來沒有共同之處。第一起死亡案經過一些考量，起初歸因為自然因素；第二起死亡案發生在類似的情境下，受害者死前的症狀幾乎與前一起相同，這才讓人意識到有一個凶手就在周遭。第三起死亡案是為了殺目擊者滅口。所有受害者均死於一種致命的天然物質——尼古丁。有嫌疑的人包括一位演員、一位服裝設計師、一位劇作家，甚至還有一位管家，但他們似乎都沒有動機。幸運的是，白羅剛好在現場，他過濾不相干的線索，最後找出罪魁禍首。

大多數人知道尼古丁很危險。尼古丁是每年導致成千上萬人死亡的間接原因，透過抽菸這種行為；尼古丁使人成癮，但害死癮君子的通常是香菸裡的其他化合物。雖然純尼古丁本身的毒性很高，是許多起死亡的原因，但很少用於謀殺案。這一點很令人驚訝，畢竟尼古丁取得如此之易，或許就是因為它太普遍了，我們很難相信這種日常可得的物質能夠用來殺人。

## ◈尼古丁的故事

尼古丁在室溫下是透明無色的油狀液體，能與水或酒精完全混合，有一股強烈的獨特味道。尼古丁接觸到空氣時會變成棕色，很像威士忌的顏色。純尼古丁液體散發出類似菸草的獨特氣味。

這種化學物質是在菸草屬（*Nicotiana*）植物中發現的一種生物鹼。菸草屬是茄科植物的成員，茄科包括致命的顛茄、番茄、馬鈴薯等植物。其實所有茄科植物都含有尼古丁，其中又以菸草屬植物的濃度最高。這一屬有許多物種，原產於美洲、澳洲、西南非及南太平洋，雖然也常見於歐洲各地花園做為觀賞植物。而菸草屬當中，有一個物種就叫做菸草（*Nicotiana tabacum*），是一種經濟作物，乾燥的葉子可製成各種菸草產品。[1]

尼古丁能透過皮膚、肺部與胃腸道被人體吸收，因而產生了各式各樣的菸草產品，可吸用、嚼用、聞用或貼在皮膚上（加入貼片、口香糖或電子菸中的尼古丁，正是用來幫助民眾戒除菸癮的主要成分）。

在美洲，人類抽菸、嚼菸草、吸聞鼻菸的歷史就算沒有幾千年，至少也有數百年。一五二八年，西班牙人首度把菸草帶回歐洲，菸草立刻大受歡迎，一五三三年就有紀錄提到一名在里斯本交易的菸草商。尼古丁（nicotine）和菸草屬（*Nicotiana*）這兩個詞都來自尚．尼古（Jean Nicot, 1530-1600），他是法國駐西班牙大使。一五五九年，尼古將菸草引進法國，他獻上一些種子與乾燥葉子給法國宮廷，附帶介紹菸草據說擁有的藥效。菸草旋即受到王室的喜愛，尤其是凱薩琳．德．梅迪奇（Catherine de' Medici），當時的王后。巴黎的上流社會一向喜歡模仿王室，於是開始使用菸草，尼古也成了名人。

乾燥菸草含有百分之〇．六至百分之三的尼古丁。吸菸時只有很少的尼古丁會進到血流中（一根香菸大約一至二毫克），大部分都燃燒掉了。因此，一般吸菸者接觸到的尼古丁量不太可能到達有毒的程度。鼻菸或口嚼菸等無煙產品，則會使血液中的尼古丁含量更高。無煙菸草的尼古丁吸收率較低，但接觸量較高（因為沒有被燒掉）。口嚼菸曾經受到棒球運動員的喜愛，部分原因是菸草釋出的尼古丁會促進唾液分泌，讓他們在塵土飛揚的棒球場上，仍可保持口腔濕潤。他們會把多餘的汁液吐掉，但若是不小心吞下，可能會吸收到致死劑量

1 這種植物全株都含有尼古丁，但是葉子裡的濃度最高。

的尼古丁。

種植菸草、採收或處理菸葉的人，有很高的風險會從皮膚吸收到尼古丁，可能導致綠色菸草病（green tobacco sickness）。一季的時間內，可能會有高達百分之八十九的菸草採收者出現這種疾病。尼古丁極易溶於水，因此當工人在下雨天，或者植物還有露珠的早晨採收菸葉，可能透過雙手吸收到尼古丁。他們穿的衣服若不防水，也無法提供保護。患者會覺得噁心、頭昏或頭痛，也可能出現冒汗、流涎、呼吸困難等情形。症狀通常幾天後就會消退，嚴重時則可能血壓不穩、心律不整，甚至需要急救。有抽菸的人似乎症狀較不嚴重，由於他們的身體已經適應低濃度的尼古丁。

兒童比成人更容易發生尼古丁中毒，因為他們的體重較輕。曾有孩童誤食菸蒂而發生尼古丁中毒事件，也出現過尼古丁口香糖、尼古丁貼片、電子菸造成的意外。不過，有一起嚴重尼古丁中毒的案例，卻是肇因於治療濕疹的傳統藥物。孟加拉的一種藥物使用菸草葉、咖啡、石灰粉，外加祈禱，來治療濕疹、癬、疥瘡等皮膚病。一名孩童的手臂長濕疹而有破皮，或許因此提高了尼古丁的吸收率，塗上這種藥物不過三十分鐘，就覺得身體不適（所幸後來完全康復）。

歐洲人抽菸的歷史有多久，我們對於尼古丁毒性的認識幾乎就有多長。尼古丁的毒性作用不限於人類，它對具有神經系統的任何生物來說都是有毒的，因此至少從十六世紀開始，尼古丁就被人們做為殺蟲劑。一九四〇年代，大量尼古丁用於殺蟲劑，因為這種菸草產業的副產品很容易取得。尼古丁是一種天然物質，被視為「綠色」殺蟲劑，施用於有機作物上。然而，尼古丁中毒的意外時有所聞，顯然這是很危險的產品。尼古丁的顏色酷似威士忌，有些園丁把尼古丁裝在威士忌或干邑白蘭地的空瓶裡，這麼做實在不太明智。當園丁拿起一瓶酒暢飲，卻喝到不對的液體，致命憾事就此發生。自一九四〇年代起，尼古丁用於殺蟲劑的量逐漸減少，後來被尼古丁衍生物或其他對哺乳動物較無害的化合物所取代。現在，歐洲與美國已禁用尼古丁殺蟲劑。[2]

## ◈尼古丁如何致命

尼古丁是一種速效毒藥，能在短短四分鐘內殺死一個人。把尼古丁吸入肺部，是人體最快吸收這種物質的途徑。肺部的肺泡與血管之間是薄膜，氧氣和二氧化碳很容易吸收或排出。這些薄膜也讓尼古丁容易進入血流。香菸裡的尼古丁在七秒內就能抵達腦部。透過皮膚吸收需要大約一小時，但確切時間取決於個人皮膚的情形，以及輸送形式（好比尼古丁是來

2 雖然這類殺蟲劑仍然以新類尼古丁（neonicotinoid）的形式存在，但是對脊椎動物的副作用較小。新類尼古丁是與尼古丁極類似的一群化學物質，它們可以殺死昆蟲。這類化合物起初是設計來防治害蟲，卻會消滅對植物有益的昆蟲，尤其是蜜蜂。

自貼片或菸草植株的露珠）。吞入體內（而非吸入肺部）的尼古丁，大多從口腔黏膜或腸道吸收進入血流，胃部的酸性環境則會阻礙尼古丁的吸收。

尼古丁藉由神經上的一群受體，與人體內特定部位作用。如同前面提過的，兩個神經細胞（或者一個神經細胞與一個肌肉細胞）之間，透過神經傳導物質跨越間隙，讓訊號傳遞下去。一九〇〇年，劍橋大學生理學家約翰．蘭利（John Langley, 1852-1925）發現，肌肉裡與乙醯膽鹼這種神經傳導物質反應的受體，也會受到尼古丁（也就是菸鹼）的刺激，所以稱為菸鹼受體。菸鹼受體出現在中樞神經系統裡的神經相接處，以及神經與肌肉的相接處；它們同樣遍布於自律神經（也就是非意識控制的）系統，在人體感知到危險時，讓負責「戰或逃反應」的交感神經系統活性提升。交感神經活化時，瞳孔會放大，心跳加快，把血液送往心臟、腦部、肌肉的血管也會擴張。

肌肉裡的菸鹼受體受到刺激，可能導致肌肉收縮，這就是剛抽菸的人有時會輕微抽動的原因。但是受體對尼古丁的反應很快變得遲鈍，所以這些人若繼續抽菸，肌肉就不再抽動。不過，菸抽得很凶的人可能會有手抖的現象，這是由於他們血液裡的尼古丁量很多。經常抽菸的人，身體也會適應尼古丁，代謝和排出尼古丁的速率變快。

菸鹼受體也出現在腦部，這裡的神經得到刺激，正是尼古丁成癮的根本原因。大腦中有一處腹側被蓋區（ventral tegmental area），一旦受到刺激，會產生愉悅的感覺。有一項實驗把電極植入大鼠的腹側被蓋區，然後讓牠們自由扳動控制桿，這根桿子會觸發電流通到腦部。結果這些大鼠不斷地扳動控制桿，好享受愉悅的感覺。有幾隻大鼠甚至不吃不睡拚命扳動桿子，實驗人員必須將電極移除，牠們才不會衰竭而死。大腦產生的化學物質，比如說多巴胺，原本就會刺激腹側被蓋區；因此能使腹側被蓋區更容易接觸到多巴胺的化學物質，往往會讓動物欲罷不能。舉例來說，古柯鹼能阻止細胞回收已釋出的多巴胺，所以多巴胺可以在細胞外待得更久，可以跟受體作用。有尼古丁存在的情況下，腹側被蓋區的細胞比平常更容易分泌多巴胺。尼古丁也能讓腦中單胺氧化酶（monoamine oxidase）的量減少到大約剩一半。單胺氧化酶是遍布全身的一組酵素，其中一種負責分解多巴胺。單胺氧化酶變少，可以和腹側被蓋區作用的多巴胺就變多。

腦部的受體對於尼古丁更為敏感，勝過身體其他部位的受體。然而，隨著人體對尼古丁的耐受性逐漸變強，尼古丁的量必須不斷增加，才能維持同樣的刺激。實驗顯示動物會對純尼古丁上癮，所以香菸煙霧中導致成癮的物質是尼古丁，而非其他三千種化合物。「成癮」是很難量化的概念，科學家研究了毒品對身體的作用、戒斷後的情形，以及想要再來一次的渴望。研究證實古柯鹼和尼古丁對於腦部有相似的效果，但是抽菸體驗到的愉悅感沒有古柯鹼那麼強，這暗示尼古丁的成癮性更大（需要更常重複使用）。不過，另外一些研究人員比較尼古丁和古柯鹼後得到的結論是，尼古丁的成癮性實際上較低。但無疑的是，古柯鹼與尼古丁都是成癮性極高的物質。

• • •

阿茲海默症患者腦內的菸鹼受體比較少，而這會削弱學習、推理與記憶的能力。有研究利用尼古丁貼片來改善阿茲海默症患者的認知功能。吸菸者有時聲稱，吸菸讓他們的注意力、專注力及記憶力得到提升，某種程度來說的確如此。然而，香菸煙霧會產生大量有害的化學物質，因此抽菸是改善學業表現的危險方法。尼古丁貼片或許是相對安全的選項，但在你為了考試囤積尼古丁貼片或尼古丁口香糖之前，記得先看清楚劑量。[3]有人嘗試用尼古丁貼片自殺，結果卻讓一些人需要住院治療。另一項需要考量的因素是，皮膚就像尼古丁的儲存庫，拿掉貼片的幾個小時內，皮膚仍會繼續釋放尼古丁進到血流裡。混合使用菸草、尼古丁口香糖、尼古丁貼片，曾經導致嚴重意外的發生。

尼古丁另一種有潛力的醫療應用，是針對思覺失調症患者。比起其他人，思覺失調症患者的抽菸比例高出許多，雖然原因還不明確。有一種建議認為，香菸裡的尼古丁有助於控制病症，從某方面來看，思覺失調症患者抽菸可說是在自我醫療。一項實驗在動物身上施用安非他命等毒品，誘發其產生類似思覺失調的症狀。接著讓動物腦中的菸鹼受體活化，結果證實可以抵銷一些症狀。

然而，非致死劑量的純尼古丁也可能產生嚴重的副作用，給心臟、血壓、肌肉帶來有害的影響，因此對於阿茲海默症與思覺失調症患者來說，尼古丁是具有風險的治療方式。希望未來能開發出優先與腦中受體作用的藥物，藉此減少尼古丁對人體其他部位的受體影響，進而降低副作用。

• • •

尼古丁有雙重作用，可以做為興奮劑，也可以是鎮靜劑，主要取決於劑量。低劑量的尼古丁是興奮劑，會刺激菸鹼受體，造成噁心、嘔吐、暈眩、頭痛、腹瀉、心跳加快（心搏過速）、血壓上升、冒汗。當腦內的菸鹼受體活化，起初是導致興奮、警覺度提升，接著是躁動不安或攻擊性下降，以及焦慮減輕。

高劑量的尼古丁則是一種鎮靜劑（還有鎮痛效果）。先是口腔、喉嚨及胃出現燒灼感，接著很快出現低劑量的症狀。可能會抽搐、呼吸減緩、心律不整、昏迷。最久約四小時後死亡（有時會快得多），死因是呼吸肌肉麻痺。如果患者撐過四小時，通常會完全康復。

究竟需要多少尼古丁才構成對人體的致死劑量，這一點有些爭議。一般認為，透過注射

3《新世紀福爾摩斯》影集的粉絲可能記得，福爾摩斯遇到棘手難題時會使用尼古丁貼片幫助思考。但是，這種方法並未得到推薦。

最近估計的口服致死劑量為五百至一千毫克之間（大約是十滴到二十滴）。於一次四十至七十毫克（一或兩滴）。若是透過皮膚吸收或攝入，需要更高的劑量才會致命。或吸入，致死劑量是每公斤體重約〇．五至一毫克之間。對於七十公斤重的成人來說，相當

## ◈是否有解毒劑？

一如克莉絲蒂小說的往常慣例，《三幕悲劇》裡的受害者沒有得到什麼協助，儘管醫療措施可能挽回他們的性命。首先要做的是移除中毒來源，可以清洗皮膚或催吐，視尼古丁進入人體的途徑而定。無論如何，患者很可能會嘔吐，自行清除大部分的毒素。倘若患者沒有嘔吐，醫生可給予活性碳來減少腸胃對尼古丁的吸收，然後進行洗胃，以清除更多毒素。如果有需要，也能為患者實施人工呼吸。

然而，尼古丁有一種專門的解毒劑——阿托品，可以透過注射的方式給藥。阿托品能使交感神經系統的神經活化，而高濃度的尼古丁會抑制這些神經的活性。必要時可以採取額外的措施來控制症狀，例如，使用抗癲癇藥物控制癲癇。

## ◈一些現實生活中的案例

克莉絲蒂在《三幕悲劇》中指出，用尼古丁進行謀殺相當罕見，這種說法相當正確，她

對尼古丁的理解應該大多來自意外中毒事件。但是，一八五〇年發生了一起著名的中毒意外。這是一起極重要的案例，不僅謀殺的方式很不尋常，同時也是首次利用科學證據確認屍體出現植物毒素的案件。

這起謀殺案發生的幾年前，在法國的法庭上，一名檢察官試圖證實一起謀殺案是由嗎啡造成的，但是沒有成功。於是，他這般宣稱：「從今以後，讓我們告訴潛在的下毒者……使用植物毒素吧。無須害怕，你的罪行不會受到制裁。不會有犯罪事實，因為找不到任何證據。」當時沒有方法可以檢測屍體中的尼古丁，這可能是伊波利特・維薩特・德・博卡爾梅（Hippolyte Visart de Bocarmé）伯爵選擇用它來下毒的原因，但或許他也太過自大，以為自己不會被定罪。

博卡爾梅伯爵過著不平凡的人生，與他不平凡的名號相稱。他出生於一八一八年的一場暴風雨之中，在一艘航向爪哇的船上，當時他的父親已獲任為當地總督。這位伯爵早年在爪哇度過，後來與家人返回歐洲。他年輕時素行不良，是出了名的騙子與好色之徒。伊波利特二十四歲時父親過世，他繼承了爵位以及家族莊園，比利時布里（Bury）附近的比特雷蒙城堡。

這位伯爵很快就敗光遺產，手頭極度缺錢，於是娶了退休雜貨商的女兒莉迪・弗尼（Lydie Fougnies），因為他相信她很有錢。儘管莉迪帶來一份不豐厚的年收入，幾年後她父親過世，這份收入增加到兩倍以上，但遠遠不足以支持這對夫妻過奢侈生活。為了資助狂歡派對、舉行盛大狩獵，還要撫養四個孩子以及聘僱一大群佣人，他們開始變賣土地。等到賣地的錢用罄，他們開始把目光轉向莉迪的弟弟古斯塔夫．弗尼（Gustave Fougnies），對他有了新的想法。當時，未婚的古斯塔夫繼承了父親的大部分財富，他的健康狀況卻堪慮。[4]古斯塔夫預立了一份遺囑，打算把身後所有財產都留給姊姊。伯爵與夫人因此認定，他們不用等太久就能繼承到一大筆錢，於是繼續揮霍度日，把能抵押的東西都拿去換錢。

有一天，古斯塔夫宣布自己即將結婚，這下伯爵擔心他的小舅子會修改遺囑，把多數財產留給未來的妻子。伯爵覺得自己應得的遺產就要飛了，決定採取行動。一八五〇年初，對化學產生濃厚興趣的博卡爾梅伯爵開始用假名與一位化學教授通信。其後，伯爵利用從教授那裡獲得的知識，把那年夏天購買的大批菸草葉，成功蒸餾出一些純尼古丁。

一八五〇年十一月二十日，古斯塔夫受邀到比特雷蒙城堡吃晚餐，結果就在那裡的時候去世了。當時飯廳裡只有三個人——古斯塔夫、伯爵及伯爵夫人。伯爵與伯爵夫人堅稱他死於「中風」（也就是腦出血），但是古斯塔夫臉上出現瘀血和抓傷，顯示另有隱情。有人把東西強灌到古斯塔夫嘴裡，不管那是什麼，還從嘴角流出來，使皮膚起水泡。

如果古斯塔夫屍體上的痕跡不足以引起懷疑，那麼伯爵與伯爵夫人在他死後立即做的事情肯定會讓人起疑。伯爵把了一杯又一杯的醋灌入古斯塔夫的口中。屍體也用醋洗過，古斯塔夫的衣服被脫下來，連同伯爵夫婦當晚穿的衣服一起送去洗衣房。然後伯爵夫人忙著刷洗飯廳的地板，後來伯爵還用刀子刮削飯廳的木地板。伯爵夫婦清潔整理到第二天下午，才筋疲力竭上床睡覺。不出所料，僕人覺得很可疑，決定報告當局。

治安官員抵達時，伯爵不願讓他查看古斯塔夫的屍體，也拒絕拉開窗簾讓他看個仔細。伯爵試圖用手遮住古斯塔夫的臉，但無濟於事。從傷口和瘀血看來，顯然古斯塔夫並非自然死亡。

進一步調查發現，古斯塔夫的喉嚨和胃都有發炎現象，研判他被迫喝下某種似硫酸的腐蝕性物質，也就是這種物質讓他喪命。警方將古斯塔夫的組織樣本浸泡在酒精裡，火速送往斯塔的實驗室，請他協助確認殺害古斯塔夫的東西為何。斯塔（1813-1891）是比利時最具聲望的化學家，並且以原子量的研究名聞世界；他曾經為了實驗將住家全部改裝成實驗室。

斯塔快速檢查了取自死者口中與喉嚨裡的紅腫發炎組織後，判定這不是硫酸造成的。酸類化合物造成的傷害截然不同。和同時期許多化學家一樣，斯塔會在實驗中利用味覺與嗅覺來鑑別化學物質。他注意到屍體發散醋酸的氣味，警方解釋說博卡爾梅對屍體潑了醋（醋的主要成分是醋酸），也朝古斯塔夫的喉嚨灌下許多杯醋。光是醋酸不足以將人殺害，因此斯塔猜測，醋是為了掩蓋某種毒藥。

4 他死前才動過腿部截肢手術，還處於恢復期。

這位傑出的化學家不斷地進行試驗，試圖萃取出殺害古斯塔夫的物質，不論那是什麼。他加了更多酒精到屍體組織樣本上，過濾後保留液體，然後加水，再次過濾。接著，他將濾液裡的酒精和水全蒸發掉，剩下一種黏黏的殘餘物，並加入苛性鉀（氫氧化鉀〔potassium hydroxide〕）。有那麼一瞬間，斯塔聞到了尼古丁的特殊氣味。

接下來，斯塔花了三個月的時間，研發從人體組織萃取生物鹼的可靠方法。第一步是分解組織，讓生物鹼釋出。這可以用醋酸與酒精達成。殺害古斯塔夫的凶手用醋沖洗屍體，有助於這個過程的進行，而調查當局把組織樣本保存在酒精裡，更進一步幫了斯塔。此時，毒素已經從組織釋出，溶解於酒精裡。斯塔推斷，人體本身的化合物可能只溶於水或只溶於酒精，或者根本不溶於這兩種液體，但是不會既溶於水又溶於酒精。相反的，尼古丁（以及其他植物生物鹼）可溶於水，也可溶於酒精。使用這兩種液體進行一連串萃取，可以把尼古丁和平常存在於人體中的化合物分離開來。最後一步是用乙醚清洗酒精層，再倒入蒸發皿中讓乙醚蒸發。蒸發皿中留下的是褐色殘餘物，帶著明顯的尼古丁味道。

斯塔緊接著進行一系列化學試驗，想要證明他分離出來的物質的確是尼古丁無誤。然後他聯絡警方，建議他們尋找凶手從菸草葉萃取尼古丁的證據。警方在比特雷蒙城堡展開地毯式搜查，發現一些木製嵌板後藏著伯爵用過的化學玻璃器皿，同時在花園裡找到貓和其他動物的屍體，伯爵曾在牠們身上試驗菸草萃取液。園丁也記得，伯爵在夏天買過大量菸草葉，還說自己在製作香水。

搜索城堡的行動仍在進行之時，斯塔繼續他的實驗，從死者的肝臟與舌頭萃取出劑量足以「殺死好幾個人」的尼古丁。他也分析死者衣物以及從比特雷蒙城堡地板刮下來的木屑，確定含有尼古丁。斯塔還進行另一項實驗，把尼古丁餵入兩隻狗的嘴裡，讓牠們死亡。然後把大量的醋倒進其中一隻狗的喉嚨，另一隻狗則不處理。結果沒有處理的那隻狗嘴裡出現黑色燒傷痕跡，然而另一隻狗沒有出現化學傷害的跡象，食用醋裡的醋酸成功中和了尼古丁的腐蝕作用。顯然伯爵學了很多關於尼古丁的化學知識。而且古斯塔夫掙扎時讓尼古丁濺到四處，所以伯爵努力用醋來消除證據。

這起案件後來進入審判階段。伯爵與伯爵夫人全力互控對方才是凶手，但是證據確鑿。基於某種無法解釋的理由，伯爵夫人莉迪·博卡爾梅獲判無罪。博卡爾梅伯爵則被判處死刑，最後送上斷頭臺。

## ◈阿嘉莎與尼古丁

在克莉絲蒂的《三幕悲劇》中，三起謀殺案都是讓受害者喝下尼古丁。第一起發生在查爾斯·卡萊特爵士的房子裡，他是一位舞臺劇演員。查爾斯爵士邀請一群朋友和舊識到他家吃晚餐，包括白羅。晚宴上雞尾酒四處遞送，當地的巴賓頓牧師小酌了一口，臉拉了下來，擺明不喜歡這種味道。不過，他完全是彬彬有禮的英國牧師，不想冒犯主人或顯得自己不懂品酒，所以後來一飲而盡。幾分鐘內，巴賓頓的臉開始抽搐；他站起身來，有點搖晃，然後倒了下去。兩分鐘後他就死了，醫生過好一陣子才趕到。

這起死亡一開始就引起懷疑，因為巴賓頓明顯表現出不喜歡那杯雞尾酒。裡頭一定有什麼東西，味道強烈到杜松子酒和苦艾酒都遮不住。而且，他喝了雞尾酒後，隨即突然痙攣。「痙攣」是模糊的說法，無法真正指向任何特定疾病或毒藥。這種一般性的說法可以指涉多種症狀和病因。只有番木鱉鹼與破傷風才有特殊的痙攣表現，可以做為診斷依據。巴賓頓喝過的雞尾酒杯送去分析，但是檢驗後並未發現異狀，只有杜松子酒和苦艾酒。還有瘋狂的理論說，這位倒楣的牧師可能被人注射了難以追查的南美洲箭毒。由於他的酒杯沒有毒藥，也找不到殺害一位平凡牧師的動機，這起死亡案就歸為自然死亡。然而，一些疑點仍揮之不去，畢竟巴賓頓雖然上了年紀，但身體還很硬朗。

幾個星期後又有另一場晚宴，這一次的主人是查爾斯爵士的朋友——巴塞羅繆．史全奇爵士，在他約克郡的家中舉行。多數賓客都是上回出席晚宴的人，就是巴賓頓牧師過世的那一次。餐後上了波特葡萄酒，巴塞羅繆突然發病，並在數分鐘內死亡，症狀與巴賓頓類似。巴塞羅繆爵士正值壯年，死因似乎不可能是心臟病發作或中風。他在當晚心情很好，因此也可以排除是自殺。他的屍體進行剖驗，波特酒杯則送去分析。波特酒杯裡沒有毒藥的跡象，但是驗屍結果顯示巴塞羅繆爵士死於尼古丁中毒。

尼古丁中毒透過驗屍可以找到的物證可能很少。如同我們知道的，純尼古丁具有腐蝕性，大量的尼古丁才可能在口腔和喉嚨留下燒傷痕跡。然而，即使沒有物證，依然有可能鑑定出尼古丁，因為從人體組織萃取出尼古丁是可以辦到的。斯塔最終找出方法，而且這種方法至今改變不大，儘管現代科學家可以使用各種巧妙的層析技術來分離並鑑定尼古丁，還能測出含量。在克莉絲蒂寫下《三幕悲劇》的時代，層析法仍然在初步階段，那時的法醫必須依賴化學反應來檢測尼古丁。可行的試驗很多，會用到像是氯化金（gold chloride, $Au_2Cl_6$）或苦味酸（picric acid, $C_6H_2(NO_2)_3OH$）等化合物。[5]尼古丁與這些化學物質作用會產生晶體，例如苦味酸菸鹼（與苦味酸作用的產物）。最靈敏的試驗是一九二〇年代利用矽鎢酸（silicotungstic acid, $H_4[W_{12}SiO_{40}]$）與稀鹽酸進行的，能夠檢測出三十萬分之一的微量尼古丁。如果有尼古丁，那麼反應混合液幾乎立刻混濁，接著讓混合液靜置析出晶體。然後把晶體收集起來，清洗後秤重，就能知道樣本裡有多少尼古丁。

遺體中要是有其他來源的尼古丁，驗屍的尼古丁分析解讀會變得複雜。如果受害者是老菸槍，如同巴塞羅繆爵士的例子，他的體內早就含有尼古丁。尼古丁在人體內的半衰期只有

5 苦味酸（picric acid）也稱作三硝基苯酚（trinitrophenol），化學性質很類似三硝基甲苯（TNT）。苦味酸也可以做為炸藥。

一至兩小時，很快便代謝成可丁寧（cotinine）。可丁寧的半衰期約莫二十小時，過了幾天甚至幾週都還檢測得到，因此可做為接觸過菸草的指標。可丁寧也會與菸鹼受體作用，不過效力沒有尼古丁來得強。而血清中的尼古丁或可丁寧濃度超過每公升二毫升時，就會產生嚴重的毒性反應。

即使巴塞羅繆爵士的菸癮很大，仍可確定尼古丁中毒才是死亡原因。一次抽夠多的香菸或雪茄而導致尼古丁中毒，幾乎是不可能的事。[6]尼古丁的毒效發作很快，因此巴塞羅繆爵士必定是在死前不久攝入很大的劑量，但沒人能解釋這是怎麼辦到的。白羅認為，有人把尼古丁之類的無色液體摻入巴塞羅繆爵士的波特酒裡。傳統波特酒杯的容量是一百九十毫升，因此酒杯中可能事先倒入超過致死劑量的尼古丁，才不會讓人察覺到酒色有異。如同白羅指出的，即使酒色變淡了，刻花的波特酒杯也能遮掩過去。

因為巴塞羅繆爵士在晚宴發生的事件，讓巴賓頓牧師的死變得很可疑，於是屍體被挖掘出來進行檢驗。結果顯示含有尼古丁，但是牧師本身並沒有抽菸習慣。倘若他體內的尼古丁來自二手菸，那麼含量應該會非常低，因此很容易將這起命案歸因為蓄意下毒。人體的代謝過程在死亡的那一刻就停止了，而且尼古丁相當穩定，不會很快隨著屍體分解，遺體下葬後數個月都還驗得出來。既然巴賓頓的遺體出現尼古丁，應該很容易確認它的量是否足以致死。

如同書名所暗示的，還會有第三起謀殺，這次的下毒方式十分清楚。最後一位受害者是德・拉許布里傑太太，她是巴塞羅繆爵士經營的療養院裡的病人，有人透過一盒酒心巧克力，讓她吃下尼古丁中毒。她只吃了一塊巧克力便很快沒了氣息，只花了兩分鐘。那塊巧克力必定含有大量尼古丁。酒心巧克力裡的空間相當小，幾乎都得用來裝尼古丁，沒什麼剩餘空間容納可以掩飾味道的酒心。或許德・拉許布里傑太太是被怪異的味道嚇了一跳，而不小心吞下巧克力，或者太注重禮儀，而沒把巧克力吐掉。

・・・

《三幕悲劇》裡三起謀殺案的死亡原因都十分明確，但是凶手要取得尼古丁有多容易？在一九三〇年代，想要用尼古丁下毒的人有各種選項。一種方法是自己種植，只是植物中的尼古丁含量與物種和生長年齡有關，這或許是最不可靠的方法。另一種方法是從雪茄或香菸等菸草產品萃取尼古丁。一九六〇年，每一千根香菸約含有一公斤的菸草，也就是平均每一根香菸有一公克的菸草；只要三十五根香菸，就能得到口服致死劑量。自一九三〇年代以來，由於使用了複合菸葉與添加物，香菸中的菸草含量大幅下降。然而，從一九九九年起，香菸中的尼古丁平均含量又逐漸增加，每年增加百分之一・三左右。總的來說，現在需要大

6 然而，歷史上至少有一件致死案例，發生在一場有欠考慮的抽菸斗比賽。

約六十根香菸，才能萃取出一樣多的尼古丁。不過，在一九三五年，最簡單的方法會是直接從含尼古丁的殺蟲劑分離出尼古丁，這也是《三幕悲劇》的凶手選用的方式。一九三五年，殺蟲劑裡的尼古丁含量非常高，可能高達百分之四十三。

有些人抱怨《三幕悲劇》中三起謀殺案背後的動機太不切實際。因此這本書在美國出版時，對犯案動機做了大幅更動。但是，如同克莉絲蒂往常的作品一樣，科學方面幾乎無可挑剔。從實際的角度來看，凶手的下毒途徑與方法，相當可行而且正確。

# O 代表鴉片

## IS FOR OPIUM

### 《絲柏的哀歌》
*Sad Cypress*

我無可否認，關於鴉片，世人已經知曉一些事實：像是學者一再聲稱，鴉片是茶褐色的——請注意，我同意這一點；其次，它相當昂貴，對此我也同意——因為在我的時代，東印度鴉片一磅要價三畿尼，土耳其鴉片要價八畿尼；第三，如果你吃下大量鴉片，最可能的下場是任何平常人不願見到的——亦即死亡。

——湯瑪士・德・昆西（Thomas de Quincey），《一位英國鴉片吸食者的告白》（*Confessions of an English Opium Eater*）

鴉片與我們人類共存了幾千年之久。西元前一五五〇年的《埃伯斯紙草卷》（*Ebers Papyrus*）[1]便提及罌粟與其萃取物，不過，罌粟對人類的影響其實可追溯至根據記載有著六千多年歷史的蘇美文

1《埃伯斯紙草卷》是古埃及醫學知識的文獻集，裡頭有多處提到罌粟植株、果實、種子與莖。其藥物作用之一是治療有疾患的腳趾，方法是將罌粟組織加入外敷藥中，敷於患部四天。罌粟果的另一種用途是抑制幼兒哭鬧，還能緩解疼痛。這些撰述者似乎對罌粟的止痛與麻醉效果瞭若指掌。

明。鴉片或許是最古老的藥物，藥效驚人，因此我們今日仍在使用各種精製形式的鴉片。它減輕了數百萬人的痛楚，詩人、畫家因其獲取了靈感，卻也帶來說不盡的悲慘。鴉片的成分及其多種衍生物都具有強烈的致癮性。對這些藥物的欲望或依賴性會強大到凌駕其他思緒，對它們的渴求還導致了許多罪行，從順手牽羊乃至於國際戰爭。

在十九世紀的英格蘭，鴉片以鴉片酊的形式做為日常生活的一部分，就像現在的菸、酒與乙醯胺酚一樣。幾乎所有的藥房或雜貨店都買得到鴉片，沒人會過問。到了今天，即使有嚴格的法律，許多地方還有嚴厲的刑責，據估計全世界有九百二十萬人正在使用海洛因，這是藥效最強且破壞力最大的一種鴉片衍生物。

克莉絲蒂非常了解鴉片特性的許多面向。她有十部小說提到鴉片及其衍生物，以這類藥物讓書中人物鎮痛、鎮定、上癮、結束生命。阿嘉莎用鴉片化合物殺了九位受害者，其中兩位出現在一九四〇年出版的小說《絲柏的哀歌》，該書情節與一些真實案例有些相似之處。書裡的兩位受害者蘿拉・韋爾曼與瑪麗・傑勒德遭到嗎啡毒殺，而嗎啡是鴉片含有的多種生物活性化合物中最常見的一種。奧莉隆・克里修被控犯下這兩起謀殺案，情勢對她不利，而且似乎已成定局。直到白羅得到請託，發揮他「小小的灰色腦細胞」，才把她從絞刑架上救下。

## ◈鴉片的故事

# O 代表鴉片
# O is for Opium

鴉片是指罌粟科植物的粗萃取物。罌粟科包括許多物種，其中幾種植物的鴉片含量不少，不過專門種植來獲取鴉片的是罌粟（*Papaver somniferum*）。儘管這種植物源自土耳其，但至少從西元前三四〇〇年起就已在中東地區栽種。罌粟有很多品種遍布全世界，有一些是野生的，也有合法與不合法栽種的（當作植物、藥物及毒品），也有一些種植於花園中做為觀賞花卉。從罌粟植株收穫不合法鴉片的方式是，用刮鬍刀片割開罌粟果實，使其滲出乳白色汁液。過了一天，汁液氧化風乾成棕褐色的黏稠物質後刮下，壓成生鴉片餅，再拿去乾燥。如果是供應製藥產業的合法原料，農夫的處理方式是先摘掉果實（種子可以出售，做為麵包與蛋糕的材料）。再以溶液從剩下的莖與葉萃取出嗎啡。

鴉片為人類使用的這些世紀以來，一直是各種病症所引發的疼痛的醫藥選項。這種藥物無法治好潛藏的病根，卻是強力的止痛劑，能讓病人感覺良好；總而言之，直到相當晚近，人們仍然認為鴉片是對病人有幫助的少數藥物之一。出自藥劑師實驗室的草藥、萃取物、酊劑、製劑等，許多被當作藥物，其中有些對人體無害，但有些卻潛藏著致命危險。以前的觀念認為，凡是對個人體質產生效果的化合物，多多少少都是有益處的，即使病情似乎愈來愈糟。在科學確定引發疾病的根本原因之前，醫生可說是盲目為人治病，他們要是發現有效的療法，那是憑藉運氣，而非判斷正確之故。老奧利佛・溫德爾・霍姆斯（Oliver Wendell Holmes, Sr.）於一八六〇年在麻州醫學會上的演說，為十九世紀中期的醫學做了很好的總結：

「把鴉片扔掉，這似乎是造物主開給自己的處方……也摒棄產生麻醉奇蹟的煙霧。我堅決相信，如果把現在使用的所有藥物沉入海底，對人類來說會更好——對魚類來說卻是噩夢。」

鴉片除了止痛效果，高劑量嗎啡也能做為鎮靜劑使用。早期有一種麻醉劑是「催眠海綿」，在中世紀的外科手術中用來減輕疼痛與恐懼。海綿會先浸泡在水與酒溶液裡，再加入鴉片、萵苣、毒芹、天仙子（莨菪）、桑椹汁、茄參和常春藤。[2]海綿浸好之後，就拿去乾燥，然後儲存起來備用；使用時加水使其濕潤，把浸泡的汁液讓病人喝下。同一塊海綿可以反覆使用多次。

十九世紀中葉以前，鴉片會與琳瑯滿目的其他成分搭配成各種藥物，幾乎能治療所有想得到的病症。那些成分通常不具活性，有的是致命物質，偶爾還會有十分怪異的東西，包括珍珠粉、氯仿、葡萄酒、顛茄及琥珀。鴉片與酒精的混合液，現在一般稱為鴉片酊，是由鍊金術士帕拉塞爾蘇斯（Paracelsus, 1493-1541）醫生發明的，他發現相較於水，鴉片更易溶於酒精，而且這種形式的鴉片效果更強。把兩種抑制劑加在一起，比如酒精與鴉片，它們會加強彼此的作用，使得混合而成的鴉片酊變成一種強力止痛藥，但抑制效果也會隨之增強，使得昏迷與死亡的風險提高。十九世紀的鴉片酊是把藥粉溶於酒精，製成濃度百分之十的混合液；儘管實際上鴉片與酒精的濃度不一，差別相當大。隨著鴉片酊的用途日益普遍，其價格也暴跌，變得比杜松子酒或葡萄酒便宜，而且銷售不受管制。到了一八五〇年左右，每人每年的鴉片平均消耗量為五公克。家長甚至會餵食幾個月大的嬰兒鴉片酊，來舒緩長牙所引起的不適。後果是許多人因此上癮，包括詩人薩繆爾·泰勒·柯立芝（Samuel Taylor Coleridge）、亞伯拉罕·林肯的太太瑪麗，還有維多利亞女王。

## ◈鴉片成癮

以飲用或食用的方式攝取鴉片，其實不太容易上癮。僅經過有限的處理及純化過程的鴉片，其活性成分濃度相當稀薄，以吃或喝的形式進到人體後，這些成分很快就會代謝，來不及產生如同注射毒品所體驗到的那種欣快感。所以，必須吃下大量鴉片才會成癮。但在十九世紀的歐洲或北美洲，由於鴉片價格大跌，讓很多人吃得起。而服用大量鴉片的人，可能會做栩栩如生、引人入勝的美夢，有時也會做恐怖的惡夢，這或許是鴉片受到藝術家喜愛的原因。

由於鴉片中的活性成分——嗎啡被分離出來，一般人愈來愈容易取得，加上皮下注射器的發明（大約在一八四八年），導致成癮的人急遽增加。當這種毒品直接注射到血管中，比吃下去的方式更快到達欣快亢奮的境界，亦即人體沒有多少時間把這些毒品代謝成效力較

2 這種催眠海綿也許能有效減輕手術的疼痛，但含有這些植物及致命毒芹的混合液使其成為極危險的麻醉方法。

低的化合物。儘管上癮的人數持續增加，有時甚至包括高知名度的公眾人物，英國依然沒有採取任何行動來管制鴉片的販售與使用，直到一八六八年頒布《藥物法》（Pharmacy Act），情況方有所改善。這部法案把鴉片及相關製品的販售限制在特許場所，但大多數人對此置若罔聞，直至一九〇八年祭出更嚴格的懲罰與執法手段。

鴉片大約含有五十種生物鹼，其中只有幾種具有藥學價值，包括了嗎啡與可待因、具止咳效果的諾司卡賓（〔noscapine〕以前稱為那可汀〔narcotine〕），以及做為平滑肌鬆弛劑的罌粟鹼（papaverine）。從鴉片萃取出來的化合物，屬於鴉片劑（opiate）；而會在人體內引發類似鴉片劑或嗎啡反應的化合物，則稱為鴉片類藥物（opioid）。即使在今天，鴉片仍收錄於《英國藥典》中（《美國藥典》亦收錄了鴉片酊），不過相關藥劑的品項數，已從一八六四年的最高三十八項，掉至一九九八年的四項。現在很少有處方藥用到鴉片，醫療藥物會用到的是經過分離與純化的鴉片劑與鴉片類藥物。

## ◈ 嗎啡

從罌粟科植物發現到的生物鹼當中，嗎啡是最著名的一種，具有強力的鎮痛效果。德國化學家弗里德里希・瑟圖納（Friedrich Sertürner, 1783-1841）是最早從鴉片分離出嗎啡的人。瑟圖納十六歲時，曾聽到醫生抱怨有些鴉片的藥效比其他鴉片更強。他推測，鴉片是一種不純的混合物，或許含有某種活性成分，而這種成分的含量很可能是不固定的。他花了幾年時間，終於從生鴉片分離出白色晶形固體，並且將這些物質製成粉末，在自己與三位朋友身上試驗。結果他們嚴重嘔吐，昏睡了二十四小時。瑟圖納於是把這種化合物命名為嗎啡（morphine），取自希臘神話的夢神摩爾甫斯（Morpheus）；夢神是睡神（或者睡眠的化身）桑諾斯（Somnus）之子，桑諾斯則是罌粟種小名*somniferum*的由來。當時幾乎沒人注意到這項重大發現。後來，瑟圖納有一次嚴重牙痛，連鴉片也緩解不了，他便嘗試服用自己製成的白色粉末，只是這回的劑量較小。他維持醒著的狀態，疼痛感完全消失。這一次，醫學界注意到了。嗎啡的好處顯然勝過鴉片。

## ◈可待因

自此，有出更多化合物從鴉片分離出來，在現代醫學占有一席之地。可待因是鴉片中含量第二多的生物鹼，最早於一八三二年由法國化學家皮耶・尚・洛比克（Pierre Jean Robiquet, 1780–1840）分離出來。可待因的結構很像嗎啡，只多了一個甲基（$-CH_3$）。人體內的酵素會把甲基移走，以氫原子取代，實際上就是把可待因轉化成嗎啡。所以，可待因有溫和的止痛效果，但較不容易讓人上癮。[3]由於有助於喉嚨肌肉鬆弛，並使分泌物收乾，現在的一些咳嗽藥水中仍添加了可待因。可待因也用於減輕腹瀉症狀，因為能讓腸道蠕動減慢（水樣糞便就不那麼容易排出）。

## ◈二乙醯嗎啡（海洛因）

十九世紀末期，尋找更強效止痛劑的行動仍持續進行，藥學實驗室的化學家嘗試修改嗎啡的分子結構，看看能否改善這種藥物。有一種成功的化學修飾，是加上兩個乙醯基（$CH_3C(O)$-），產生二乙醯嗎啡（diamorphine）。加上乙醯基之後，增加分子的脂溶性，比嗎啡更容易通過血腦障壁。一旦二乙醯嗎啡分子進入大腦中，很快地，酵素會把乙醯基移除，二乙醯嗎啡又變回嗎啡，嗎啡就能直接與腦中的鴉片類受體作用。結果，二乙醯嗎啡發揮作用的速度比嗎啡更快，因此效力更強。這種分子會讓你覺得自己像是英雄，所以稱為海洛因（heroin）。二乙醯嗎啡最早誕生於德國拜耳公司（Bayer）的實驗室中。把嗎啡轉化成海洛因的化學過程很簡單，因此想要大量製造這種強效藥物，既不需花太多錢，也不困難。一八九八年，海洛因開始在市場上銷售。

拜耳公司一開始的宣傳，把海洛因塑造成有效且不會成癮的另一種嗎啡，推薦給有任何疼痛或不適的成人與孩童使用。比起嗎啡，海洛因可以更有效抑制咳嗽、較少引起便祕，似乎是一種理想的藥物。然而，海洛因能引發強烈亢奮，且藥效快速發揮，使其成癮性遠大於嗎啡。這種藥物的戒斷症狀也比嗎啡更嚴重，想要再來一劑的欲望更強。海洛因上市四年後，眾人意識到它的成癮性，於是許多國家開始禁用。由於公認成癮的風險大幅超過藥用價值，目前全世界大多數國家仍禁止海洛因的輸入、製造與販售。英國是顯著的例外，海洛因一直是安寧醫療的處方藥，但需符合嚴格規範。醫生開立時使用的藥名是二乙醯嗎啡，海洛因這個名稱則留給非法製造、運輸及販售的毒品使用。種植罌粟、萃取鴉片、精煉出其中的嗎啡、再修飾成海洛因，這些過程都不困難，使得海洛因成為利潤龐大的街頭毒品（主要難在如何取得大批原料）。一公斤的生鴉片可製造出一百公克的嗎啡或海洛因[4]。一年至少需要收成一萬株罌粟，才能供應一年份的海洛因給一名普通使用者。

## ◈鴉片劑如何致命

一旦為人體吸收，嗎啡、可待因、海洛因所產生的作用都很相似，因為體內的酵素會很快將可待因與海洛因轉化成嗎啡。海洛因在人體內不具活性，必須變成嗎啡或其他化合物才能發揮作用。這些藥物進入人體的最有效方法，是直接注射到血管，這種給藥方式幾乎能立

3 可待因轉化成嗎啡的反應很慢。因此，可待因的成癮性遠低於嗎啡或海洛因（止痛效果也較溫和），但若經常服用，仍有成癮風險。

4 街頭交易的「白粉」所含的海洛因量差異極大，而且實際純度不會是百分之百。海洛因含量一般可能只有百分之十至四十，其餘成分是製程的副產物，或者故意摻入混充以增加利潤的東西。

即見效。吸食嗎啡、可待因與海洛因，除了口腔外，還能透過胃腸道的各處吸收，進到血流中。肝臟是代謝的主要器官，吸食進入人體的大部分海洛因，兩三分鐘內就會在這個器官轉化成嗎啡。

嗎啡與像是腦內啡之類的內生性鴉片類物質極為相似。腦內啡的結構與嗎啡有很大的不同，但是在人體造成的效果很類似。腦內啡與嗎啡都能使鴉片類受體活化，引發減輕疼痛、想睡、愉悅、放鬆的感覺。

鴉片類受體出現在腦、脊髓與腸道的神經細胞上，主要分為四型：δ（delta）受體、μ（mu）受體、κ（kappa）受體、痛敏肽受體（nociceptin receptor），每一型還可進一步區分出亞型。嗎啡與μ受體作用能減輕疼痛，但也會引發欣快感，以及導致呼吸變得慢而淺。這種交互作用似乎是讓成癮者對嗎啡產生依賴的主要原因。與δ受體和κ受體的作用，也能產生一些止痛效果，與κ受體的結合可以帶來一些鎮靜效果。痛敏肽受體似乎與數種腦功能的調節有關，特別是本能反應和情緒反應。

從醫學的觀點來看，嗎啡最重要的作用是緩解疼痛。嗎啡仍被視為是當前最佳的止痛劑，也是評比新藥的黃金標準。大腦皮質是腦部執行高階功能的部分，這個區域中嗎啡與鴉片類受體的交互作用，會改變我們對於疼痛的感知。受到嗎啡影響的人可能還是會覺察到疼痛，但是不會覺得難受。以七十公斤重的病人來說，皮下注射或靜脈注射十毫克的嗎啡，能發揮最大效果；口服嗎啡的效果只有六分之一。嗎啡難溶於水，因此通常以鹽類水溶液的形式施用，一般是鹽酸鹽或硫酸鹽；這些都是無色無臭的液體，帶有一點苦味。

嗎啡在人體內分解後，會產生葡萄糖苷酸結合物（glucuronide conjugate）。這類化合物可溶於水，能夠隨著尿液或膽汁排出。其中一些化合物也具有鎮痛效果。例如，針對二十位癌症患者所做的一項試驗指出，使用嗎啡-6-葡萄糖苷酸（morphine-6-glucuronide）也能緩解疼痛，但沒有鎮靜效果或欣快感。

嗎啡的作用一般持續三至六小時，因人而異。這樣的時間間隔相當短暫，通常代表病人需要更多劑量才能控制疼痛。使用最初幾劑之後，身體開始適應嗎啡的存在，為了有效止痛，需要不斷增加劑量。經過數星期的持續治療，病人所需的嗎啡劑量可能是一開始的一百倍。由於身體適應鎮痛效果的速度超過對欣快感的適應，因此為了控制疼痛而增加劑量，也會提升欣快感。這就是耐藥性的發展過程。正常情況下，鴉片類受體會受到人體產生的化學物質的刺激。在有嗎啡的情況下，人體若要回應這些內生性化合物，必須製造出更多受體。隨著受體數量變多，同樣劑量的嗎啡再也無法產生同樣的效果，所以必須提高劑量；而想維持最初的鎮痛效果，就需要不斷增加嗎啡的劑量。因此，接受嗎啡治療的期間愈長，病人愈可能發生成癮現象。

• • •

嗎啡產生欣快感與造成上癮的特性，終極原因來自於它對腦內多巴胺濃度的影響。鴉片類受體間接參與了多巴胺的分泌，多巴胺是人體內的一種化學物質，在產生幸福感的過程中有重要的作用。大腦分泌多巴胺來強化有益於生存與延續物種的行為，例如吃東西和性行為。而嗎啡與鴉片類受體作用，刺激其他受體分泌更多的多巴胺。

當人體習慣了嗎啡的存在，驟然減量或者停用可能會導致戒斷症狀的出現。細胞會突然發現有許多鴉片類受體，但是刺激它們的嗎啡量很少或根本不存在，因而引發一系列症狀產生，包括焦慮、盜汗、嘔吐、腹瀉、發冷（起雞皮疙瘩，英文有一種說法「going cold turkey」，就是指突然戒掉毒癮或壞習慣）、骨痛、心律不整、憂鬱與頭痛等。這些症狀令人極度不適，無疑是強烈折磨，不過很少危及性命。隨著戒斷時間拉長，鴉片類受體的數量逐漸減少，幾個星期或幾個月後，受體會恢復正常數量。值得注意的是，長期沒有接觸海洛因或嗎啡的成癮者一旦再度施用，即便只是使用他們過去的「正常」劑量，仍有可能出現藥物過量反應，因為他們對這些藥物已經沒有耐受性。然而，基於醫療原因使用嗎啡及相關藥品的人卻很少上癮。例如，越戰期間經常使用海洛因的美國士兵，其中有百分之九十的人回國後再也不碰這種藥物。

# O 代表鴉片 is for Opium

嗎啡與人體其他部位的鴉片類受體作用時，可能會引發一些副作用。與腸道內的鴉片類受體發生交互作用後，會減緩推動食物通過腸道平滑肌的蠕動。這通常會造成便祕，但更為嚴重的後果可能是導致藥物延遲排出，因為它們停留在胃腸道的時間更久，比平常多好幾個小時。其他常見的副作用，包括針狀瞳孔、噁心、嘔吐、搔癢、起身時眩暈、腦霧、尿液滯留。鴉片劑與鴉片類藥物的某些副作用也可能是有益的。嗎啡類藥物仍被用於止咳藥品或治療腸躁症，如可待因能夠抑制咳嗽反射。有些人可能會對嗎啡過敏，極少數患者用藥後引發躁症、譫妄以及（少見於成人但嬰兒較常發生的）抽搐症狀。

嗎啡有一項非常嚴重的副作用是抑制呼吸，同時也是海洛因與可待因的副作用。這就是用藥過量或中毒致死的原因。正常情況下，呼吸速率在人體內會受到嚴密監測與控制。人體內有偵測二氧化碳排除量的受體，也有偵測缺氧程度的受體。在代謝率變高的時期，產生的二氧化碳比平時多。酵素會把多出來的二氧化碳轉化成碳酸，使血液的酸鹼值降低。為了排除過多的二氧化碳，並增加進入肺部的氧氣量，身體的正常反應是提升呼吸的速率與強度。鴉片類藥物會使大腦呼吸中樞對二氧化碳的靈敏度變低，抑制這個區域的自主活動，因此會讓呼吸變慢，甚至在睡夢中完全停止。嗎啡的致死劑量一般在一百至三百毫克之間，但成癮者可以承受十到二十倍的劑量。

嗎啡中毒的症狀（海洛因或其他鴉片劑中毒的情形也很類似）會在注射後的五到十分鐘

內出現，或者吸食後的十五到四十分鐘內。鎮靜作用會急速發展成昏迷，瞳孔縮至針狀，呼吸速率大幅降低，最後呼吸衰竭而死。相較之下，可待因或海洛因中毒的病例中，興奮與抽搐是常見症狀。

## ◈是否有解毒劑？

目前已研發出一些藥物專門做為嗎啡用藥過量的解毒劑，可以把嗎啡從鴉片類受體置換出來。那若松（naloxone）[5]或許是其中最成功的一種，這是一九六〇年代開發出來的化合物，為針對鴉片類受體的拮抗劑。那若松的結構與嗎啡相似，雖然兩者只有微小的差異，卻造成截然不同的結果。在鴉片類藥物過量的案例中，會透過注射那若松使患者的呼吸恢復正常。當那若松取代了鴉片類受體裡的嗎啡，這些受體不再得到刺激。鴉片類藥物的大部分作用，包括抑制呼吸與緩解疼痛因而逆轉，幾分鐘內立即見效。

## ◈一些現實生活中的案例

一九二〇年以前嗎啡很容易取得，一八五〇年以前無法檢驗出屍體內的嗎啡，加上幾起高知名度案件的推波助瀾，代表過去必定有一些凶手逃過法律的制裁。即使有法規試圖管制這些藥物的運銷，鑑識方法也改良至案發數年後仍可檢驗出嗎啡中毒，還是一直有人使用嗎啡及其相關衍生物做為殺人毒物。

《絲柏的哀歌》出版幾年後，克莉絲蒂再度於一九六八年《顫刺的預兆》（*By the Pricking of My Thumbs*）中使用嗎啡做為謀殺手段。這部小說寫的是一家養老院發生了一系列謀殺案，卻找不到明顯動機。作者的靈感來源很可能是發生在一九三五年的一起真實案例。

桃樂西亞・沃丁漢（Dorothea Waddingham）不是有證照的護士，但是大家都叫她沃丁漢護士。她與丈夫在諾丁罕經營一間養護之家。一九三五年，那裡有三位住民：路易莎與艾達・巴格利（Louisa and Ada Baguley，兩人是母女），以及坎普太太（Mrs Kemp），她病痛纏身，因此需要服用嗎啡處方藥。後來坎普太太過世，沃丁漢護士手邊還留有不少嗎啡。而剩下的兩位住民在經過勸說後，簽字同意將自己身後餘下的錢都留給沃丁漢護士，條件是養護之家會照顧巴格利母女的餘生。結果，她們的餘生僅有一段短暫的時光。

巴格利母女從未抱怨過在養護之家的待遇，兩人似乎在那裡過得很快樂。然而，她們需要不少照顧，但只付相對低廉的房租（每週三英鎊[6]）。五十歲的女兒艾達患有退化性疾病，年邁的母親再也無力照顧她。沃丁漢護士說過：「她們住到醫院的話，每星期必須付五畿尼，但是不會得到更好的待遇，這裡是真正適合她們的地方。」[7]

5 市面上的商品名有Narcan、Nalone、Narcanti。

6 當時的一英鎊相當於今天的六十英鎊（也就是九十美元）。

艾達・巴格利在一九三五年五月四日修改遺囑。八天後，她的母親路易莎過世。沒人覺得這起死亡有可疑之處，艾達也繼續住在養護之家。九月十日，艾達的朋友布里格斯太太（Mrs Briggs）過來探望，看到艾達精神很好，於是邀請艾達下個星期四去找她。但是，第二天凌晨，有人發現艾達昏迷不醒，也請了醫生。艾達從凌晨兩點失去意識，然而醫生直到中午才來，那是他接獲通知的三小時後。他抵達時，艾達已經死了。

醫生對艾達的死並不覺得意外，只是沒想到這麼突然。他檢查屍體，認為艾達死於心血管退化，便開立死亡證明書。艾達的遺體被安排在九月十三日火化，但未如期舉行。在英國，遺體火化需要經過一定程度的審查，以防止有人試圖湮滅謀殺證據。一九三五年，還必須有另一位醫生開立第二份死亡證明書，而且每一具遺體進行火化前皆需要審核。大多數情況當然都只是例行公事。然而，當時諾丁罕審查火化的人是西里爾・班克斯（Cyril Banks）醫生，他恰巧是衛生官員。他知道沃丁漢護士的養護之家未經立案，裡頭的員工也不是正規護士。班克斯決定完整調查艾達的死因，於是要求驗屍。

結果沒有跡象指向自然死亡。艾達罹患的是多發性硬化症，也就是「漸進式癱瘓」，雖然病情逐漸惡化，但還沒到達預期會死亡的階段。班克斯請分析人員調查艾達是否被下毒，而死者的胃、脾臟、腎臟及肝臟都出現了不少嗎啡。胃部含有二・五格令（大約一百五十毫克）的嗎啡，全身則超過三格令以上。由於嗎啡會被人體迅速代謝，因此實際劑量可能更高出許多。根據這些結果，檢方很快對艾達的母親路易莎・巴格利進行開棺驗屍，也發現有嗎啡類化合物的存在，而且含量可觀。沃丁漢護士被判犯下謀殺罪，於一九三六年執行絞刑。

• • •

任何關於嗎啡的篇章，一定不會漏掉現實世界中最聲名狼藉的嗎啡下毒者——哈羅德・希普曼（Harold Shipman），在英國北部執業的家庭醫生、殺害最多人的連環殺手。二〇〇〇年一月，希普曼殺害十五人的罪名成立。官方繼續調查希普曼一千多名患者的死亡情形，確認他要為兩百二十至兩百四十人的死負責。真正的總數或許永遠沒人知道，因為許多早期病例並未留下足夠證據來釐清真相。

這些死亡案例的發生期間跨越了二十三年，但是直到一九九八年，希普曼試圖偽造最後一名受害者凱瑟琳・格倫迪（Kathleen Grundy）的遺囑，這才引發懷疑。他的下手對象通常是獨居的年長婦女，不過他也殺害了幾名男性。最年長的受害者是九十三歲的安・庫柏（Ann Cooper），最年輕的是四十一歲的彼得・路易斯（Peter Lewis），即使他已病入膏肓，希普曼仍讓他提早死亡。希普曼殺害大部分受害者的方法是注射鴉片劑，通常是二乙醯嗎啡，有時候

7 引自約翰・羅蘭（John Rowland）所著的《被告席上的下毒者》（*Poisoner in the Dock*）。

也會使用大劑量的鎮靜劑。

希普曼以各種手段取得大量管制藥品。例如，一九九六年，他利用單一事由，以一位垂死病人的名義開立處方籤，拿到一萬兩千毫克的二乙醯嗎啡。光是這些藥物就足以殺死約三百六十人。希普曼謀殺案的偵辦，也導致二乙醯嗎啡與嗎啡等特定處方藥物的規範與管控有了重大變革。

不利於希普曼的證據，有許多來自於檢視死亡證明書及病歷，與死者親屬和希普曼同事的訪談。除此之外，當局執行九起開棺驗屍，結果發現屍體內含有大量嗎啡。希普曼的過世病人大多已經火化，還有一些人死於很久以前，無法獲得鑑識證據；屍體下葬四年後，就無法測得可靠的嗎啡量。所以，他用的藥物究竟是海洛因或嗎啡，用量是多少，以何種方式下藥，這些都沒有分析。如果情況允許的話，會提取死者的大腿肌肉與肝臟進行檢測。希普曼主張大多數病患有吸毒習慣，但是他們的頭髮分析顯示只有少量的嗎啡，與服用含可待因的成藥結果差不多。

二〇〇四年，希普曼在獄中上吊自殺身亡，最終沒有透露他總共殺害了多少人，殺人的動機為何。希普曼早在一九七九年就立下遺囑，把所有東西都留給妻子，並且選擇將遺體火化。

## ◈阿嘉莎與嗎啡

《絲柏的哀歌》情節集中在嗎啡中毒造成的兩起死亡案。最主要的嫌疑人是奧莉隆・克里修，一個盼望與羅迪・韋爾曼結婚的年輕女子。這對未婚夫妻唯一的煩惱是手頭缺錢，但這只是暫時的問題。兩人都是富有的蘿拉・韋爾曼夫人的親戚，而且是近親，他們有望繼承遺產。韋爾曼夫人最近才中風，健康情況不佳，所以這對情侶可以訂下大日子的日期只是早晚的事了。直到奧莉隆收到一封匿名信，信中暗示韋爾曼夫人的女伴，也就是杭特柏利莊門房年輕貌美的女兒瑪麗・傑勒德正在巴結這位老太太，財產繼承可能會陷入危機。於是兩人決定去拜訪韋爾曼夫人，表面上是探望敬愛的長輩，但也是為了保護自己的利益。這次拜訪原本很順利，除了羅迪撞見瑪麗・傑勒德，他原來只有在小時候看過瑪麗，此時卻被她的美貌所征服。奧莉隆的處境突然變得岌岌可危，遺產和未婚夫可能兩頭都會落空。

這次探望後過了一週，來了一封電報召喚奧莉隆和羅迪回到韋爾曼夫人家。老夫人二度中風，病得很嚴重。奧莉隆及時趕到韋爾曼夫人床邊，聽到她要求請律師過來。但是還沒等到律師，韋爾曼夫人當晚就過世了。醫生開立死亡證明書，判定為自然死亡。沒有人對於韋爾曼夫人的離世感到驚訝，只是覺得走得太快了一點。唯一讓大家驚訝的是，韋爾曼夫人沒有留下遺囑就死了。由於沒有遺囑，韋爾曼夫人的可觀遺產由關係最近的姪女奧莉隆繼承

（羅迪只是夫人的姻親）。奧莉隆與羅迪的婚事後來告吹，原因或許是羅迪對於未來妻子擁有的財富感到不自在，但更可能是他對瑪麗的迷戀。

一個月後，奧莉隆回到韋爾曼夫人的房子，收拾姑媽的遺物。她邀請瑪麗與先前照顧韋爾曼夫人的荷普金護士一起在大屋吃午餐。午餐有一盤魚肉餡三明治和一壺茶。然後，荷普金護士幫忙奧莉隆整理、分派韋爾曼夫人的衣物。兩人忙得不可開交的時候，另一個房間中的瑪麗深陷在椅子裡睡著了。一個小時之後，瑪麗已經叫不醒，顯然狀況很糟糕。她們打電話請醫生過來，但醫生抵達後不久，瑪麗便斷氣了。

瑪麗的驗屍報告顯示，她死於罕見的爆發性（foudroyante）嗎啡中毒，foudroyante一詞來自法文，意思是「猛爆的」。亞歷山大・布萊斯（Alexander Blyth）所著的《毒藥：它們的作用與檢測》（*Poisons: Their Effects and Detection*）提到鴉片中毒有三種形式，克莉絲蒂可能讀過這本書。嗎啡中毒通常先引發一段期間的興奮，接觸到嗎啡的半小時到一小時後，症狀變為麻痺並陷入昏迷。爆發性中毒會進展得非常迅速，五到十分鐘內陷入昏睡，幾個小時內就會死亡；瞳孔會放大，不像一般鴉片類藥物使用者的瞳孔收縮至像針尖那麼小。第三種嗎啡中毒更為罕見，症狀是出現抽搐，但不會陷入昏迷。

瑪麗明顯遭人蓄意下毒，奧莉隆立即受到懷疑。她在瑪麗死亡的這一天，說了一些不吉利的話。她到村子裡的店鋪購買三明治的魚肉餡時，曾說：「大家以前很怕吃魚肉餡。魚肉餡會經造成幾起屍鹼中毒[8]，不是嗎？」儘管奧莉隆好像有點擔心，還是買了兩罐魚肉餡。這三位女性午餐都吃了魚肉餡三明治，若是「屍鹼中毒」，三人應該都會嘔吐與拉肚子。白羅指出，如果凶手故意讓人以為瑪麗死於食物中毒，那麼嗎啡是很糟糕的選項。有其他毒藥可以引發更類似的症狀。如果這是下毒者的計謀，白羅甚至建議應該選擇阿托品（顛茄鹼）。

從瑪麗的驗屍結果，很容易確定是否為嗎啡中毒。二十世紀初以前，嗎啡都還很容易取得，用來下毒並不稀奇，科學家必須努力發展化學試驗方法，才能在可疑死亡事件鑑定出這種毒藥。

現實生活中的布坎南案披露了一個問題，那就是如何區分可能存在於人體內的各種生物鹼。一八九二年，羅伯特．布坎南（Robert Buchanan）醫生和第一任妻子離婚後住在紐約，開始與妓院老鴇安娜．薩瑟蘭（Anna Sutherland）交往。安娜從自己的生意累積到一筆可觀的財富，布坎南決定娶她為妻。但是，安娜的財富對布坎南來說顯然還不夠，於是他幫安娜保了五萬美元的壽險。在安娜因腦出血去世後，布坎南便迫不及待領取保險金。而且安娜才過世三週，他就匆忙趕回家鄉新斯科細亞（Nova Scotia），與第一任妻子復婚。

若非安娜的朋友起了疑心，覺得是布坎南下毒謀殺，差點就讓他脫身了。兩年前，布坎

8 屍鹼中毒（ptomaine poisoning）是食物中毒的老式說法。

南曾對卡萊爾．哈里斯（Carlyle Harris）的案件展現特別的關注，哈里斯用大量嗎啡殺害妻子。當局從死者瞳孔出現異樣，察覺到是卡萊爾下的毒，因為嗎啡會讓瞳孔縮小呈針尖狀。最後卡萊爾獲判謀殺罪。布坎南批評哈里斯是「笨頭笨腦的傻瓜」和「不專業的蠢蛋」，他還告訴朋友說，如果哈里斯使用阿托品眼藥水，抵銷掉嗎啡對瞳孔的作用，就沒人會起疑了。在安娜病重時照顧她的護士注意到布坎南做出這種舉動——幫安娜點眼藥水，雖然完全沒有必要。

對安娜的遺體進行開棺驗屍後，確認死因為嗎啡中毒，但仍需說服陪審團。為了向陪審團展示阿托品和嗎啡的作用，一隻貓被帶上法庭，當庭把兩種藥施加在貓身上，看眼睛的變化。這種示範簡單明瞭，相較之下，要證明安娜是被大量嗎啡毒死的則困難得多。

當時對於可疑物質有許多化學試驗可以進行，根據特殊的顏色變化，便可確認特定化合物的存在。然而，布坎南的辯護律師設法凸顯出這些化學呈色試驗的不可靠。那個年代，最為人熟知的嗎啡檢驗方法，就是佩拉格利試驗（Pellagri test）。方法是將可疑物質溶於濃鹽酸裡，並滴入幾滴濃硫酸。接著加熱混合液，使水分蒸發。殘留物若呈現鮮紅色，表示有嗎啡存在。再把稀鹽酸、碳酸鈉與碘酒（碘溶於水和酒精的液體）加到混合物，鮮紅色會轉為綠色。

在布坎南案裡，著名的法醫化學家魯道夫．奧古斯特．維特豪斯（Rudolph August Witthaus, 1846-1915）仔細示範了佩拉格利試驗以及其他試驗。不過，被告方提出另一位專家證人維克多．沃恩（Victor C. Vaughan），他是密西根大學的教授。沃恩主張，屍鹼（動物屍體在腐爛過程中產生的生物鹼）也會得到與嗎啡相同的結果。他在法庭進行一系列化學試驗，聲稱可以展示狗隻腐敗胰臟的萃取物也能在呈色試驗得出陽性結果。法庭並非適合進行複雜化學試驗的理想場所，沃恩跳過了一些步驟，他認為這些對最後結果不重要。他在含有嗎啡和屍鹼的試管，完成了一個又一個的試驗。沃恩的試管所產生的顏色，不一定符合教科書的描述；無論如何，這些變化多端的色彩與化學反應的描述，把陪審團搞得暈頭轉向。他們留下的印象是，不論嗎啡或屍鹼都會產生同樣的顏色，這兩種化合物基本上難以分辨，儘管這些試驗產生的顏色與教科書描述的不完全相同。布坎南最後獲判謀殺罪（後來被送上電椅），但這是基於其他對他不利的證據。科學證據似乎變得不足採信，各家報紙爭相報導這項發現——可靠的佩拉格利試驗，終究不太可靠。

雖然沃恩為陪審團示範的化學試驗，並未達到判定謀殺這類重罪的標準程序的水準，但是民眾對於鑑識科學的信心已經嚴重動搖。布坎南的審判過程中，維特豪斯指出，進行各項試驗並比較結果相當重要。有幾種化合物在一些化學試驗中可能會有相同結果，但不會所有試驗的結果全都一樣。為了準備這場審判，維特豪斯進行每一種可以檢驗嗎啡的已知試驗，也用蛙類進行生理研究。安娜．薩瑟蘭死於嗎啡中毒是無庸置疑的，但是需要找到簡單可靠的試驗來說服陪審員。審判之後，為了重申鑑識科學的重要性與可靠性，在建立可靠、可再現、不易誤解的毒物試驗上投注了許多心血。鑑識科學的嚴謹度被提升到新的層次，直到今天，這些過程持續接受檢驗與改良，或者以更穩定的方法取代。

到了一九五五年，檢測嗎啡的方法已經來到三十種。除了呈色試驗外，從屍體分離出來的純化合物，也可以藉由熔點以及化合物製成鹽類時的結晶形狀來鑑定。而沒有特殊化學試驗可用的案件，也能利用生理學實驗來確認毒藥的作用。即使在一九四〇年（《絲柏的哀歌》出版的那一年），可疑下毒案件的毒物分析與鑑定也受到相當嚴謹的監督。

• • •

《絲柏的哀歌》中，瑪麗・傑勒德遭人謀殺，使得韋爾曼夫人的死變得蹊蹺。這時韋爾曼夫人已經下葬超過一個月，但是驗屍仍能確認她死於嗎啡中毒。雖說化合物會在活人身體裡代謝，當人死亡，這些過程就會停止，但這不代表這些藥物與相關代謝物會留待原地，等著病理學家出現進行分析以重建犯罪過程。身體腐化的過程中，會發生一系列新的化學反應，把現有的藥物轉化成新的化合物，雖然許多藥物明顯不受這種過程的影響。嗎啡的最終代謝物是葡萄糖苷酸結合物，它們能夠在人死後慢慢變回嗎啡。嗎啡從人體分離出來後就會一直降解，即使保存在樣本容器裡也一樣，除非採取預防措施。而且，屍體埋葬的時間愈久，組織裡的水分愈少，如果有任何藥物存在的話，會使它們的相對含量變多，因此屍體的乾燥程度必須納入考量。

驗屍時最常用來分析藥物的檢體，來自於肝臟、血液及尿液。但這三種檢體並非一定能夠取得，要視屍體的腐敗狀態而定。以韋爾曼夫人的案子來說，肝臟檢體可能是最佳選項；此時應該沒有尿液可供分析，而且如果她的遺體經過防腐處理（這很有可能，因為她相當富有），血液會嚴重變質。驗屍也能用其他組織進行藥物分析，但是結果的可靠性會低得多。舉例來說，肌肉組織可能是體內容納最多藥物的部位，卻很難從這裡萃取出藥物，而且藥物在肌肉裡的分布不均，這些可能導致巨大的誤差。頭髮分析也可以用來確定一段時間內的藥物使用情形，雖然頭髮不易腐敗，可是生長緩慢，藥物需要時間才能抵達。如果韋爾曼夫人死前不久只接受一劑（大量的）嗎啡，就無法從她的頭髮檢驗出藥物。然而，嗎啡中毒身亡的死者遺體上長出來的蛆，還是能測得出這種藥物。

即使驗出正確的嗎啡量，依然很難肯定就是造成死亡的原因。由於人類會對鴉片類化合物產生耐藥性，想要確定對人體可能構成致死劑量的藥物量，幾乎是不可能的事，除非可以釐清病患在醫療用藥或娛樂用藥的情形。成藥裡的可待因也可能出現在試驗結果中（因為人體會把這種化合物轉化成嗎啡）。甚至愛吃罌粟籽蛋糕之類的強烈喜好，會讓鴉片類化合物的檢測結果失準。罌粟種子含有鴉片劑的成分，含量差異很大。食用罌粟籽不太可能讓人產生亢奮感，除非狂吃猛嗑（聽說要吃到七十五公克），不過據傳有人因為吃了含有罌粟籽的食品而無法通過藥檢。

韋爾曼夫人的用藥史相當清楚，因為她最近生病，需要醫生定期訪視，而且有兩位護士經常照護。即使她是罌粟籽蛋糕的愛好者，屍體也只會出現微量嗎啡。判定她的死因是嗎啡中毒這件事，病理學家應該很有把握。

不利於奧莉隆．克里修的證據愈來愈多；她站上法庭時，眾人似乎認定她的謀殺罪名會成立。白羅施展專業技巧，嘗試讓奧莉隆擺脫指控。他以一貫條理分明的方法，將證據抽絲剝繭，與相關人士訪談，並排除雜訊，最後終於找出真相。

• • •

韋爾曼夫人的主治醫生認為，這可能是一起自殺或協助自殺的案件。韋爾曼夫人自己向醫生提起這件事，但是醫生拒絕開給她更多藥物。儘管韋爾曼夫人臥病在床，但她是聰明過人的女士，只要她有心，一定可以設法弄到嗎啡，然後服下致死劑量，醫生從來不懷疑這一點。

一九二〇年頒布的《危險藥物法》（Dangerous Drugs Act）明令，嗎啡與其他幾項藥物只能透過醫生的處方籤，從有執照的藥房取得。化學家、藥劑師、醫生及護士都可能拿到嗎啡，但是用量會受到嚴格監督，庫存也會進行盤點，確保沒有藥物遺失。想拿到嗎啡並不容易，克莉絲蒂一九五五年的小說《國際學舍謀殺案》（Hickory Dickory Dock）就花了一些篇幅著墨。

# O 代表鴉片
# is for Opium

小說中的一個角色接受挑戰，要弄到三種致命毒藥，其中之一是酒石酸嗎啡。他完成任務的方法是假扮成醫生，從醫院藥劑室的毒品櫃摸走毒藥，但是他還說出另外兩種方法。現在想利用克莉絲蒂提出的方法來下毒的人恐怕要失望了，他們會發現這些狡猾的手段不太可能成功，因為後來已經加強毒藥的查核與管制。

在《絲柏的哀歌》中，克莉絲蒂寫出一種可能的情況，所有主要嫌疑人都有機會拿到嗎啡。荷普金護士的藥箱裡有一管二十錠的鹽酸嗎啡，每一錠含有半格令鹽酸嗎啡，用來治療村子裡一位罹患惡性腫瘤（皮膚癌）的病人。韋爾曼夫人過世前一天，荷普金護士發現那管藥不見了。雖然她當時應該報備藥物遺失的事，但是她沒有這麼做，因為她覺得自己只是把藥放到別的地方去了。後來才弄清楚，護士的藥箱留在韋爾曼夫人家的門廳一整夜，來過這裡的任何一個人都可能拿走嗎啡。這根管子含有的藥物，足以殺死好幾個不常使用嗎啡或相關藥品的人。如果凶手弄得到注射器，就可以溶解嗎啡藥片，注射到韋爾曼夫人體內，或者加到食物或飲料中。如果韋爾曼夫人吃到不尋常的苦味，在喪失行動能力的狀態下，也無法反應。因此，可能犯案的嫌疑人名單，並不局限於醫療專業人員。

比起韋爾曼夫人的死亡，瑪麗．傑勒德似乎很明確是遭人謀殺。那天午餐她吃下大量嗎啡，而同時只有三人待在同一房間。這種設定與一件真實案例雷同，可能是克莉絲蒂的靈感來源。一九三〇年，莎拉．賀恩（Sarah Hearn）被指控將砒霜摻入她做來給自己和兩位朋友吃的幾個鮭魚三明治裡。這兩名友人是威廉與安妮．湯瑪士（William and Annie Thomas）夫婦，他們吃了三明治後覺得身體不適，安妮的情況尤其嚴重。這對夫婦於是待在家裡休息，賀恩去探望他們，並做飯給兩人吃。兩天後，安妮．湯瑪士死亡。而驗屍結果顯示，死者體內含有大量砒霜。這段期間，賀恩不見蹤影，留下紙條暗示她要自殺。事實上，她改名換姓，到鄰郡做管家工作。後來賀恩的審判開庭時，她的辯護律師質疑科學證據，指出埋葬地點的土壤含有大量的砷，很容易污染檢體。最後陪審團判定賀恩無罪，留下許多待解的問題。例如，她和朋友一起用餐時，如何確保自己不會吃到有毒的三明治？賀恩把砒霜加到三明治裡（推論這些砒霜來自殺草劑，應該有藍色染料），怎麼讓麵包不被染色？如果安妮．湯瑪士真的遭到謀殺，那麼凶手一直逍遙法外。

若要在這裡解釋三人午餐吃一樣的食物，其中的下毒者如何只害死特定一人，卻又不透露凶手是誰，描述起來會很拐彎抹角。為了清楚起見，以下段落會有重大劇透。如果你不想知道結局，現在請不要繼續看下去（或者直接跳到下一章）。

•••

在《絲柏的哀歌》中，白羅發現，雖然準備三明治的人是奧莉隆，但是有一段時間沒人在廚房看著三明治，外面的人可能利用這個機會動手腳。如果是外人在三明治下毒，吃午餐的三個人似乎都可能遭殃。如果這名未知凶手只在其中一份三明治下毒，那麼瑪麗吃到純屬倒楣。白羅排除了這項理論，認為凶手一定是在吃午餐的三人當中。瑪麗的胃內容物分析無法區分出嗎啡是加在她吃下的三明治或茶中。奧莉隆沒有喝茶，但是荷普金護士喝了。如果嗎啡是加在茶裡，那麼荷普金護士應該也會中毒。

警方似乎忽略了一條有力的線索，他們不理解其中的重要性。那就是荷普金護士手腕上有一個針刺孔。奧莉隆在午餐後和她一起洗碗時注意到了。荷普金護士說她被玫瑰叢刺傷，但是白羅觀察入微，發現這叢玫瑰是無刺的品種。因此，她手腕上的刺傷可能是皮下注射器的針頭造成的，而這與凶手不小心留在廚房地板的另一條線索巧妙地拼在一起。這條線索就是藥物標籤的碎片。

警方聲稱，這張標籤碎片原先是貼在裝有鹽酸嗎啡藥片的玻璃管外，就是荷普金護士藥箱不翼而飛的那種藥片，但是經過進一步檢視發現根本不是這麼一回事。事實上，這張標籤來自阿朴嗎啡（〔apomorphine〕也稱為去水嗎啡）。標籤碎片上有部分字母，而且仍可看出是小寫的m，因此不

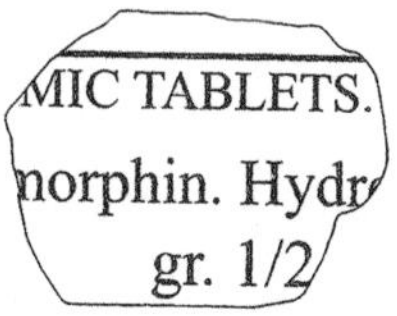


《絲柏的哀歌》中，掉在廚房地板上的標籤碎片。

可能是鹽酸嗎啡（Morphine hydrochloride）的標籤。[9]

阿朴嗎啡的結構與嗎啡很不一樣，它的名稱容易造成誤解。最初合成阿朴嗎啡的方法，就如克莉絲蒂在《絲柏的哀歌》中寫到的：「鹽酸阿朴嗎啡的製備，是把嗎啡與稀鹽酸放在密閉容器中加熱，經過皂化而成，為嗎啡的衍生物。相當於嗎啡去除一個水分子。」克莉絲蒂的描述基本上是正確的，除了在這個過程中，嗎啡分子不是只有失去兩個氫原子與一個氧原子這麼簡單。分子中的原子其實進行了大幅度的重新組合，產生的化合物與嗎啡大不相同，雖然它還是會與鴉片類受體結合。這種化合物的副作用讓它不容易成癮，但是有時會使人睡著。過去阿朴嗎啡會被應用於嫌惡療法[10]，治療焦慮、酗酒、同性戀及毒癮。作家威廉・柏洛茲（William S. Burroughs）覺得這是治療鴉片成癮最有效的方法，因為阿朴嗎啡大幅減少戒斷症狀，而且沒有成癮性。在他嘗試過的諸多方法之中，只有這一種方法讓他長期擺脫鴉片癮。然而，除了柏洛茲的主張，並無證據顯示阿朴嗎啡是治療鴉片成癮安全有效的方法。

阿朴嗎啡不是鴉片中毒的專門解毒劑，只能清除胃裡還沒被吸收的毒藥。一旦藥物被吸收到血流裡，或者藥物是以注射的方式施用，這時阿朴嗎啡對患者沒有什麼幫助。

荷普金護士在準備午餐喝的茶時，趁機把嗎啡加到茶壺裡。出乎意料的是，無人指出茶中帶著苦味，或許是出於禮貌的緣故。瑪麗喝了一些茶，荷普金護士也喝了，但隨即幫自己注射阿朴嗎啡催吐；荷普金護士透過劇烈嘔吐，讓毒藥在被身體吸收之前都排除了。然後，為了確保瑪麗會死於嗎啡的作用，荷普金護士提議要到樓上臥室幫忙奧莉隆整理衣物。瑪麗獨自留在原地一小時，等到荷普金護士與奧莉隆「發現」她中毒時，已經來不及救她了。

9 雖然也可能是二乙醯嗎啡（Diamorphine）的標籤，但這一點似乎沒有列入考慮；二乙醯嗎啡同樣能毒死瑪麗，而且也會有類似的毒理分析結果，因為二乙醯嗎啡在人體內會迅速代謝成嗎啡。

10 嫌惡療法試圖讓大腦把特定的行為舉止與不愉快的刺激連結在一起，促使患者戒掉這些行為。例如，戒酒的嫌惡療法是讓患者把酒和催吐劑一起喝下，引發嘔吐，把酒與極度不快的經驗連結在一起。從一九三〇年代起，有成千上萬名酗酒者接受這種治療，據說成效不錯。針對同性戀的嫌惡療法主要在一九六〇年代實施，當時英國仍把同性戀視為犯罪行為，許多人遭法院裁定施以強制治療，包括給男同志注射阿朴嗎啡引發噁心與嘔吐，接著逼迫觀看同性裸體的各種照片。這種療法最後未能收效（不令人意外）。實施的時候還需要住院，如果有人發生脫水現象，就能夠得到觀察與醫治。阿朴嗎啡的副作用無疑會造成死亡。

# P 代表磷

## P IS FOR PHOSPHORUS

### 《死無對證》

### *Dumb Witness*

有一天，我在家用磷做了一些實驗，不小心把一小塊磷留在房間裡的桌子上，整理床鋪的女傭沒注意到，讓放在桌上的寢具沾染到。後來睡在那張床的人半夜醒來，覺得比平常熱，這才發現床罩失火了。

——法國化學家尼古拉斯・勒梅里（Nicolas Lémery）

磷，是第十五號化學元素（原子序為十五），可以透過各種方式要你的命。磷就像「變身怪醫」一樣具有雙重性格。一方面，磷會與氧結合形成磷酸鹽（phosphate），此時的磷是我們生存的必需元素，它形成生命的骨幹。另一方面，磷被形容成是魔鬼的元素，克莉絲蒂深知其本質的黑暗面。一直以來，白磷被用於製造炸彈、滅鼠藥、火柴與藥物，這些都能造成致命的後果。

一九三七年出版的《死無對證》，是克莉絲蒂唯一使用磷做為謀殺手段的作品。小說的第一頁就寫到亞倫道小姐去世了，似乎是自然死亡，她是一位富有的老太太。自從一年多前發生黃疸差點致命以後，她的身體一直很虛弱。她最後的病症顯示是肝病復發，正式紀錄上的死亡原因是黃色肝萎縮。一切似乎都很正常，直到宣讀遺囑的時候。主要受益人是亞倫道小姐的隨身女侍明妮．勞森小姐，勞森最近才被指定為受益人。亞倫道小姐的親戚全被忽略了，他們似乎都負債累累，而且沒有良心。

雖然沒有醫學上的證據顯示亞倫道小姐是被人害死的，但她身故時周遭所發生的事情以及她親戚們的行徑，讓白羅心生懷疑。白羅與海斯汀上尉一起私下展開調查，想證明亞倫道小姐遭到謀殺。亞倫道小姐在過世前幾天曾參加一場招魂儀式，過程中有一圈奇特的光環圍繞著她的頭，成為很重要的線索。這是鬼魂顯靈嗎？還是靈界發出的死亡預兆？或者是她剛吞下的毒藥所產生的詭異磷光？

## ◈磷的故事

磷元素有幾種形式，通常可用顏色區分為白磷、紅磷、紫磷、黑磷。白磷是最早發現的，這項功勞一般歸於亨尼希．布蘭德（Henning Brand）[1]，他是活躍於十七世紀下半葉的德國鍊金術士。或許有其他人更早發現磷，但是布蘭德的故事最精采。布蘭德一直在尋找黃金，理由只有本人最清楚，他想從尿液鍊出黃金（或許是尿液的顏色給了他提示）。他收集了數桶自己的尿液，然後放到尿液變質長蟲。接下來把這些液體熬煮成濃稠的黏糊——很可能是助理這麼做的，不是布蘭德親自執行。這些黏糊再以更高溫的火焰加熱，產生紅色的油、一層黑色的海綿狀物體以及白色固體。白色固體因為有鹹味，布蘭德就把它扔了。他不知道的是，大部分的磷都在白色固體裡，這些是磷酸鹽。布蘭德繼續進行實驗，把紅油與那一層黑色的物體混合後，再度加熱。待白色煙霧從這些混合物冒出，布蘭德使用裝了水的玻璃容器收集起來。煙霧最後凝結成白色的蠟狀固體。這些東西不是黃金，但會在黑暗中發光。這種發光特性是磷（phosphorus）這個名稱的由來，源自希臘文，意思「光的攜帶者」。當時的人不知道有什麼物質可以不伴隨著炙熱火焰，卻又能發光，因此磷成為一種珍貴的物質。

布蘭德的方法效率極低，必須收集並儲存大量尿液，而僅能獲取其中百分之一的磷。讓尿液長蟲也是多餘的步驟，因為磷可以從新鮮的尿液提取，方法就跟使用放到變質長蟲的尿液一樣簡單，還比較不噁心。無論如何，布蘭德成功分離出一種新元素，是週期表裡九十二種天然元素中第十三個被發現的，也是近代第一個發現的元素。布蘭德從未透露他獲取磷的方法，但在缺錢時很樂意出售成塊的磷。不過，他曾說過這種神奇物質的源頭來自人體，於是有一些人試圖自己找出布蘭德的方法。

結果有一個人想出了製造磷的方法，那就是丹尼爾．克拉夫特（Daniel Kraft），他是同時期著名的德國化學家。克拉夫特開始在科學聚會上展示這種新物質的特性。他讓室內的燈火

1 他的生卒年不是很確定，大約生於一六三〇年，卒於一六九二年或一七一〇年。

都熄滅，再把少量的磷塗在臉和手臂上，這種物質隨即在沒有任何加熱的情況下發出一種奇怪的光。把磷塗在紙張上，紙張逐漸變熱，有磷的地方會起火燃燒。一六七七年九月的一天晚上，他在倫敦為英國皇家學家（Royal Society）的特別人士舉辦了這樣的聚會。與會紳士包括羅伯特・波以耳（Robert Boyle, 1627-1691），後世尊稱為「現代化學之父」，當時是正在尋找「賢者之石」[2]的鍊金術士。克拉夫特的示範讓波以耳深深著迷，也給了他啟發，於是著手進行許多繁複的實驗，想把磷的神祕特性全部弄清楚。波以耳採用系統性方法以及通俗易懂的實驗紀錄方式，使他成為備受尊敬、世界知名的科學家。但是，波以耳為了做實驗，需要源源不絕的磷。到了一六八〇年，波以耳發展出獲取磷的製程。他把位於倫敦帕摩爾（Pall Mall）自家所有的尿液都收集起來，然後和助手安布羅斯・高德福瑞（Ambrose Godfrey, 1660-1741）一起加工，維持磷的穩定供應，讓他的實驗順利進行。

高德福瑞後來不再為波以耳工作，但仍持續改良這個製程。他在位於倫敦河岸街（Strand）附近的實驗室製造出品質最好的白磷，供應到歐洲及其他地區。高德福瑞製造磷的來源同樣是尿液，因此實驗室附近的居民必須忍受臭味，到了一七六九年，約翰・哥特利伯・甘恩（Johann Gottlieb Gahn, 1745-1818）與席勒（因為席勒綠而出名）發現骨灰中也可以提煉出磷，情況才有改善。

白磷分子由四個磷原子所組成，結構簡單。白磷不溶於水，但可溶於油脂。由於長期儲存後會慢慢變黃，所以也常稱作黃磷，但其實黃磷和白磷是同樣的東西。這種形式的磷具有高度活性，尤其容易和氧發生反應，需要保存在水中。白磷很容易與空氣中的氧反應，燃燒形成白色的氧化磷煙霧。燃燒白磷會放熱產生大量白煙，因此可以製造燃燒彈與作戰煙幕。

• • •

許多人嘗試利用磷的發光特性來設計安全的照明系統，但是都失敗了，因為磷極度易燃。即使降低了發生火災的風險，讓磷發出詭異光芒的過程，也會產生難聞的大蒜氣味。[3]因此用磷來照明，既危險又有難以忍受的臭味。不過，磷的易燃性也帶來好處，那就是它在居家的主要用途：火柴。白磷最早在一八三〇年左右被用於製造火柴，十九世紀中期，火柴的產量已經到了以數十億根來計，火柴頭的成分有百分之二十是白磷。火柴很容易點火，但也很容易意外引燃。例如，腳踩在火柴上所造成的摩擦生熱，就足以引發一場致命的大火，

2 以前的人相信，神祕的賢者之石（〔philosopher's stone〕因為一個男孩巫師在現代變得家喻戶曉）能將卑金屬變成黃金。這是所有鍊金術士追尋的目標，其他目標還包括長生不老藥及萬能溶劑（最後一項特別令人傷腦筋；如果你找到可以溶解所有東西的萬能溶劑，你要用什麼來裝？）。

3 我從事含磷化合物研究許多年，它們的氣味十分強烈，而且特別難聞。這種氣味常被形容成「大蒜味」，但其實地球上沒有其他東西有這種味道。

如同十九歲的瑪蒂達女大公在一八六七年的遭遇。[4]事實上，把一盒火柴放在口袋裡，便可使盒子裡的火柴相互摩擦起火。甚至放在窗台上的火柴，一旦受到陽光照射，也會燃燒。

一八四〇年代，以紅磷取代白磷的「安全火柴」開始生產。火柴盒側邊磨砂面上黏了紅磷，把火柴頭沿著這一面摩擦，所產生的熱就足以點燃火柴棒。製造紅磷的方法是將白磷高溫加熱（隔除空氣的情況下），讓微小的$P_4$分子串成鏈狀。比起白磷，紅磷較不易發生反應，而且沒有毒性。然而，紅磷也比較貴，所以安全火柴起初不是很流行。雖然早在一八五〇年代，人們開始擔心白磷的安全性，但是直到一九〇六年才禁止火柴使用白磷。

為了生產市場需求的大量白磷火柴，需要很多人力，因此這些勞工通常是在危險又惡劣的環境下長時間工作。火柴的危險性不只因為易燃，還有製作火柴會用到的白磷本身就具有毒性。製造火柴的過程如下：取來小根的楊木棒，長度是火柴棒的兩倍，將其排在架子上，牢牢固定。接著是「浸泡工」的任務，他們分別把小木棒的兩頭浸入「混合液」中，再把火柴棒架子放到烘乾箱裡乾燥。最後，將這些火柴切成兩段，裝進小盒子，準備出售。「混合液」含有黏膠、著色劑、硫及白磷，把這些成分溶於水中，加熱至黏稠度適中，最後裝在淺盤裡，盤子的深度剛好適合浸火柴頭。一個熟練的浸泡工在十小時的輪班中，可以產出一千萬根火柴，數量驚人。然而，浸泡工會吸入含磷的煙霧，包裝火柴的工人則是吸進含磷的粉塵。

白磷的毒性極高，大約有百分之二十的火柴廠工人會出現所謂的「磷毒性頷骨壞死」

（phossy jaw）。一開始會牙痛，然後牙齒脫落，而且牙齦、頜部、顏面疼痛腫脹。漸漸地，軟組織和骨頭受到侵蝕，牙齦出現膿瘍，滲出最難聞的膿液。膿腫更進一步出現在下頜線，形成傷口，露出壞死的頜骨。治療磷毒性頜骨壞死的唯一方法，是切除頜骨，換上人工骨。如果不動這種手術，磷會繼續傷害內部器官，造成死亡。大約百分之五的磷毒性頜骨壞死患者會因此死亡。法國的一項研究發現，磷毒性頜骨壞死的患者半數會選擇自殺，因為這種疾病造成的疼痛與惡臭實在太難受了。

除了移除中毒來源，幾乎沒有什麼方法可以治療磷中毒。幸好，今天接觸到白磷的機會很少。火柴工廠的悲劇導致各產業的工作條件獲得巨大的改善，不僅限於火柴製造業，值得慶幸的是，在工作場域接觸到白磷煙霧已成為過去式。

• • •

接觸環境中的白磷，需要很多年的時間，才可能導致磷毒性頜骨壞死，儘管用這種方式下毒，也不保證一定會造成同樣的結果，從凶手的角度來說，需要用更快速可靠的方法。磷

4 瑪蒂達女大公（Archduchess Matilda）是奧地利公主，早已許配給義大利王儲翁貝托一世（Umberto I）。某天，她把身體探出窗戶和親戚說話時，踩到一根火柴，等到服裝著火，她才意識到發生了什麼事。瑪蒂達後來因為傷勢嚴重而過世。

能透過皮膚、胃腸道吸收，也能透過肺部氣管壁吸收。白磷的高活性會造成燒傷，因此經皮吸收會留下嚴重傷痕。過去接觸到燃燒彈的人，會用硫酸銅溶液來治療皮膚燒傷。這對於中和磷的作用很有效，但是硫酸銅本身具毒性，幾乎已不用於這類治療。皮膚上的燒傷很可能引起懷疑，所以投毒者常用的方式應該是口服。如果目的是殺人，這是最可靠的途徑，只消一百毫克左右的磷，就能致人於死。[5]

磷的毒性作用很早就為人所知，德國化學家伊爾哈得・米切利希（Eilhard Mitscherlich, 1794-1863）是第一個建議把磷加進漿糊製成滅鼠藥的人。他也知道人們或許會把原本用於老鼠的毒藥，拿去處理其他討厭的「害蟲」。米切利希寫了一篇論文，描述如果發生中毒事件該如何檢驗磷的方法。這種方法現在稱為米切利希試驗（Mitscherlich test），步驟包括把疑似含磷的物質放到燒瓶裡，和水一起加熱。蒸氣讓磷汽化，經由冷凝器冷卻，可以收集到磷。然後在暗室裡觀察裝置，如果有磷，便可以看到發光現象。

## ◈磷如何致命

白磷的活性很強，很容易燒傷食道與胃，如同它燒傷皮膚一樣。大量的白磷會傷害胃黏膜，造成出血和劇烈疼痛，甚至吐血。嘔吐物可能冒煙，因為磷與空氣中的氧反應，而且聞起來有大蒜味。磷同樣會與胃酸發生作用，產生磷化氫（〔$PH_3$〕也稱為膦），這種氣體的氣味很刺鼻，也能從受害者的呼吸中聞到。此外，口腔會產生燒灼感，而且覺得非常口渴。較小劑量的磷可能使胃黏膜發炎，雖然不至於引發嘔吐，但仍可從呼吸氣息嗅到類似大蒜的味道。磷透過腸道進到血流裡的過程較為緩慢，需要二到六小時，但受害者若是吃了油膩的食物，這個過程就會加快。初期的疼痛和嘔吐症狀消退後，可能有一陣子的緩和期，患者似乎有所好轉。不幸的是，如果已經有夠多的磷進到血流裡，那麼更糟的事情才要發生。

血液把從腸道吸收的磷帶到肝臟，磷在那裡累積。肝臟是人體的解毒器官。從腸道附近流出來的血液最先抵達的器官就是肝臟，肝臟如同某種「清潔中心」，處理從消化系統進到體內的任何物質，既從血液濾得養分，也把廢物或有害物質過濾清除。一些有害物質可以原封不動地排出去，因為它們已具備充分的水溶性，從尿液就能排除。然而，白磷不溶於水，因此肝臟的酵素會進行反應，讓白磷變成更易溶於水的產物。這些反應的產物和磷一樣具有很高的活性，會對肝細胞造成傷害。肝臟的基本功能異常，於是肝臟腫大，並且出現黃疸。

黃疸的特徵是皮膚與眼白變黃，通常是肝臟生病的徵兆。這是膽紅素濃度升高造成的，膽紅素是人體紅血球分解後產生的廢棄物。紅血球經常在汰舊換新，衰老的紅血球就被肝臟分解成膽紅素，進入膽管，最後隨糞便排出體外。

5 過去曾有段時間流行用吞服火柴頭的方式自殺，一盒火柴的火柴頭所含的白磷就足以致命。現在由於已經改用紅磷，即使舔火柴盒的磨砂面，舔再多盒也不會死掉。

磷也會影響腎臟，腎臟的功能就像過濾器，把血流裡的廢物轉移到尿液排出，但這裡的情況不是因為腎衰竭造成死亡。當肝臟嚴重受損至無法正常運作，身體的其他部位都會受到高濃度有毒化合物的影響。到了這個地步，除了採用支持性治療，似乎別無他法。一旦吃下磷，受害者在經過三或四天後，就會因肝衰竭而死亡。

## ◈一些現實生活中的案例

利用磷來實施謀殺或自殺的案例不在少數，但是發生在一九五〇年代的兩起真實案件與《死無對證》的情節有些特別的相似之處。

一九五三年，路易莎．梅里菲爾德（Louisa Merrifield）與她的第三任丈夫阿弗雷德（Alfred）搬進八十歲的莎拉．安．里克茨（Sarah Ann Ricketts）的家，做為同住管家。以里克茨夫人的年紀來說，她的身體還算硬朗，只是行動有點不便，很少出門。她需要有人協助才能進行日常活動，像是打掃、購物和做飯。不過打從一開始，雇主和管家就處得不好，里克茨太太會向朋友與鄰居抱怨，她沒有足夠的食物可吃。

一九五三年四月十三日晚上六點半，一位醫生為里克茨太太檢查，沒有發現任何異常。但是第二天，另一位平常照料她的尤爾醫生（Dr. Yule）被緊急請來。他在下午剛過兩點抵達，里克茨夫人已經死了。尤爾醫生無法給出死因，因為他最近沒有以專業身分為里克茨夫人看病。然而，他才在四天前跟她說了十五分鐘的話，夫人看起來健康狀況和平常一樣。尤爾醫生拒絕簽署死亡證明書，並且把這起死亡向相驗單位報告。

驗屍結果顯示，里克茨夫人的肝臟「顏色像油灰，質地像起司一樣黏滑」[6]，符合磷中毒的情形。從肝臟的外觀確認她是最近中毒的，而非長期接受小量的毒藥。法醫無法確定磷的來源，但是認為最可能來自羅丁滅鼠膏（Rodine rat paste）。羅丁滅鼠膏裡和磷混在一起的成分之一是糠麩，由於里克茨夫人體內發現了糠麩，糠麩又與磷有關聯，法醫認為這兩樣東西差不多在同一時間被死者吃進去。里克茨夫人的平房裡以及梅里菲爾德夫婦的私人物品，都找不到羅丁滅鼠膏。這種滅鼠膏很容易在藥房買到，儘管裡頭含有致命劑量的磷，但法律並未規定買賣時需要登記。因此警方追查不到梅里菲爾德夫婦曾經購買或持有毒藥的紀錄。

然而，在路易莎・梅里菲爾德的手提包裡，發現了一項可能推論犯罪的證據：一根用過的湯匙，上頭還沾有乾掉的殘渣。這不像是會帶在手提包裡的物品，但是分析凝固的殘渣並沒有磷的跡象。在湯匙可能用來把毒藥與食物混在一起，到送去鑑定實驗室化驗的這段期間，上頭的磷可能已經汽化了。這些凝固殘渣推測可能是果醬，或者是加糖的蘭姆酒，這些都已知是里克茨夫人會吃的東西。里克茨夫人最後病倒期間，梅里菲爾德夫婦還給她喝蘭姆

6 引用該案法醫的說法。

酒。測試結果顯示，蘭姆酒在掩飾磷的氣味有些效果，但無法完全蓋過；黑醋栗果醬則對於掩蓋磷的味道與氣味都有效。

驗屍結果明顯發現磷中毒的跡象，但沒有證據證明是如何下毒的，或者毒藥是從哪裡取得的，不利於梅里菲爾德夫婦的事證相當薄弱。不過，里克茨夫人過世的兩週前，梅里菲爾德夫婦搬進來還不到三週的時間，兩人就以某種方法說服里克茨夫人把遺囑修改成對他們有利。里克茨夫人喪命的前一天，一名在平房裡工作的工人聽到夫人要阿弗雷德去找律師，因為她想修改遺囑。她對工人說：「他們對我不好，我要他們離開。」路易莎也不小心對一個熟人脫口說，跟她一起住的老太婆死了，留給她一棟價值四千英鎊的平房，雖然那時里克茨夫人仍活著，身體也還硬朗。

陪審團研商了五小時又三刻鐘，然後判定路易莎．梅里菲爾德有罪，阿弗雷德．梅里菲爾德無罪。路易莎被處以絞刑，但是阿弗雷德無罪開釋，還繼承了里克茨夫人遺囑裡要留給他的半間房子。

• • •

第二件謀殺案則顯示磷中毒有多麼容易被誤認為是自然死亡。一九五四年，一名年輕寡婦亟欲擺脫被父母強逼的第二段婚姻，於是到警局自首，承認自己謀殺了第一任丈夫。她聲稱三年半前，讓丈夫吃下從一罐老鼠藥取得的磷。起初，沒有人相信這個女人。她的第一任丈夫被認定死於自然原因，她看起來也沒有聰明到可以施行這種計謀而不被抓到。儘管有一些疑慮，警方仍展開進一步調查，結果發現這名女子的丈夫死時才三十五歲，直到所謂的中毒那天，他的健康狀況良好。他的病症是由胃潰瘍導致的吐血所引起的，包括嘔吐與劇烈腹痛，然後短暫好轉。兩天後又出現同樣症狀，但比之前更嚴重，還伴隨嚴重口渴。他在那一天死亡，死前吐了很多血。

警方不得已只好把她丈夫的遺體挖出來。原本認為過了三年半，應該幾乎不會留下中毒證據，結果屍體的狀態完整，死者的一些器官和組織送去化驗，利用米切利希設計的那套程序，證實有磷元素的存在。法庭判定確有謀殺情事，但是這名寡婦卻不需要為她的行為負責。

## ◈阿嘉莎與磷

在《死無對證》中，亞倫道小姐的死沒有引起醫生、家人或朋友的懷疑，被歸因為黃色肝萎縮造成的，她得到這種病好些年了。除了白羅以外，沒有人起疑，他真正的挑戰是證實亞倫道小姐是遭人謀殺的。克莉絲蒂凸顯出，要確認中毒案件的凶手犯下罪行有多麼困難，至今仍是如此。首先必須證實受害者不是死於自然原因。

《死無對證》裡的凶手費盡心思選擇毒藥。黃疸是磷中毒的症狀，很類似亞倫道小姐肝病復發的情形。儘管小說沒有透露亞倫道小姐生病的確切起因，我們知道她中毒的十八個月前經歷黃疸發作，還差點死掉。亞倫道小姐似乎從舊疾復原，但一直在服藥控制。她也很小心注意自己的飲食，避免油膩的食物，雖然偶爾會故態復萌。亞倫道小姐最後一次生病，是吃了咖哩後才在當晚開始出現症狀。咖哩的風味強烈，是投放磷之類的毒藥的最佳媒介，能夠掩蓋磷的獨特味道；咖哩還可以煮得很油膩，加快磷進入血流的速率。

要是有人吃了大量的磷下肚，可能會原封不動地從糞便排出，因為這些磷只停留在腸道，沒有經過肝臟處理。這種情形會導致「糞便冒煙的症狀」，患者糞便中的磷和空氣中的氧發生反應而冒出白煙。糞便甚至會在黑暗中發光。克莉絲蒂下筆很謹慎，並未描寫亞倫道小姐的腸道蠕動這類令人不快的事情，不過為她看病的醫生從沒考慮到磷中毒，這暗示亞倫道小姐沒有這種症狀。

我們預期驗屍會揭露真正的死因，但是小說中沒有進行驗屍，因為大家都認為亞倫道小姐死於一種已知的疾病。白羅考慮過開棺驗屍，但這樣做會有風險。除了惹惱整個家族，也可能有違死者意願，加上屍體已經下葬兩個月了，也許查不出確切的證據。磷可能在體內器官留下明顯的損傷跡象，例如磷和身體組織反應造成的出血或腐蝕病灶，但也可能沒有痕跡。如果磷的劑量很大，把胃剖開時，從特殊氣味可能一下子就辨識出來；如果把燈關掉，法醫甚至能夠看到腸道發出的特殊綠光。不過，屍體埋得愈久，磷就愈有可能與氧反應變成磷酸鹽。這時不會再有輝光，毒藥形成的氧化磷已經與人體原本有的相似化合物無法分別。肝臟損傷通常是顯示磷中毒更好的指標，雖然亞倫道小姐的案子或許並非如此。肝臟加上身體的其他指標可以提供線索，協助判斷毒藥是什麼時候吃下的，是一次攝入大劑量，還是長期多次攝入小劑量。如果是一次攝入大劑量，由於磷直接與心肌作用造成心血管虛脫，受害者可能會在十二小時後迅速死亡。如果是攝入的幾天後才死亡，就像亞倫道小姐的情況，那麼肝臟會腫大，產生黃疸，也就是自然發生的肝病會出現的那種損傷。受害者中毒後活得愈久，這些傷害就愈可能從肝臟擴及腎臟，因為肝臟產生的磷代謝物經由血液來到腎臟，在這裡過濾到膀胱，隨尿液排出。亞倫道小姐經常被施予小劑量的磷，肝臟可能會看起來像酒精性肝病的情況（肝腫大且伴隨黃疸），這樣就和她原來的病情難以區分了。

即使沒有可能引起懷疑的驗屍結果，白羅仍然發現亞倫道小姐被人用磷下毒的其他證據。她過世的幾天前，也就是亞倫道小姐開始覺得不舒服的那一晚，她參加了一場招魂儀式。儀式中，亞倫道小姐的嘴裡吐出一條發光的飄帶，形成一輪光環圍繞她的頭。在場好幾個人看到光環，認為是神靈附體或是鬼魂顯靈。只有白羅清楚那是磷氣的綠光。

白羅介紹這種光環是某種「發磷光的」（phosphorescent）物質造成的；他誤用這個詞了，嚴格來說，這個術語專門指物質因為光的照射而受到激發，在黑暗中持續發光一段時間（例如，電影院的出口標誌），雖然這個詞彙的起源確實來自於磷接觸空氣產生輝光的現象。磷的發光其實屬於化學發光，是由於化學反應而產生的光（化學發光的其他例子，有螢火蟲尾部的發光器，以及夜店狂歡客揮舞的螢光棒）。白磷發光的確切原因，直到一九七四年才完全清楚，因此很難指謫白羅在一九三七年犯下這種錯。磷原子和氧原子發生化學反應，產生五氧化二磷（$P_2O_5$）及氧化膦（HPO），這些分子只能短暫存在，兩者都會發光。把一塊白磷放在有塞子的燒瓶裡，它會發光直到氧或磷在反應中消耗殆盡為止。回頭來看那圈靈異的光環，體溫會讓胃裡的磷更容易汽化，這些氣體隨著亞倫道小姐的呼吸一起逸出，與空氣中的氧作用而開始發光，因此旁人能看到這些氣體。

在招魂儀式中把磷光當成靈氣，聽起來似乎是牽強附會的想法，其實不然。墓地的鬼魂、鬼火、人體自燃等這類不尋常的現象，一直有許多人試圖解釋是磷造成的現象，這些若非磷元素與氧反應發出的光，就是空氣中的磷化合物自行燃燒所產生的。人們早就知道濕地、沼澤以及其他發生有機物質腐敗的地方，細菌會在潮濕土壤的厭氧（無氧）條件下產生甲烷（$CH_4$）。甲烷的燃燒非常有效率，但是需要有東西來點燃，可能是磷化氫（$PH_3$）或二磷烷（$P_2H_4$）；這些化合物也能由厭氧菌產生，與氧接觸會自燃。有一種理論是，土壤緩慢釋出磷化氫或二磷烷，它們自己著火，再引燃甲烷，產生飄忽不定的閃爍火焰，形成了鬼火。同樣地，磷與胃酸反應產生磷化氫氣體，這種氣體跟著呼吸排到體外，可以與空氣產生自發性反應。

然而，即使在亞倫道小姐死之前查出她最後病倒的真正原因，恐怕能做的處置也不多。在磷中毒的早期階段，至少還能透過嘔吐排除體內的大多數毒素，並且讓受害者在發作期間補充水分。白羅一確定亞倫道小姐死於磷中毒後，立即著手調查下毒的手法。亞倫道小姐的症狀從深夜發作，顯示她約莫是在晚餐時間中毒的。白羅詢問在亞倫道小姐最後生病階段照顧她的護士，是誰負責準備食物，有誰會進去病人房間。結果發現，列為頭號嫌疑犯的忠心女侍從未接近過食物，也很少到病人房間。只有僕人與護士有機會在食物中下毒，但是他們的嫌疑都被排除了。

亞倫道小姐習慣在每餐後吃兩三種藥。這會是毒藥的來源嗎？我們不清楚亞倫道小姐的醫生開了什麼藥給她，但肯定很溫和。我們還知道亞倫道小姐正在服用一種成藥，那就是洛巴羅醫生的肝炎藥，裡面含有蘆薈（一種草藥，通常做為瀉藥）與鬼臼樹脂（〔podophyllin〕曾用於治療生殖器疣）。儘管亞倫道小姐的醫生說這種藥沒問題，但鬼臼樹脂具有相當的毒性，用藥過量仍可能導致精神萎靡，甚至死亡。鬼臼樹脂大多用來治療便祕或促進膽汁分泌，並不建議黃疸患者使用。克莉絲蒂似乎不清楚鬼臼樹脂的併發症，認為這些藥物無傷大雅。

• • •

磷在過去曾經是一種藥物；其受歡迎的程度在三百年的時間裡起起落落，最終遭到棄用。磷的來源以及它所發出的光芒被當作至關重要的「生命火焰」的證據，即波以耳所說的「flammula vitae」。十八世紀初期，磷丸是治療腹絞痛、氣喘發燒、破傷風、中風與痛風的處方藥，這種藥丸的外層需要小心包覆，避免磷和空氣反應。但是磷在這些方面的治療都不管用，而且劑量大一點還會致命。於是人們很快意識到磷的危險性，僅僅大約九十年後，磷就開始從常用藥典中消失。然而，還是有人繼續使用磷，只是改用更小的劑量來治療結核病、癲癇等各種疾病。二十世紀早期，磷仍被用來配製強身補藥，儘管一九三二年已從《英國藥典》剔除，一九五〇年代某些藥物裡還是能看到它的蹤跡。一九三七年《死無對證》出版時，磷已經不能當作處方藥，即使成藥中含磷，劑量也落在〇．五至三毫克之間，遠低於致死劑量。這些藥丸在藥架上擺得愈久，安全性愈高，由於隨著時間會有愈來愈多的白磷氧化，變成更安全的化合物。

洛巴羅醫生的肝炎藥是克莉絲蒂創造出來的藥物，不過，現實中確實有類似的藥丸用來改善神經痛或做為強身補藥。一九三一年，G．柯塔爾（G. Coltart）醫生在醫學期刊《刺胳針》（*The Lancet*）發表一起病例，內容關於他在一九〇四年開立的一種處方用藥。一名病患就診時主訴全身「虛弱無力」，於是他開了一般的滋補藥丸，其中含有番木鱉鹼和磷。醫生囑咐患者，如果番木鱉鹼讓他抽搐就必須停用。二十七年後，這名患者得了嚴重的磷毒性頷骨壞死。醫生問他為什麼一直服藥，病患說因為這些藥從未讓他抽搐。

亞倫道小姐服用的藥物裡應該沒有磷，但是她的藥可能被動了手腳。肝炎藥丸是明膠膠囊的形式，也就是可分成兩半填裝藥粉，然後再封合起來。凶手要做的就是弄來一顆膠囊，倒掉裡頭的正常草藥成分，以白磷粉末代替。磷的致死劑量是一百毫克，用膠囊填裝綽綽有餘，甚至還可以多裝一些，以確保成功。將一顆假藥摻入一盒有五十顆膠囊的藥裡，這顆藥不一定哪時會被吃到，等受害者吃到時，凶手很可能不在現場。

如同白羅指出的，磷可以輕鬆從滅鼠藥中取得。羅丁滅鼠膏在全英國的藥房都買得到，一盎司裝的一罐滅鼠藥含有十格令（約六百五十毫克）的磷，足以殺死六個人。白羅也提到，出國旅行甚至是更容易取得磷的途徑，白磷火柴在英國遭到禁用後，國外許多地方仍持續銷售好一段時間。不出所料，最後白羅把所有間接證據拼湊起來，揭露凶手，讓正義得以伸張。

# R 代表蓖麻毒素

## IS FOR RICIN

**《鴛鴦神探》**

***Partners in Crime***

別再折磨你的孩子了！

各位媽媽呀！看看你的孩子，他們只要想到吃蓖麻油、礦物油、甘汞或藥丸，就充滿了恐懼。哎呀！

——「卡斯可瑞茨糖果瀉藥」一九一八年廣告

許多人對於蓖麻油不討喜的特性有第一手知識，但幸運的是，只有少數人會經歷到同一種植物的致命作用，而這來自另一種萃取物——蓖麻毒素（ricin）。這種有毒蛋白質如今已惡名遠播，但在克莉絲蒂寫到它的時候，還沒有人用於謀殺。缺乏真實案例，可能是克莉絲蒂在小說中使用這種毒藥不夠準確的背後原因，對犯罪小說女王來說，這是難得的情形。在一九七八年以前，蓖麻毒素無藥可醫，也無法追查，似乎是完美的毒藥。當克莉絲蒂在《暗藏殺機之屋》（*The House of Lurking Death*）中，使用蓖麻毒素讓同一棟房子裡的四個人中毒時，她其實已經讓同時代的人望塵莫及；《暗藏殺機之屋》是以湯米與陶品絲．貝里福兩位偵探為主角的短篇小說，和這對搭檔的其他幾篇故事一起收錄在克莉絲蒂一九二九年的《鴛鴦神探》這本書裡。

《暗藏殺機之屋》的開場是蘿伊絲．哈格里夫委託湯米和陶品絲進行調查，因為有人試圖用有毒巧克力謀害她。匿名人士寄來一盒摻了砒霜的巧克力，而蘿伊絲確定這些巧克力是家裡的某個人寄的。湯米與陶品絲答應隔天前往蘿伊絲家，也就是一棟叫做特恩利莊園的房子調查。但是就在這對偵探夫妻啟程前，又發生另一起下毒事件。有一盤添加蓖麻毒素的無花果三明治，被當作下午茶點端上桌；這一次，凶手的陰謀得逞。

## ◈蓖麻毒素的故事

蓖麻毒素是蓖麻（*Ricinus communis*）的產物，這種灌木植物分布於全世界的熱帶地區，人們常栽種做為觀賞之用。蓖麻全株都有少量蓖麻毒素，但主要集中於種子，更明確來說是位於胚乳（endosperm），胚乳是種子儲存油脂的地方，是受精種子的養分來源。蓖麻毒素對植物很重要，因為能阻止植食性動物吃它們（雖然雞鴨等鳥類似乎對蓖麻子的毒素免疫）。如果細細嚼碎蓖麻子，大約五至十五顆即可能毒死一個成人，但若把種子煮過，就能讓毒素失去活性；如果某種東西或作用能夠改變蛋白質的形狀，我們就說它可以讓蛋白質「變性」（denaturation）。透過加熱或化學反應，可以使蛋白質變性，而且這種過程是不可逆的——你可以想想把生雞蛋拿去煮的情形，蛋的主要組成就是蛋白質。

我們多數人認為蓖麻油是相對溫和的安全瀉藥，可以做為處方藥銷售，但是蓖麻油與相關衍生物的用途很廣泛，像是當作潤滑劑、加在油漆與染料裡、用於塑膠與藥物等等；工業領域特別感興趣的是蓖麻油裡的一種脂肪酸——蓖麻油酸（ricinoleic acid），由於它具有的化學特性。我們把這種植物當成作物大面積栽種，以滿足蓖麻油與蓖麻油酸的可觀需求。種子榨油後，剩下的外殼（也就是蓖麻粕）還能含有高達百分之五的蓖麻毒素。這些外殼可以當作肥料，但是不能做為家畜的飼料，因為蓖麻粕有毒，雖然通常其他種子榨完油後的粕是可以餵食動物的。蓖麻毒素是水溶性物質，無法溶於油脂，所以從蓖麻子榨出的油只含微量的蓖麻毒素，不過為了確保蓖麻油沒有毒性，在榨油時會加熱到攝氏八十度以上，這樣可以使蛋白質變性，讓毒素失去活性。

採收蓖麻子時，對於接觸到種子的人來說可能會造成危險，雖然不是有蓖麻毒素存在就一定會中毒，蓖麻子的堅硬外殼可以避免蓖麻毒素釋出。吞下整顆蓖麻種子而不嚼碎，不太可能致命，因為它們的種皮堅韌到能通過人類的消化過程仍保持完好。然而，植株外表仍有致敏性化合物，可能對栽種者造成永久性神經傷害。由於諸如此類的原因，有一些人積極尋找蓖麻油酸的替代來源，或者研究蓖麻植株的基因改造，希望讓這些植物不會產生蓖麻毒素或致敏性物質。

## ◈蓖麻毒素如何致命

蓖麻毒素是一種毒蛋白（toxalbumin），毒蛋白有兩條鏈——A鏈與B鏈，藉由兩個硫原子形成的單一鍵結相連。所有細胞都有細胞膜，這層膜控制何種物質能夠進出細胞。蓖麻毒素的B鏈會附著到細胞表面，使整個蓖麻毒素通過細胞膜，進入細胞。在細胞裡，兩條鏈會分開，釋出A鏈[1]，此為造成破壞的禍首。

蓖麻毒素屬於核醣體抑制蛋白（ribosome-inhibiting proteins）的一員，這一大類蛋白質簡稱為RIPs。與B鏈分開後，A鏈可以使核醣體永久失去活性，核醣體是細胞內製造蛋白質的構造，讓細胞得以運作與複製。A鏈會切斷核醣體結構上的重要鍵結，使核醣體失去活性。這真是個壞消息，由於人體的代謝、生長與修復都缺少不了核醣體，意謂著人體再也不能進行基本過程或自我修復。如果一個細胞裡有太多核醣體失去活性，細胞就會死亡；如果一個器官裡有太多細胞死亡，就會發生出血、器官衰竭。此外，一個A鏈分子不是只能傷害一個核醣體，它在細胞裡四處遊蕩，一分鐘能破壞一千五百個核醣體，而本身不會受到破壞，也不會自我毀滅。[2]

單一個分子即可造成巨大破壞，代表極小劑量的蓖麻毒素便能致人於死。透過皮下注射少於一毫克的量就足以殺死一名成人，吸入蓖麻毒素的粉塵也可能同樣致命。吃入蓖麻毒素的危險性稍低一點，因為胃腸道會處理蓖麻毒素，就像消化其他蛋白質一樣，把這種毒素分解為其組成胺基酸，供身體再利用，從而使蓖麻毒素失去活性。透過飲食下手，凶手需要至少一百倍的量；然而，這樣的量也才不過一百毫克，就能殺死一名成人。

攝食蓖麻毒素約莫六小時後會出現中毒症狀，如果是以注射或使人吸入的方式下毒，症狀會稍快一點出現。受害者口腔會有灼熱感，接著出現噁心、嘔吐、痙攣、發紺（皮膚呈青紫色）、麻痺、循環性虛脫、血尿、抽搐、昏迷，最後死亡。即使是稀釋到濃度很低的蓖麻毒素，也可能引發溶血反應（紅血球破裂），造成嚴重出血。中毒後三至五天會死亡。

• • •

蓖麻毒素目前沒有獲得認可的醫療用途，但是有人認為可以改良來治療癌症，因為它能夠干擾細胞的運作。另一種潛在用途，是利用B鏈把藥物輸送到細胞裡面（沒有A鏈，B鏈本身不具破壞作用）。

1 這是細胞裡的雙硫鍵異構酶（disulfide isomerase）造成的。人體的正常運作過程中，經常需要切斷雙硫鍵，所以有一種酵素會讓這兩條鏈分開也不足為奇。

2 構成蓖麻毒素的兩條蛋白質鏈也會出現在其他許多植物上，但兩條鏈並非同時存在。只含A鏈的植物吃起來很安全，例如大麥，即使植物含有蓖麻毒素帶毒性的那一條，因為沒有B鏈，A鏈進不到細胞裡搞破壞。

儘管蓖麻可以合法栽種，但是研究者如果在實驗室儲放超過一百毫克的蓖麻毒素，需要登記。而除了登記有案的實驗，其他人嘗試分離蓖麻毒素，或者持有蓖麻毒素，需要提供當局可信的理由。蓖麻毒素具有劇毒性，而且取得相對容易，因此曾被仔細評估做為生物武器的可能性。美國陸軍在一次大戰期間進行過試驗，結論是蓖麻毒素的效果並未超越當時使用的光氣（phosgene）或其他化學戰劑，最主要的問題在於部署蓖麻毒素時所產生的熱，會使這種蛋白質變性。從二次大戰開打前幾年到戰爭期間，同盟國各自進行更多研究。法國認為在解毒劑出現之前，研究蓖麻毒素過於危險，所以早期就放棄計畫。英國的研究則是更推進一步，發展出用來散布吸入式蓖麻毒素粉塵的小型炸彈。美國陸軍的研究甚至更加超前，發展出「W戰劑」這種蓖麻毒素粉末的量產方法，利用新穎的冷空氣研磨機，來避免研磨摩擦產生的熱使蛋白質變性。

W戰劑的現場試驗，暴露出蓖麻毒素做為生物武器的另一項缺點。曾經接觸到蓖麻毒素粉塵的地區，會維持在危險狀態好一段時間（直到A鏈與B鏈的鍵結斷掉，這可能需要兩到三天）。粉塵也會附著到衣物上，然後被人吸入，這對敵友都一樣致命。由於這種毒藥的延遲作用，以及道德上的考量，使其未曾在戰場上使用過。這種蛋白質的穩定度不如炭疽桿菌，而且毒性不及肉毒桿菌毒素（這種毒素發展成「X戰劑」），因此必須製造更多的蓖麻毒素，才能確保有相同的殺傷力。

## ◈是否有解毒劑？

蓖麻毒素具有做為生物武器的潛力，因此曾有人嘗試研發解毒劑，但目前並無商品化的藥劑可用。不幸接觸到蓖麻毒素的人，能得到的最好處置就是支持療法。

不過，在接觸到蓖麻毒素之前，可以採取預防措施，也就是注射疫苗。這是從不活化A鏈發展出來的疫苗，證實有幾個月的保護效果，雖然你需要一點時間讓身體建立自己的抗體。由於蓖麻毒素會很快從血液中消失（進入細胞），在接觸毒素之後才給予抗體治療是不會有效果的，這就像麻疹病人已經出現紅疹才給他們打疫苗一樣。

## ◈一些現實生活中的案例

大多數蓖麻毒素中毒事件，是由於誤食蓖麻子造成的；還好存活率高達百分之九十五，因為在人體吸收太多蓖麻毒素以前，通常就能把種子從胃排除。英國第一起蓖麻毒素殺人案發生在一九七八年，這時克莉絲蒂已經過世，但這也是最有名的暗殺事件之一。

喬治・馬可夫（Georgi Markov）是保加利亞的異議人士及作家，也是為英國廣播公司（BBC）與自由歐洲電台工作的記者。他在廣播中多次報導保加利亞政權與該國當權人士的優越生活，對於領導人托多爾・日夫科夫（Todor Zhivkov）的批評尤其尖銳。一九七八年九月七日，馬可夫在滑鐵盧橋站等巴士時，覺得大腿一陣刺痛，像被蟲子螫了一下。他轉過身，看到一名男子彎腰撿起雨傘，對方道歉後迅速穿越馬路，搭上計程車離開。他到辦公室時告訴同事這件事，還展示自己大腿後側的小傷口。馬可夫錄完廣播，幾個小時後回到家。

當天夜裡，馬可夫發起高燒，並且開始嘔吐。第二天，他還是覺得不舒服，所以待在家裡休息。來訪的醫生查看他的情況，隨即叫了救護車。到了醫院，馬可夫給住院醫生看腿後的傷口。醫生檢查那個區域，發現傷口已經發炎，中心有很小的針刺孔。醫生不認為這是造成馬可夫生病的原因，但為了保險起見，還是照了X光。結果並未發現異常。

馬可夫的病情持續惡化。幾位醫生懷疑他的症狀是由嚴重敗血症所引起的。他的脈搏急促、血壓很低、白血球數升高，顯示有某種感染；他無法排尿，因為腎臟已經受損，而且還會吐血。他的肺部開始積液，到了九月十一日，心跳停止。橋上事件發生後第三天，馬可夫過世。

由於馬可夫的症狀不尋常，而且突然死亡，因此遺體被送往剖驗。結果顯示肺部、肝臟、腸道、淋巴腺、胰臟、睪丸受損，而且有好幾個器官出血。馬可夫死於急性中毒，但是造成中毒的原因還不清楚。不過，檢查馬可夫的腿部傷口，發現有一顆很小的金屬珠子卡在裡頭（回頭檢查X光片，先前片子上的小點原來是小彈丸）。這顆金屬彈丸的直徑只有一．七毫米，上面鑽了幾個小洞。推測在小洞相接的地方，可以填裝殺害馬可夫的毒藥，只是現在已無毒藥殘留。這顆彈丸裡頭的空腔極小，裝不了致死劑量的砒霜或氰化物，代表凶手使用了更有效的毒藥。來自驗屍的累積證據，以及馬可夫死前所表現出的症狀，都指向蓖麻毒素，這也是調查的研判結果。為了證實這一點，波頓當（Porton Down）實驗室遂進行更深入的檢測，這是英國國防部轄下的科學研究機構，位於索爾茲伯里（Salisbury）附近。

波頓當的科學家測量彈丸的內部空間體積，發現這個空腔僅能填裝〇．五毫克的物質。能裝入彈丸內的劑量如此有限，而蓖麻毒素是在此條件下可致人於死的少數幾種毒藥之一。

他們也用相同劑量的蓖麻毒素在豬隻身上進行實驗，結果表現出的症狀與馬可夫相符。豬隻經常被當作人類的替代品，牠們的體型大小與人類差不多，身上沒有很多毛、腸道裡有類似的細菌、器官大小相當，因此受傷與腐化的過程也和人類相似。其解剖結果顯示，內部器官也出現類似損傷；事實上，這些相似性已足以排除其他可能。最後，確認用來殺害馬可夫的毒藥，就是蓖麻毒素。這顆彈丸外頭可能曾經包覆了一層蠟，蠟因為體溫熔化，使毒藥釋出，或者也可能包覆糖衣，糖會在體內溶解。

有一起類似的暗殺發生在巴黎，目標是另一名保加利亞叛逃者弗拉迪米爾．柯斯多夫（Vladimir Kostov），這起行動讓英國當局得以做進一步比對。就在馬可夫遇襲的十天前，柯斯多夫站在巴黎地鐵的電扶梯上，一顆小彈丸射入他的後腰。他感到腰帶以上一陣刺痛。他背上出現一個小傷口，稍微腫脹。隔天，柯斯多夫覺得不舒服，開始發燒，於是前去就醫。

醫生表示不用擔心，過了幾天，柯斯多夫的體溫幾乎恢復正常。馬可夫死後，柯斯多夫後腰的傷口獲得詳細檢查，結果發現一顆與馬可夫身上一樣的小彈丸，於是醫生連同組織一起切除，送去檢驗。這顆彈丸的部分包覆物質還附著在外頭，大多數蓖麻毒素仍在裡面。有小量毒素滲到周遭組織，引發柯斯多夫的症狀，但是這也讓他的身體產生應付毒素的抗體。這些抗體也在組織樣本裡檢測到。

從所有證據推論出一項假設，保加利亞情報機構的特務把一顆彈丸射入馬可夫的大腿，其中含有致死劑量的蓖麻毒素。這顆彈丸可能是由空氣手槍所擊發，同時掉落的雨傘只是一種障眼法；或者是從特殊改造的雨傘發射，而這是與蘇聯情報機構所共同設計的。保加利亞共產政權垮台之後，原本希望可以解開馬可夫刺殺事件的謎團。與馬可夫及該事件有關的檔案，仍保存在保加利亞情報機關的檔案室裡，但是許多資料已經遺失或遭銷毀。依然有許多疑點尚未解開，沒有人因為謀殺馬可夫受到審判，甚至因為這樁罪行遭到嚴正譴責。

## ◈阿嘉莎與蓖麻毒素

在《暗藏殺機之屋》中，湯米與陶品絲原本在調查一起嘗試以砒霜下毒的案件，豈料案情急速升級成找出謀殺多人的凶手。在蘿伊絲．哈格里夫委託這對偵探的隔天早上，湯米在報紙上看到蘿伊絲家，也就是特恩利莊園發生了中毒命案。蘿伊絲在說出自己擔心被人下毒之後，不到二十四小時內就死了。第二位死者是名為艾絲・匡特的客廳女僕。此外，家中另外兩名成員丹尼斯・拉克里（哈格里夫小姐的表哥）與洛根小姐（丹尼斯的遠親）病情很嚴重。湯米和陶品絲火速趕往特恩利莊園，想查明事情真相。

湯米與陶品絲趕到時，丹尼斯已經中毒不治，但是洛根小姐活了下來。這場中毒的來源，似乎是前一天下午茶時端上來的一盤無花果醬三明治。原本認為死因會是食物中毒，特別嚴重的那一種。食物中毒的典型症狀有嘔吐、腹瀉與腹痛，這些也是蓖麻毒素中毒會表現的症狀。但由於更早發生了一起試圖謀害蘿伊絲的事件，治療受害者的伯頓醫生遂懷疑這次是謀殺，準備把無花果醬送去分析。此時，湯米問伯頓醫生是否懷疑是砒霜中毒，因為前一次的謀殺行動中，這種毒藥被摻進巧克力裡。伯頓醫生排除這項可能性，因為砒霜不會這麼快使人喪命。他初步判定，凶手使用了某種劇毒型的植物類毒素。

不管那是什麼毒藥，它在十二小時內致人於死。茶點在下午四點左右端上桌，蘿伊絲與艾絲一定是深夜報紙截稿前過世的，不然湯米和陶品絲不會在早報上看到消息。以蓖麻毒素來說，十二個小時快得不尋常，病人一般會受到三至五天的折磨，最後才不治身亡。或許凶手加了大劑量到無花果醬三明治裡？蓖麻毒素即使劑量很大，也不會有特別強烈的味道，可能被無花果的風味掩蓋了。

後來醫生留了字條給湯米與陶品絲，說他「有理由相信使用的毒藥是蓖麻毒素。」小說沒有詳細告訴我們這些理由是什麼，也未提及進行了哪些檢測，不過，一九二九年還沒有檢測蓖麻毒素的方法。在特恩利莊園宅邸遇害的人腸胃道發炎，還發生大出血，或許是這些症狀指向蓖麻毒素。克莉絲蒂寫這本書的時候，英國還沒有發生過以蓖麻毒素下毒的謀殺案，但是曾經有誤食種子的例子，因此中毒的症狀與死後跡象應該是從這些案例知道的。然而，由於沒有專門的檢測方法，要確認蓖麻毒素的最好方式，是將蓖麻毒素注射到動物體內，或者加到動物飼料裡，然後比較症狀及驗屍特徵。而這麼做所需耗費的時間，比克莉絲蒂在《暗藏殺機之屋》中給的時間還要久。

彷彿為了坐實對於蓖麻毒素的懷疑，陶品絲記得在特恩利莊園的花園看到一些蓖麻植株。他們也在房子裡發現一本《藥物學》（*Materia medica*），書中集結了各種有療效物質的資訊。這本書剛好翻開在蓖麻那一頁，上面提供足夠的資訊說明從蓖麻子萃取蓖麻毒素的方法。蓖麻收錄在一本醫療書籍裡似乎不太尋常，因為蓖麻毒素從未被當作治療藥劑。幾千年來，蓖麻油曾做為催吐劑、瀉藥，甚至抗頭皮屑的偏方，而說明如何萃取蓖麻油的細節，還可能包括確保在榨油過程中，不會順帶萃取到蓖麻毒素的方法。

特恩利莊園宅邸的第三位受害者是丹尼斯・拉克里，他成了湯米與陶品絲嘗試破案的關鍵，因為當三明治端上桌時，他並不在家。顯然丹尼斯和其他人一樣遭同一種毒藥下毒，他在同一晚身體不適，到了清晨五點，他也中毒身亡。有人看到丹尼斯在晚餐前喝了一杯雞尾酒，沒多久，他就嚷嚷說感到很不舒服。那只酒杯被陶品絲發現並送去分析，確定含有蓖麻毒素（再一次，沒人清楚這是怎麼辦到的）。而且，喝下毒藥到死亡之間的時間也不對，因為蓖麻毒素中毒應該不會在毒素下肚後六小時就出現症狀，而死亡會發生在幾天後。

把蓖麻毒素摻入雞尾酒裡，並非毒害他人的最佳方式。酒精會讓蛋白質分子展開，三維結構大幅改變，因此蛋白質再也不能正常運作。[3]傳統馬丁尼這類雞尾酒含有百分之三十到四十的酒精，應該可以使大部分蓖麻毒蛋白變性。若要確保在經過酒精與消化過程後，有足夠的蛋白質未變性並為人體吸收，迅速致死，就需要在丹尼斯的酒杯裡加入非常大量的蓖麻毒素。

接下來的五段文字透露了小說的重大情節。如果你不想知道凶手是誰，還請跳到下一章（如果你對《鴛鴦神探》這部小說有興趣——我希望你有興趣——書中有十四個神祕謎團，這起犯罪只是其中之一）。

特恩利莊園宅邸的第四位受害者是洛根小姐，她也吃了無花果醬三明治，人也病倒了，但是醫生預期她會康復得不錯。蓖麻毒素中毒者如果可以撐過五天，通常都會好轉，因此只過了二十四小時，就對洛根小姐的預後如此樂觀，可能有點言之過早。更重要的是，家裡其他成員在幾個小時內便過世，她是如何撐過來的？也許她吃的三明治比其他人少，或許有其

3 這就是為什麼酒精乾洗手凝露可以用來消毒雙手的原因。百分之七十濃度的酒精能夠穿過細菌的細胞膜，使細菌裡頭的蛋白質變性，藉此殺死這些微生物。

他原因，這有待陶品絲發現。

陶品絲與洛根小姐交談時，注意到她手臂上有一些像是針刺的痕跡，或者皮下注射器的針頭戳痕。但她很快排除了洛根小姐是嗎啡或古柯鹼成癮者的想法，因為「她的眼神很正常」。那麼，造成這些針孔的原因為何？原來是洛根小姐特地每隔一段時間就給自己注射小量蓖麻毒素。

洛根小姐的父親是血清治療的先驅，血清療法就是透過疫苗接種來預防某種特殊疾病或有毒物質（這些統稱為抗原）。克莉絲蒂正確指出，蓖麻毒素在免疫學研究的早期被當作一種工具。多次注射小量的有毒物質，使人體可以自然而然建立起對於更大劑量（通常會致死的）毒素的免疫力。免疫系統接觸到低於致死劑量的有毒蛋白，可以產生抗體，並形成對於這種毒素的「記憶」。這些抗體對於它們能結合的分子有很高的專一性，人體在一生的時間中會接觸到各式各樣的抗原，因而建造出自己的抗體庫。抗體會與抗原緊密結合，阻止抗原進入人體的細胞裡；接著抗體會刺激巨噬細胞來進行清除，巨噬細胞的作用是吞噬並破壞外來物體，也會引發更進一步的免疫反應。多次皮下注射小量的蓖麻毒素，能使免疫系統產生對抗蓖麻毒素的抗體，如果人體以後遇到大量（往往會致死）的毒素，便能迅速使蓖麻毒素失去活性，讓這個人有機會活下來。

現在的中毒案件可以利用身體對於蓖麻毒素的反應，來檢測這種毒素（這當然是克莉絲蒂完成這本書之後才出現的試驗方法）。這種方法就是在實驗室進行的免疫測定法，會使用到分離出來的蓖麻毒素抗體，但這些抗體還需要經過改造。抗蓖麻毒素的抗體可以加上放射性標記，或者讓它與蓖麻毒素結合後會發光，這樣一來便能顯示樣本中是否有蓖麻毒素存在。目前已經發展出許多這樣的抗體，它們能與各種藥物分子結合，因此可以針對樣本進行多種化合物的快速篩檢。還有像是層析法的其他技術，可以辨識出蓖麻植物裡的其他化合物，這些化合物相當於替代指標，能用來判斷是否曾接觸到蓖麻植物。蓖麻毒素的中毒案件中，涉及的毒素通常都很微量，這種情形一直在挑戰檢測方法的極限，不過，在檢測無論是環境中或人體組織裡的蓖麻毒素，現在仍然沒有獲得認可的標準方法。

在《暗藏殺機之屋》中，洛根小姐為了謀殺親友，必定花了好幾個星期，甚至幾個月的時間準備，然後才把毒藥摻入無花果醬三明治裡。她可以隨時從花園的蓖麻萃取蓖麻毒素，因為蓖麻毒素是容易保存與囤積的物質，只要條件合適。接著，洛根小姐還要定期為自己注射微量的蓖麻毒素，讓身體產生免疫力。直到有一天，她把蓖麻毒素加入下午茶的無花果醬三明治裡，她同時吃了一些，因為她知道自己會沒事，雖然可能身體不適，而且這樣也讓她不易遭到懷疑，但是她不會死。到了晚上，她再把蓖麻毒素加到丹尼斯的雞尾酒杯中。客廳女僕艾絲並非計畫中的下手對象，她只是偷吃了一塊三明治，這個錯誤卻讓她遭到終極的懲罰——賠上一條命。

# S 代表番木鱉鹼

## S IS FOR STRYCHNINE

### 《史岱爾莊謀殺案》

### *The Mysterious Affair at Styles*

最後一次抽搐讓她從床上挺了起來，她看起來像是只靠頭和腳踝支撐著，身體拱成奇特的形狀。

——克莉絲蒂，《史岱爾莊謀殺案》

《史岱爾莊謀殺案》是克莉絲蒂的第一部小說，具備她的偵探小說的所有元素，正是這些元素塑造出克莉絲蒂的經典風格。我們會看到一種致命毒藥、一位聰明的偵探、一位笨拙的助手、一位老是出錯的警探，背景是在一座可愛的鄉間宅邸，甚至有戴上假鬍子試圖製造假象的人。這本書讓全世界認識白羅這號人物，也見證了艾蜜莉．英格沙普夫人在一樁險惡的番木鱉鹼毒殺案中戲劇性的死亡。受害者只有一名，你可能會認為案情很簡單，但是嫌疑犯有很多人，從騙財的年輕丈夫、覬覦遺產的子女，到忿忿不平的僕人——人選與動機太多了，我們很難選擇。嫌疑人當中，有世界知名的毒理學家、護士、醫生、在醫院藥劑室工作的年輕女子。唯一肯定的事情是，受害者是被番木鱉鹼毒死的，但真正需要解開的謎團是下毒的手法，以及凶手是誰。白羅帶領我們穿越一連串驚人的分岔路與假線索，而且還有忠誠的海斯汀上尉從旁協助或幫倒忙。

番木鱉鹼將成為克莉絲蒂喜愛的選項，出現在後來的四部長篇小說與五部短篇小說裡，總共殺死五個角色。克莉絲蒂在《史岱爾莊謀殺案》中充分發揮這種毒藥的特色，也把握每個機會展現自己的廣博化學知識。

## ◈番木鱉鹼的故事

番木鱉鹼（strychnine）是一種生物鹼，是帶一點苦味的無臭固體。它形成細長的無色晶體，很難溶於水（六．五公升的水只能溶解約一公克的番木鱉鹼）。這種化合物來自於馬錢屬（*Strychnos*）的植物。馬錢屬植物生長在非洲、美洲、亞洲的溫暖地區，有許多物種，其中幾種含有番木鱉鹼，但以馬錢木（*Strychnos nux-vomica*）的含量最豐富，這是一種原產於印度的喬木。番木鱉鹼出現在馬錢木的扁圓盤狀的大型種子裡[1]，萃取相當容易。

在這些植物的原產地，當地人知道番木鱉鹼的毒性已有好幾百年的歷史，他們將植物的萃取液當作殺蟲劑。在印度，番木鱉鹼仍用於一種升高血壓的膠囊「胡達」（hudar），製造這種膠囊的過程中，會把馬錢木的種子（馬錢子）浸泡在水或牛奶裡以降低毒性；服用番木鱉鹼，可能讓你的身體處於緊張狀態下而使血壓升高，但這是番木鱉鹼帶來的症狀，並非這種化合物的治療效果（還有其他更可靠的方法可以控制血壓）。現代的順勢療法也使用到馬錢子，但是這種療法會大量稀釋才使用，因此服用這類藥物不太可能中毒。克莉絲蒂在一九一六年寫下《史岱爾莊謀殺案》時，番木鱉鹼在常規醫學的應用已日益減少，幾年後完全銷聲匿跡。

番木鱉鹼可以透過吸入或注射的方式進入人體，但無論是出於犯罪或醫療目的，一般是以口服的方式使用。番木鱉鹼通常會先轉化成鹽類，以增加水溶性。這樣不會影響化合物的毒性，但更方便給藥。攝入後，番木鱉鹼鹽在胃部的酸性環境中無法吸收，卻很容易透過小腸壁進入人體。一旦進到血流，番木鱉鹼就很快分布到全身。如同毒理學中常見到的，番木鱉鹼的作用目標是神經系統的受體。

## ◈番木鱉鹼如何致命

番木鱉鹼作用於中樞神經系統，這是由神經細胞組成的網路，負責接收與整合全身的訊息。控制自主運動的訊號是沿著運動神經元傳送出去的。這種神經細胞有細長的突起，也就是軸突，軸突的寬度只有幾微米（一微米等於百萬分之一米）。軸突攜帶電訊號從細胞本體延伸而出，長度可超過一米。運動神經元從脊髓延伸到我們的身體末端。不同運動神經元之

1 馬錢木的樹幹含有另一種毒物馬錢子鹼（brucine）。

間的相接處稱為突觸。神經元末端會釋出化學訊號，亦即神經傳導物質；這些物質跨越間隙，與下一個神經元上的受體結合，引發電脈衝，把訊號往下傳遞。訊號的終點是肌肉，神經傳導物質穿越間隙促使肌纖維收縮。

神經細胞在靜止狀態時，內部比外部帶有更多的負電荷；這種極化狀態會交替變化，於是形成電訊號沿著軸突傳送。跨越突觸使相連神經產生電脈衝的神經傳導物質是乙醯膽鹼；甘胺酸（glycine）則是分泌來抵銷這種作用的另一種化學物質。當甘胺酸和神經上的受體結合，使更多負電荷進入細胞裡面，神經因而更難產生訊號。這是重要的管制措施（就像煞車系統），確保不會因為有微小的刺激，就讓神經激發。

番木鱉鹼也會與甘胺酸受體結合，而且結合效率是甘胺酸的三倍。甘胺酸受體遭到阻斷，相當

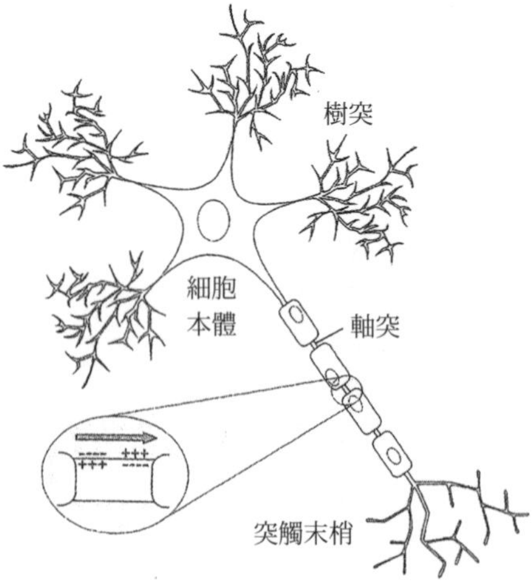


運動神經元。細胞內的極化情形會交替變化，形成沿著軸突傳輸的電訊號。

於關閉了甘胺酸的緩和作用；現在只要有輕微動靜，神經就會激發（如同煞車失靈，系統暴衝）。神經稍微有一點興奮，與運動神經元相連的肌肉便完全收縮，並持續一段時間。

人類身體的背部肌肉往往比正面的肌肉強壯，番木鱉鹼會使受害者的身體往後彎曲，全身只靠後腦杓與腳跟支撐。而有些病例中，痙攣發生於腹部肌肉，於是受害者的身體往前蜷曲，或者如果發生於側面肌肉，就出現左右快速來回抽搐。當全身肌肉都受到影響，手臂會僵直靠在身體兩側，臉部肌肉扭曲，使受害者露出苦笑面容，而且眼睛突出，眼珠來回轉動。

雖然番木鱉鹼主要作用於運動神經元，但這種化合物也會影響大腦皮質的神經元。受害者全程意識都很清楚；由於番木鱉鹼使腦部神經末梢變得敏感，他們對於自身狀況的感覺與知覺變得更加強烈。在真正駭人聽聞的毒藥名單上，番木鱉鹼必定名列前茅。

攝入番木鱉鹼的十五到三十分鐘後症狀出現。一開始是肌肉出現刺痛與顫動，可能還會覺得噁心與嘔吐。隨著症狀進展，肌肉痙攣愈來愈嚴重，在一陣陣痙攣後變成全身抽搐。抽搐發作期之間穿插著一段相對平緩的時期。受害者通常臉色漲紅，因為肌肉過度用力，以驚人的速度燃燒氧氣。對受害者來說，這種過程使人筋疲力竭，患者很少能撐過五次以上的發作，而在攝入毒藥的一到三小時內死亡。造成死亡的原因是窒息，由於控制呼吸的肌肉受到影響。

## ◈是否有解毒劑？

番木鱉鹼對人體的作用非常劇烈，受害者通常很快死亡，所以需要盡速治療。番木鱉鹼沒有特定的解毒劑，但是有緩解症狀的方法。嗎啡具有止痛與鎮定效果，但最重要的是治療抽搐。肌肉鬆弛劑可以中止抽搐，讓人體自行處理並排除番木鱉鹼，而且不會出現副作用。[2]現在有多種抗痙攣劑可供選擇，它們能應用在手術或急救當中。在治療番木鱉鹼中毒時，地西泮（也就是煩寧）是首要選擇，同時以人工呼吸來協助患者呼吸。地西泮在一九六三年上市，因此一九二〇年的選擇相當有限。不過，可以取得巴比妥類藥物，這是當時治療番木鱉鹼中毒的推薦療法。

• • •

有一種化合物是非常有效的肌肉鬆弛劑，能中和番木鱉鹼的作用，自一八五〇年以來便已為人所知。奇怪的是，這種化合物也存在於一種馬錢屬的植物中。惡名昭彰的箭毒，萃取自南美箭毒樹（*Strychnos toxifera*），其中含有氯化筒箭毒鹼（〔tubocurarine chloride〕因為是從儲存箭毒的筒子提取的，而有此名稱）這種生物鹼。氯化筒箭毒鹼的作用方式與番木鱉鹼類似，它會阻斷運動神經元上的神經傳導物質受體，不過這裡指的神經傳導物質是乙醯膽鹼，而非甘胺酸。乙醯膽鹼與受體結合，就是讓神經激發的訊號。當乙醯膽鹼受體遭到阻斷，神經不會激發，因此肌肉處於鬆弛狀態（這種作用與番木鱉鹼阻斷甘胺酸受體完全相反）。最早在一九四二年，就有報告敘述氯化筒箭毒鹼在麻醉方面的運用，但直到一九五〇年代，才納入英國的標準方法之中。

患者也可以接受活性碳治療，避免人體吸收更多番木鱉鹼。在治療各種化合物使用過量的患者，給予活性碳是目前的標準程序，只是這種程序在一八三〇年代才獲認可。一八三一年，藥學家圖耶利（P. F. Touery）在法國醫學研究院的同僚面前，進行一場戲劇性的示範，他把十倍致死劑量的番木鱉鹼混著木炭一起吞下去。他和同僚等待中毒跡象出現，結果什麼事都沒發生。[3]

## ◈ 一些現實生活中的案例

經常有人使用番木鱉鹼下毒；以刑事案件數量計算，番木鱉鹼在十大毒藥中排名第三，

2 想要改善抽搐，還可以採取其他步驟，就是讓患者待在安靜黑暗的房間，使其冷靜並穩定下來。沒有刺激，神經不會發送訊號，這樣可以為患者爭取一些時間，讓人體自行消除番木鱉鹼。

3 是的，我們之前看過幾乎相同的故事，另一位法國人在不同的時間，用不同的毒藥（砒霜）進行類似的示範。法國醫學研究院顯然需要別人的努力勸說，才願意相信活性碳的優點。

僅次於砒霜與氰化物。有一些使用番木鱉鹼的方式極具創意，往往需要高明的技巧來掩蓋味道，或確保受害者會一口氣吞下致死劑量。

在現實生活中，有一起利用番木鱉鹼的謀殺案與《史岱爾莊謀殺案》中使用的方法有驚人的相似之處。這起案件發生在一九二四年，也就是小說出版的四年後。涉案人是一名無線電操作員尚－皮耶・瓦奎爾（Jean-Pierre Vaquier），他瘋狂迷戀瑪貝爾・瓊斯（Mabel Jones）夫人，為了追求她而前往英國。兩人原先在法國相識並展開一段婚外情，當時瓊斯太太正在那裡養病。後來瑪貝爾返回英格蘭，回到丈夫阿弗雷德（Alfred）身邊，阿弗雷德是薩里郡拜夫利特（Byfleet）藍錨旅館的老闆，妻子出國休養期間，他留在英格蘭。

瓦奎爾來到英格蘭時，投宿在藍錨旅館，在阿弗雷德的屋簷下繼續與瑪貝爾發展曖昧關係。阿弗雷德有飲酒過量的習慣，所以他經常服用溴化物來削減酒精的影響。每天早上，他都會從旅館酒吧架上的藍色瓶子裡取一劑藥粉，加到水杯裡泡開。[4] 一天上午，他和往常一樣從藍色瓶子取出一些粉末加到水中，但他注意到這些粉末不像平時那樣嘶嘶冒氣。但他還是一口氣把藥水喝完，並叫嚷著藥好苦澀。

瑪貝爾往藍色瓶子裡頭瞧，看到原來的藥粉裡有一些長長的晶體。她嚐了這種晶體，覺得帶有苦味。瑪貝爾給丈夫喝一些鹽水，反而讓他不舒服，她又給他喝加了蘇打的茶，希望可以中和他喝下的藥水的作用。這些方法都無效。沒多久，阿弗雷德覺得身體麻木、發冷。

他上床休息，並且請醫生過來。等到醫生抵達，阿弗雷德正抽搐得死去活來。上午十一點半，距離喝下藥水一個半小時後，他就死了。

對瓦奎爾不利的間接證據非常強而有力。他當然有除掉阿弗雷德的動機，而且有下手的機會，儘管沒有人看到他把番木鱉鹼混入溴化物粉末的藍色瓶子裡。當警方找到瓶子時，瓶子已經洗過了，但是對瓶中殘留的水進行檢測，證實番木鱉鹼的存在。瓦奎爾曾購買番木鱉鹼和其他化合物，藉口要用來做無線電實驗。他在毒物登記表上簽名，但用的是假名。法庭傳喚一位無線電專家作證，專家證實無線電領域不會用到番木鱉鹼。最後瓦奎爾被判有罪，並處以絞刑；沒有紀錄可以確認瓦奎爾是不是克莉絲蒂小說的粉絲。

無論如何，謀殺案喜歡使用番木鱉鹼不能怪罪克莉絲蒂。在《史岱爾莊謀殺案》出版以前，已有許多案例可以啟發潛在的投毒者與謀殺懸疑小說作家。當中最著名的或許是湯瑪士·尼爾·克里姆（Thomas Neill Cream）醫生的案件，他在一八九二年謀害了四名女性。克里姆先前已為一起謀殺案服過刑，並且是另一起謀殺調查的嫌疑人，這兩起案件都發生在美國。他獲釋後前往英格蘭，到了倫敦的幾週內開始毒害妓女。他與每個受害者見面後，都說服她們吞下一種藥丸，聲稱能改善她們的氣色。這種藥丸實際上含有致死劑量的番木鱉鹼，

4 你或許可以看出事情會如何發展。

結果這些女性歷經數小時的痛苦後死去。

克里姆遭到逮捕，陪審團只花了十二分鐘就做出有罪裁決，他被判在新門監獄（Newgate prison）處以絞刑。傳聞絞刑台上活板門的插銷被拉開時，站在克里姆旁邊的人聽到他說的最後一句話：「我是傑克……」[5]

## ◈阿嘉莎與番木鱉鹼

《史岱爾莊謀殺案》提供了對於番木鱉鹼的深刻見解，讓這部小說值得仔細研究。凌晨時分，史岱爾莊的人趕去幫忙身體極度不適的英格沙普夫人。他們衝進她的臥室，目睹老太太劇烈抽搐。她的身體強烈痙攣，發作力道之強，甚至撞倒沉重的床頭桌。第二波抽搐迫使她的身體後仰如弓狀，腹部朝上，只靠後腦杓與腳跟支撐。他們嘗試餵受害者喝白蘭地，但是沒有幫助（他們這麼做的目的不得而知）。英格沙普夫人用最後幾口氣喊著丈夫的名字，然後往癱倒在床上死了。醫生對她進行復甦術，仍搶救無效。

番木鱉鹼中毒的症狀很典型，連相當遲鈍的海斯汀上尉也能立即認出來。克莉絲蒂在她的作品中用番木鱉鹼一共殺死了五個角色，只有一次懷疑是由番木鱉鹼以外的因素造成的——在《白羅出擊》（*Poirot Investigates*）裡，起初以為是破傷風（tetanus）導致某人死亡。這兩種病症的抽搐情形很類似，書裡描述英格沙普夫人經歷到「強直性」（tetanic）抽搐，這個形容詞就是來自破傷風。癲癇患者的「大發作」可能看起來也很像番木鱉鹼中毒，但是英格沙普夫人沒有癲癇，這種情況從未列入考慮。

英格沙普夫人的死亡顯然很可疑，因此進行驗屍，結果證實是番木鱉鹼中毒；在她的胃裡發現一些毒藥，其他身體組織裡還有更多。估計全部劑量加起來將近一格令（大約六十五毫克）。這比致死劑量稍低一些，這種毒藥的致死劑量通常是一百毫克，但六十五毫克也足以殺死一名年長女性了。事實上，劑量低至三十六毫克就可能致命。

番木鱉鹼中毒的死者很快就會出現屍僵，也就是屍體固定在最後抽搐的姿態。並非所有案例都會發生這種現象，因為大量的番木鱉鹼可能造成猝死，根本來不及引發抽搐。屍僵狀態會隨著時間退去，番木鱉鹼不會在屍體內部留下明顯的損傷痕跡，但是法醫或毒理學家對於死亡情況有所了解，知道該去檢查胃內容物是否有毒藥。運用斯塔法，可以從屍體萃取出番木鱉鹼。一九二〇年已經建立起專門檢測番木鱉鹼的可靠化學試驗，不過在此之前，法醫是從這種毒藥的特殊苦味辨識出來的。倘若仍不確定，可以把未知毒藥餵給一隻動物，同時把番木鱉鹼餵給另外一隻動物，透過比較症狀來消除疑慮。

5 這句話應該是被繩索給勒斷的。但遺憾的是，這並未一勞永逸地解決開膛手傑克的案子，因為克里姆在牢裡時，又發生了另一起謀殺案。他這麼說可能有點引人注意的意味，似乎渴望留下惡名。更有可能是後來編造出來的，因為當時沒有人提到這件事。或許是劊子手虛構故事，想把絞死這個聲名狼籍的凶手的功勞攬在自己身上。

當然，今天萃取和鑑定毒藥的方法要簡單得多。有一系列分析技術可用來確認毒藥的存在與種類。現代方法的主要局限，在於要確保針對特定毒藥進行正確的試驗方法；如果掌握好服用劑量的話，許多化合物都可能致命，因此毒物篩檢一般只檢查常見的可疑毒藥。雖然不再專門進行檢測，但檢測番木鱉鹼已是驗屍時針對生物鹼毒物篩檢中的一項。

幸好，番木鱉鹼做為謀殺工具的鼎盛時期早已過去，這歸功於對這種毒藥的出口與使用嚴加管制。番木鱉鹼在英國遭到禁用，但是在美國，取得大量的番木鱉鹼似乎仍非常容易。一九四九至一九七九年，英國每年大約會發生一起番木鱉鹼中毒的死亡案例，一般是自行服用，他們從農業儲備用料取得毒藥。即使在今天，醫院偶爾也會出現番木鱉鹼中毒的病例，但這通常是由於服用過量印度傳統藥物「胡達」所造成的，患者會有顫抖或抽搐症狀，大多不至於死亡。

• • •

英格沙普夫人的死因很容易確定，更困難的是弄清楚如何下手。首先，投毒者必須拿到番木鱉鹼。今天，番木鱉鹼的銷售與使用受到嚴格管制，但在一九二〇年，情況稍微寬鬆一些。醫院藥劑室備有番木鱉鹼，因為它是做為興奮劑的處方藥。藥劑師會把番木鱉鹼做為殺蟲劑或調配補品的成分來販售。雖然番木鱉鹼的毒性很強，銷售也受到限制，但這對決心投毒的人不會構成什麼障礙。

如同其他許多有毒物質的情況一樣，購買者必須是藥劑師認識的人，而且有正當的購買理由才能進行交易。買賣雙方都必須在毒物登記表上簽名，記載毒藥數量和預計用途，還要留下購買者的姓名與地址。理論上，毒物登記表至少提供了某種追查措施，但是一些投毒者會做出偷雞摸狗的伎倆，使用假名和偽造筆跡。

現代人家裡如果有番木鱉鹼是一件很可疑的事，但在一九二〇年相當稀鬆平常。在《史岱爾莊謀殺案》中，醫院藥劑室有一瓶番木鱉鹼，其中幾個嫌疑人都有機會偷拿一些出來。在家中的抽屜發現了另一瓶番木鱉鹼。這瓶番木鱉鹼是從當地藥房買來要毒狗的（而且根據法規，在毒物登記簿上簽了名）。最後是英格沙普夫人的補藥裡有番木鱉鹼，是她睡前喝來補身體的。這些番木鱉鹼都沒什麼好懷疑的，但正如白羅所說：「……這件案子扯到太多番木鱉鹼。」

番木鱉鹼的外觀看起來很普通，乍看之下像是鹽或糖。若仔細觀察，可以看出番木鱉鹼的晶體是細長形，與鹽或糖的顆粒狀晶體不同。因此，把一些無色晶體加到食物或飲料中相當容易，只要沒有人注意到。然而，番木鱉鹼是已知最苦的物質之一，溶於水中七萬分之一的濃度都還嚐得出來。這代表凶手必須把致死劑量（一百毫克）稀釋在幾公升的水裡才能掩蓋味道，所以受害者可能很快察覺番木鱉鹼的存在，不然就是會懷疑自己為什麼得喝下這麼多。想要得逞的話，要麼必須用某種方式掩蓋或隱藏味道，避免受害者起疑，要麼必須讓受害者一次吞下致死劑量。小說中檢視了四種可能的方法：晚餐；睡前的一杯咖啡；受害者床邊暖鍋裡的可可奶；或者英格沙普夫人服用的一種藥物。

首先來看晚餐。英格沙普夫人的晚餐和其他人一樣，但她吃得不多。為了避免苦味，致死劑量的番木鱉鹼必須薄薄地撒在食物上，所以似乎不太可能以這種方式下毒。另外，受害者在吃過晚餐的幾個小時後才死亡，而這種毒藥通常在三十分鐘內發作。吃下豐盛的一餐或許會稍微延緩症狀的發作，但是這裡似乎沒有這種可能性。

再來是一杯咖啡。這似乎是不錯的選項，因為咖啡的強烈苦味能夠掩蓋番木鱉鹼的味道。不過，這裡有個問題，因為咖啡是晚餐後喝的，而症狀直到凌晨才出現。加入其他藥物，可能延遲症狀發作，這一點稍後詳談。最後排除了咖啡，因為白羅發現地毯上有一片新的咖啡污漬，應該是英格沙普夫人打翻了杯子，她其實沒喝到咖啡。

第三是可可奶。這幾乎可以立刻排除，因為無法掩蓋番木鱉鹼的苦味，沒有人嚐了摻入番木鱉鹼的可可奶後，還會想再喝第二口。然而，白羅認為可可奶裡頭加了其他東西，是一種麻醉藥品。麻醉藥品的英文是narcotic，源自希臘文，意思是「使人麻木」，這個名稱對不同的人來說有不同的含意，取決於你是一般人、執法人員或醫事人員。我們不知道這裡指的是哪一種麻醉藥品，或者克莉絲蒂認為這個名詞是什麼意思，但我們可以從受害者受到的影響，假定她或許是指嗎啡類藥物。

嗎啡除了具有眾所周知的止痛效果，還很容易讓人昏昏欲睡。嗎啡不太可能引發強直性痙攣，因此害死英格沙普夫人的不是攝入過量嗎啡，但嗎啡的確與她的死亡有關。

嗎啡透過影響肌肉收縮來影響消化道，正常情況下，這種收縮會把食物從胃推往小腸，再讓食物通過長達數公尺的腸道。正是這個原因讓嗎啡曾經多年來用於治療腹瀉，這也是為什麼許多服用嗎啡類藥物的人有便祕問題。這會讓食物從胃來到小腸的時間延遲，最多可達十二小時之久。我們在前面提過，番木鱉鹼無法在胃部的酸性環境下被人體吸收，而是在通過小腸時被吸收。這能解釋英格沙普夫人攝入的番木鱉鹼劑量所產生的延遲效應，她過了幾個小時才開始抽搐。

最後，我們必須仔細瞧瞧英格沙普夫人的藥櫃。這裡有兩種可能下毒的東西：鎮靜劑粉末與補藥。小包的鎮靜劑粉末含有溴化鉀。從藥劑師那裡可以買到盒裝的一包包溴化物藥粉。他們把幾公克的白色粉末用紙張包起來，一包就是一次的劑量。這種粉末可以溶於水中喝下。過去，溴化鉀廣泛用作癲癇的鎮靜劑，能夠緩解痙攣，並且更常做為一般鎮靜劑。人們普遍認為，在二次大戰期間，士兵的茶裡加了溴化物以抑制性慾。這不太可能是真的，溴化物粉末有鎮靜效果，會使警覺性降低，這種副作用顯然不是作戰軍人想要的。

溴化物粉末並非完全無害，大量服用可能嚴重損害健康。溴化物會在體內停留很久。人體排除這種粉末的半衰期是九到十二天，如果長時間定期服用，攝入量很容易超過排出量。那麼，英格沙普夫人驚魂夜出現那些症狀的原因，會是溴化物中毒（即溴中毒）嗎？

溴中毒的患者會表現一系列症狀，包括嗜睡、口齒不清、頭痛，以及精神方面的影響，像是憂鬱和錯亂。有些病例可以觀察到癲癇，但是與番木鱉鹼中毒出現的類型不同，而且溴中毒很少致死。如果有任何症狀的話，應該在英格沙普夫人過世前就出現一陣子了，因此可以排除溴化物粉末的可能性。當然，藥粉可能被人動了手腳，加入番木鱉鹼，但最後一包藥粉是兩天前服用的，所以也排除了這種可能性。

英格沙普夫人每晚也會喝一種補藥。這是二十世紀初期相當普遍的提神劑或興奮劑，主要成分是番木鱉鹼。據說可以刺激消化，讓人覺得更敏捷靈活。使用這種藥物最奇特的例子發生在一九〇四年，當時運動員湯瑪士．希克斯（Thomas Hicks）贏得了聖路易奧運馬拉松金牌。在這場艱難的比賽中，教練團給希克斯服用兩劑含有六十分之一格令（約一毫克）的番木鱉鹼，加上至少一瓶白蘭地，相信這能幫助他堅持下去。他努力跑到最後，但是需要有人攙扶著越過終點線，而且因為太過虛弱而無法親自領取獎牌。如果教練幫更多忙的話，可能會害死希克斯。

研究已經推翻了番木鱉鹼有興奮劑作用的主張。一九五〇年代開始出現對番木鱉鹼療效的懷疑，到了一九七二年，沒有人相信番木鱉鹼可以做為治療劑。然而，在一九二〇年，稀釋到「安全」等級的小量番木鱉鹼藥水，不需要處方籤就可以在藥房販售。英格沙普夫人的床頭桌上擺著一瓶番木鱉鹼補藥，在那時並不稀奇。這瓶補藥做為毒藥來源的唯一問題是，英格沙普夫人在死亡當晚喝下的是最後一劑。而即使一次服用幾勺也不會致命。如果她之前一直在喝這種補藥，並沒有任何不良反應，那麼顯然這份處方的調配沒什麼問題。

在審訊中，有人提出慢性番木鱉鹼中毒的論點。有可能是番木鱉鹼在英格沙普夫人體內逐日累積，最後到達致命劑量嗎？番木鱉鹼不太可能有慢性中毒的情形；這種化合物從人體排除的速度相當快，無論是以原來的形式，或者經過肝臟酵素改造，半衰期大約是十小時。然而，患有肝炎或慢性酒精中毒等肝臟疾病的人比較容易受到影響，因為他們的肝臟無法有效地運作，藥物可能會在器官中累積。英格沙普夫人一向很健康，但患有肝病和慢性番木鱉鹼中毒的人都有可能出現抽搐或震顫等症狀。如果調配補藥時出了錯，導致藥劑的濃度較高，那麼受害者應該會產生明顯的症狀，而非一次突然的致命大發作。

• • •

殺死英格沙普夫人的不是單一種藥物，而是結合了三種化合物，以及一場精心籌劃。房子裡所有可能的番木鱉鹼來源中，導致英格沙普夫人死亡的是她自己的補藥。整瓶補藥含有足以致命的番木鱉鹼，但這些化合物必須集中在最後一劑裡。這其實很容易辦到。

番木鱉鹼很難溶於水，一般會轉化成鹽類才能提高溶解度，但重點是要轉化成哪一種鹽，因為不是每一種都能輕易溶於水。用來調配補藥的是番木鱉鹼硫酸鹽（strychine sulfate），這種鹽在水中的溶解度很高，可以調成透明無色的溶液，使番木鱉鹼均勻分布於整瓶藥水中。如果在藥水裡加入其他鹽類，就會出問題。根據所加入的鹽類，可能導致番木鱉鹼鹽從可溶性轉化為不可溶的形式。將溴化鉀加入番木鱉鹼硫酸鹽溶液裡，經過幾個小時，就會產生無色的溴化番木鱉鹼晶體沉澱在瓶底。

讓番木鱉鹼沉澱的溴化鉀，來自英格沙普夫人的溴化物藥粉。這瓶補藥買來時，應該就有人加了一兩包藥粉進去。這樣便足以製造所需的溴化番木鱉鹼晶體。在補藥裡摻入藥粉不會改變其外觀或味道。溴化鉀易溶於水，形成無色溶液，稀釋時只會帶點甜味，但濃度較高時會有苦味。如果準備藥水的人在倒出英格沙普夫人平常喝的劑量之前沒有搖晃瓶子，那麼受害者會在最後一劑把幾乎所有的番木鱉鹼喝下去。在可可奶中加入嗎啡或其他麻醉藥品，可以延緩番木鱉鹼的毒性發作，讓人不會注意到英格沙普夫人睡前才喝的補藥。

為了向海斯汀上尉解釋這個狡詐的方法，白羅念了一段他在醫院藥劑室找到的配藥書籍裡的內容。

以下是在各教科書裡相當有名的處方：

番木鱉鹼硫酸鹽…………一格令
溴化鉀……………………六打蘭（dram）
加水至……………………八打蘭
配成混合液[6]

這種溶液在幾個小時內就會讓大部分的番木鱉鹼鹽沉澱，形成無法溶解的透明晶體溴化物。英國一名女性因為服用了類似的混合液而喪命：番木鱉鹼沉澱在底部，她在服用最後一劑時，幾乎吞下了所有的番木鱉鹼！

上述文字摘自《調劑的技藝》，克莉絲蒂在準備配藥師資格考試時，應該讀過這本書。克莉絲蒂在所有採用番木鱉鹼的故事中，對於這種藥物與毒性的描述都十分正確。構思《史岱爾莊謀殺案》這樣的謀殺懸疑小說，需要具備相當豐富的化學知識，如同我先前提過的，這部小說出現在當時《藥學期刊》的書評裡。這份學術期刊讚賞她在小說中展現了科學方面的準確性，難怪這篇書評讓克莉絲蒂引以為榮。

6 這裡原來是拉丁文的「Fiat mistura」，大概的意思是「混合在一起」。

# T 代表鉈

## IS FOR THALLIUM

### 《白馬酒館》
### *The Pale Horse*

我一眼望去，前方有一匹蒼白的馬！騎在馬上的是死神，而陰府隨之在後。

——〈啟示錄〉第六章第八節

克莉絲蒂小說中的「白馬酒館」，是一個按照客戶需求安排死亡事件的組織。白馬酒館裡似乎有一群以殺人為業的女巫。這些所謂的女巫沒有與受害者見過面，而所有受害者都看似是自然死亡。各種超自然的說法甚囂塵上，但也有一個更切合實際的解釋。馬克．伊斯特是一位歷史學家與作家，無意間捲入這個神祕謎團之中，起初是他在咖啡館目睹兩個女孩爭吵，其中一人的頭髮還被扯掉一把。一個星期後，他得知兩個女孩當中的一個死了，而這只是一連串出乎意料的死亡事件中的一起。這些離奇死亡讓伊斯特懷疑是謀殺，為了證實它們之間的關聯，而且是由某個人在某處所一手策畫，他決定著手調查。結果發現，這些受害者經常接觸到小劑量的鉈，這種金屬在體內逐漸累積，使其飽受數天或數週的痛苦折磨後，最終奪走他們的性命。

鉈有時被稱為「下毒者的毒藥」。一九六一年《白馬酒館》出版以前，鉈這種元素鮮為人知，因此驗屍時很少專門進行化驗。克莉絲蒂把這種元素運用在謀殺情節，來自於一位美國醫生的建議，但是她自己一定進行了大量研究，才能對這種罕見毒藥有詳細的了解。鉈中毒會引發各種症狀，這些都很容易被歸結於受害者本身所罹患的疾病。儘管鉈對於犯罪懸疑小說家來說顯然是很好用的手法，但克莉絲蒂只在一部小說裡用到。對於出現的書籍本數不足，則是以死亡人數做了彌補。《白馬酒館》總共提到十位受害者的名字，還有多起謀殺未特別明說。

這本書曾被認為是數起真實謀殺案的始作俑者。不過，從另一個角度來看，克莉絲蒂把鉈中毒的症狀描寫得如此突出且正確，反而讓讀者對於這種致命元素提高警覺，甚至或許因此拯救了人命。

## ◈鉈的故事

鉈是一種化學元素，原子序為八十一，純元素狀態是質軟的灰色貧金屬。一八六一年，威廉・克魯克斯（William Crookes, 1832-1919）與克勞德－奧古斯特・拉米（Claude-Auguste Lamy, 1820-1878）分別間接（和獨立）發現這種元素。他們利用當時新發明的火焰光譜法（flame spectroscopy）來分析物質，方法是燃燒各種物質，把火焰的光分解成其組成的色彩，然後觀察這些顏色。週期表中的每一種元素經過燃燒會有各自的特定色彩，因此可用光譜儀鑑定出樣本裡的不同元素。火焰光譜法至今仍在使用，這項技術有一種版本是原子吸收光譜法（atomic absorption spectroscopy, AAS），可用來檢測屍體的組織和體液，鑑定出好比砷、汞、鉈等有毒元素。

克魯克斯與拉米在分析樣本時，觀察到明顯的綠色譜線，而此前從未有任何元素呈現這種綠色，因此他們意識到樣本中存在著一種未知元素。克魯克斯從燃燒時產生綠色的火焰，將其命名為「thallium」，源自希臘文的thalos，意思是「綠色的枝芽」。克魯克斯繼續進行實驗，研究這種新元素，並於一八六一年三月號的《化學新聞》（*Chemical News*）期刊宣布這項發現。拉米在幾個月後也公開自己的發現，於是引發了一場誰先發現該元素的重大爭論。最後為了維持和諧，學術界遂將這項榮耀歸給兩人。然而，事實上，克魯克斯與拉米發現的是鉈的化合物，而非鉈元素。隔年，方由拉米分離出這種元素，製得一小塊純的鉈金屬。

鉈在地球上的含量豐富，但是在岩石和土壤中的分布有限，因為它很容易發生反應，形成可溶性化合物。而水會沖蝕鉈鹽，然後在無窮無盡的再分布過程中，把它們帶到別處沉積。因此，儘管鉈具有毒性，但不會被視為環境污染物，因為人、家畜與作物不太可能接觸到危險等級的量。不像無臭無味、劇毒的鉈鹽，鉈金屬不太可能讓人中毒，因為它不溶於水，所以很難進入人體之中。[1]

鉈鹽除了有做為毒藥的潛力，還有幾項應用，但是它們的用途在今天受到嚴格監督與管制。特殊玻璃會添加氧化亞鉈（Thallium oxide）與某些鉈化合物來提高折射率（光通過不同材料的偏折程度）。這些特殊玻璃被用於光學產業上，好比製造相機鏡頭。鉈化合物一旦用於玻璃就固定在裡頭，變得完全沒有危險性，因為它們不會滲出。其他現代應用還包括製造電子產業的元件。

• • •

在人們尚未正確了解鉈鹽的毒性以前，鉈鹽曾做為藥物使用。一八九〇年代，偶然間發現服用鉈鹽所帶來的一項效果，當時醫生對結核病患者施予乙酸亞鉈（thallium acetate, $TlCH_3CO_2$）藥物，希望能減緩夜間盜汗的不適。結果這種化合物非但對盜汗完全無效，患者甚至出現掉髮的情形。我們現在把掉髮視為身體出問題的警訊，過去卻認為這可能是好事，尤其是在治療皮癬的時候。

癬是由真菌感染所引發的皮膚病，為了有效治療，最好把患部的毛髮剃去。在一九二〇年代，標準療法是給予患者一次劑量為每公斤體重八毫克的乙酸亞鉈。大約十五天後，毛髮會全部掉光，露出長癬的部位。然後每天塗抹硫磺藥劑來治療真菌。當時認為這種方法很安全，儘管有愈來愈多人知道大劑量的鉈鹽會產生毒性作用。接受這種治癬療法的患者，有百分之四十回報有輕微副作用，百分之二十五出現腿部疼痛與腸胃不適等嚴重問題。另一種方法是照X光使頭髮脫落，兩害相權取其輕，鉈或許還是好一點。

後來發現患者無須服用乙酸亞鉈，因為可用藥膏的形式塗在患部。經由皮膚吸收鉈也能達到同樣效果，而且只有局部區域會脫髮。到了一九三〇年代，乙酸亞鉈已成為治療癬的標準用藥，可以隨時在藥房買到像是名為賽里歐（Celio）及科倫洛（Koremlou）乳膏的非處方藥。一條十公克管裝的藥膏，通常含有七百毫克的乙酸亞鉈。[2]

一九三〇年代，藥房除了銷售治癬藥膏外，還販售另一種形式的鉈鹽，只不過這是一種殺蟲劑；不知何故，沒有人覺得奇怪，大家認為鉈化合物對人體安全無虞，卻用這種藥物來消滅其他動物。添加硫酸亞鉈（Thallium sulfate）的糖漿對於老鼠、蟑螂、螞蟻特別有吸引力，防治成效也很好。然而，因為含鉈殺蟲劑所造成的一些意外、自殺，甚至謀殺事件，美國於一九七二年禁用，其他國家也紛紛跟進。

現在有另外的治癬方法可用，殺蟲劑使用的成分也對目標害蟲的效果更強，且對人類

1 鉈有兩種離子：$Tl^{+}$與$Tl^{3+}$。$Tl^{+}$較常見，化學性質接近週期表第一族鹼金屬的離子，特別是鉀離子（$K^{+}$）。$Tl^{+}$會和帶負電的原子或原子團形成強化學鍵，產生鹽類，例如氯化鉈（thallium chloride, TlCl）。

2 過去曾有數起嘗試利用這種藥膏自殺的案例，幸好多數人只吞了一條藥膏，雖然還不至於致命，但會讓人病得很嚴重。

更安全，所以我們不會看到藥房販售鉈鹽。但是鉈目前仍有一項醫療用途：心臟的鉈壓力測試。進行這種檢查時，會把亞致死劑量的放射性物質鉈-201（以氯化鹽的形式）注射到患者體內。從體外偵測鉈-201的放射性，用來監測患者心臟在適度運動下的健康狀況。由於鉈-201只會被血流正常的健康心肌細胞攝取，這種技術讓專科醫生得以評估冠狀動脈心臟病患者的心臟血流情形。

## ◈鉈如何致命

鉈究竟是如何與人體發生交互作用的，目前還不完全清楚。自然情況下，鉈離子在生物體內不負責任何作用，但是它的性質與鉀離子很相似，因此很容易被人體吸收。人體中含有豐富的鉀；一個體重七十公斤的成人體內約含有一百二十公克的鉀，鉀有很多功能。而鉈可以取代人體各處的鉀，但是不會執行同樣的功能，這會導致與鉀有關的生理活動衰退。鉀參與的生理活動無法運作，便直接引發鉈中毒的症狀。

鉀最重要的作用之一，是參與神經的運作。神經細胞需要大量鉀離子來產生電訊號，所以這些細胞會累積很多鉈。一旦鉈進入神經細胞，就會造成嚴重損傷（特別是在神經細胞的細長突起部位，也就是軸突）。

鉀的其他生物功能，還包括釋出腺苷三磷酸（ATP），腺苷三磷酸是人體的能量來源。

有些細胞需要很多能量，比如說神經細胞、心臟細胞、毛囊細胞（由於頭髮經常汰換），因此當這些細胞中的鉀被鉈取代，受到的影響特別嚴重。細胞裡還會出現更多問題：鉀對於穩定核糖體（ribosome）至關重要，而核糖體是合成蛋白質以促進人體生長、自我修復及進行化學反應的構造。鉀的另一種作用在於製造硫胺素（維生素B1），鉈中毒的症狀可能會與缺乏這種維生素的症狀類似。

鉈對硫氫基（sulfhydryl group, -SH）的親和力特別強，而硫氫基又常見於蛋白質內。當鉈與硫氫基結合，會破壞蛋白質的功能。鉈的作用並非針對特定的蛋白質或酶，這能解釋為什麼中毒者會出現一大堆症狀。鉈與硫氫基之間的交互作用強度沒有大到足以讓鉈永久困在特定部位，於是鉈會脫離，前往人體內的其他蛋白質或結構，造成更多的混亂。

只要鉈排出體外，這些影響大多是可逆的。鉈可以從尿液、糞便、唾液、汗液排出，也能隨母乳和淚液流出。至於人體從這些途徑排除鉈需要多久時間，則視最初攝入的劑量而定。低劑量的鉈的半衰期也許是一到三天；較大劑量的鉈的半衰期可能需要一個月以上。雖然鉈離子的大小與鉀離子差不多，攜帶的電荷與鉀離子一樣，但不會進行相同的化學反應，細胞可以辨別出兩者的差異，人體會嘗試排除鉈，將其輸送到胃腸道。問題是，鉈通過胃腸道時，又會再次被人體吸收，因為鉈與鉀很相似。在這種穿越胃腸道壁的排除與再吸收的循環中，同一批鉈能對人體造成二次中毒與損害。

由於鉈在人體的半衰期很長，因此可以透過頻繁小劑量的下藥快速累積，最後達到致死程度。這種過程會在一段中毒期間引起慢性症狀。二十四小時內可能看不出什麼異狀，但之後也許出現類似輕微流感的症狀。鉈是刺激劑，所以一開始的影響包括噁心、嘔吐、腹瀉，但是這些症狀消退後，取而代之的是嚴重腹痛。隨著鉈的劑量日益累積，症狀逐漸惡化。可能發生肌肉無力與萎縮、四肢刺痛和麻木、周圍神經系統損傷、腿部疼痛、足部感到火燒般的灼熱、身體對於碰觸很敏感。還可能有精神方面的影響，例如情緒波動、失眠、時而錯亂，甚至出現幻覺。

初次攝入鉈鹽大約兩週後，頭髮會開始脫落，這是鉈中毒的典型症狀，最後受害者完全禿頭。由於毒物對汗腺的作用，皮膚也可能發生色素沉著與發炎，特別是髮根部位。大約三週後，手指甲和腳趾甲出現米氏線，也就是白色的橫線。砷中毒的案例也會見到米氏線，不過不像鉈中毒這麼明顯。儘管鉈會與硫氫基結合（頭髮、指甲與趾甲有很多硫氫基），但是鉈不一定會沉積在頭髮中[3]，這與砷中毒的情形不同。

• • •

除了讓受害者慢性中毒的謀殺方法，另一種方法是一次施予致死劑量的毒藥。對人類而言，鉈的致死劑量是每公斤體重十二至十五毫克，大約一公克就足以殺死一名成人。急性鉈中毒很快就會出現症狀，幾個小時內開始嘔吐與腹瀉，二到五天產生嚴重的神經症狀。症狀包括腹痛、噁心、嘔吐、腹瀉、體重明顯減輕（由於嘔吐，身體無法吸收足夠營養以維持體重）、譫妄、呼吸變慢、短暫癲癇發作、昏迷、死亡，都可能在下毒後數小時到數週之間出現，取決於攝入劑量與治療方法（如果得到治療的話）。

## ◈是否有解毒劑？

《白馬酒館》出版於一九六一年，當時沒有處理鉈中毒的標準療法，只能給予支性治療，讓身體自行排出毒素，再加上運氣。如果懷疑是鉈中毒（雖然很罕見），過去建議的治療方法如下：一、透過洗胃清除攝入的鉈，然後以活性碳治療；二、攝取大量水分，促進排尿，接著給予氯化鉀。如果鉈是透過皮膚吸收，那麼只有第二種方法才可能有效。

《白馬酒館》出版的幾年後，開始有人研究鉈中毒的解毒劑。起初嘗試使用二巰丙醇（dimercaprol），也就是抗路易氏劑（British Anti-Lewisite），這是二次大戰期間研發出來的化學物質，而路易斯毒氣是一種含砷的化學武器。二巰丙醇含有硫氫基，硫氫基與某些金屬或類金屬的親和力很強，尤其是砷。這種化合物與砷及其他有毒金屬結合後，讓這些毒物以不傷害人體

3 可能會有一些鉈殘留在頭髮中，但無法做為判斷暴露量的可靠依據，同樣因為鉈與硫氫基的鍵結不是很強。

的方式排出。可惜的是，二巰丙醇對鉈幾乎不起作用。即使鉈與硫氫基有親和力，但是結合強度不足，因此二巰丙醇無法做為鉈中毒的有效療法。

雙硫腙（dithizone）是一種更好的解毒劑，能大幅提升從尿液排出的鉈含量，但並非沒有缺點。雖然雙硫腙優於二巰丙醇，但是與鉈的結合強度仍然不夠大，有一些鉈會再度被人體吸收；雙硫腙與其他有同樣效果的化學物質（稱為螯合物）把鉈從被隔離的地方帶出來（因而造成較小的危害），但也會使鉈在體內發揮更活躍且更危險的作用。換句話說，即使患者正在接受螯合物治療，中毒症狀還是可能變得更糟。

利用透析的方式，也能把鉈從血液中通過透析膜排出。隨著愈來愈多的鉈從組織和器官進入血流，這種透析過程需要反覆進行。給予患者氯化鉀，可以加速鉈從組織和器官移出，進而從全身排除。現在治療鉈中毒的選項是普魯士藍，我們曾經在前面看過這種化合物好幾次，因為普魯士藍與鉈的結合效果勝過其他藥劑，而且目前尚未發現問題。讓患者口服每公斤體重二百五十毫克的劑量來攔截鉈，防止人體吸收。接著，捉住鉈的普魯士藍通過腸道，排出的糞便通常會呈現藍色。這種療法是在一九七〇年代早期建立的，但是對於《白馬酒館》裡的那些受害者來說太遲了。

## ◈一些現實生活中的案例

英國首例曝光的鉈下毒謀殺案發生於一九六二年，就在《白馬酒館》出版的幾個月後。這是巧合嗎？許多人認為不是，但是很多事情在事後看來會更加清楚。這是茉莉．楊（Molly Young）遭十五歲繼子葛拉姆（Graham）謀殺的案件。葛拉姆．楊從小就沉迷於與死亡相關的事物，特別是毒藥，但是他會成為投毒者，轉捩點發生在十一歲，父親送他一套化學實驗設備做為通過學校考試的獎勵。他十三歲半時，從當地藥房買了生平第一瓶毒藥——二十五公克的酒石酸銻鈉（antimony sodium tartrate），雖然法規禁止販售列管毒藥給十七歲以下的人。因為葛拉姆的化學知識很豐富，讓藥劑師誤以為他比實際年齡大得多。在此之前，葛拉姆只是研讀化學的基礎理論，尤其是毒藥相關的化學，但是到了一九六一年初，他開始把理論付諸行動。受害對象有父親弗雷德（Fred）、姊姊溫妮費德（Winifred）、同學克里斯．威廉斯（Chris Williams）、繼母茉莉，他不喜歡繼母，所以特地針對她下重手。

葛拉姆挑選這些受害者的理由是下毒很容易，而非跟他們有特殊嫌隙。他在家裡的食物動手腳，把銻化合物摻到茶和咖啡裡，有時加到醬料或酸辣醬的瓶子中。造成的效果很驚人。幾百年來，銻化合物一直做為催吐劑，吃進人體後會引發大量的劇烈嘔吐。從這方面來說，銻是自己的解毒劑，因為攝入後不久，大部分會被吐出來。不幸的是，剩下的少量毒藥會在人體內滯留很久，而且反覆施用銻鹽有累積效果。成人的致死劑量大約是一公克。

葛拉姆以銻化合物下毒持續好幾個月，儘管受害者看了很多位醫生和專科醫生，但是他們從沒懷疑是中毒，更別說疑心到葛拉姆身上。一天早上，葛拉姆的姊姊溫妮費德喝了平日常喝的茶，抱怨茶是苦的，於是茶沒喝完，就和往常一樣去工作。她在半路上覺得頭昏，還需要別人攙扶下公車。她仍然到了上班地點，但發現自己的眼睛無法對焦。同事覺得擔心，其中一人陪她到附近醫院，診斷結果是阿托品中毒，也旋即接受治療。這一次，溫妮費德很快懷疑是葛拉姆，回家後和他大吵一架。葛拉姆矢口否認，並且看起來很沮喪的樣子，溫妮費德最後還向弟弟道歉。葛拉姆日後承認，他加了五十毫克的阿托品到茶裡（致死劑量大約是一百毫克）。

同時，茉莉的病情每況愈下，住院不只一回。雖然葛拉姆用銻化合物對她反覆下毒，但並未達到想要的效果。他猜測茉莉對這種毒藥產生了耐受性，於是決定改變策略。一九六二年四月二十日，他加了一千三百毫克的鉈鹽到繼母的晚餐裡。她第二天起床時感到脖子僵硬，四肢出現針刺感。茉莉的症狀在一天中惡化，弗雷德從午餐小酌後回家時，發現她倒在花園痛苦地扭動身體，而葛拉姆從廚房窗戶看著一切。茉莉被緊急送往醫院，但在當天稍晚過世。茉莉被認定是自然死亡，不需進行相驗。葛拉姆甚至假惺惺建議，她的遺體應該進行火化。

葛拉姆認為自己擺脫了嫌疑，便把目標轉到父親弗雷德身上。葛拉姆會在週日晚上陪父親到酒館，趁父親上廁所時，偷偷加一點銻化合物到他的啤酒裡。弗雷德迅速病重，最後住院，診斷是砷中毒或銻中毒。十五歲的葛拉姆還向醫生說明如何區分這兩種中毒情形。此時葛拉姆的家人都對他產生了懷疑，他父親甚至禁止他出現在自己的病床邊。

回到學校，老師注意到葛拉姆擁有驚人的化學知識，這是他唯一表現優異的科目，雖然他原本就是個聰明的學生。然而，葛拉姆對毒藥的痴迷讓老師感到擔憂，他的同學威廉斯長期生病，也讓人開始對他起疑。學校請來一位精神科醫生，以進行職涯面談為由，問了葛拉姆一些問題。過程中，她愈來愈確信葛拉姆是病態下毒者，於是第二天報了警。警方在葛拉姆的臥室發現大量毒藥及相關書籍，他接受訊問時，也承認在離家不遠處，還藏有化學物質。

葛拉姆．楊被指控毒害克里斯．威廉斯、弗雷德．楊，以及溫妮費德．楊（沒有提到茉莉的死亡）。他被送往布羅德莫醫院（Broadmoor Hospital），這是警戒森嚴的精神病院，沒有內政大臣的批准，十五年內不許釋放——當時他是該院史上第三年輕的收容人。葛拉姆在布羅德莫似乎得到感化，並且成為模範病人，雖然他在院期間發生了幾起中毒事件。第一起是約翰．貝里奇（John Berridge）以氰化物自殺的案件，發生在葛拉姆入院的一個月內。儘管從未確認是葛拉姆下的手，但獄友相信他從桂櫻的葉子提煉出氰化物，院區周圍種了很多這種灌木。院方無法證明桂櫻是氰化物的來源，不過仍把這些樹都砍掉了。他們還認為葛拉姆把廁所清潔劑摻入護士的咖啡裡，把糖皂（一種強力的鹼性清潔產品）加到茶桶中。幸好這兩次的加料都在有人喝下之前發現了。

葛拉姆的改過自新顯然是一場表演，以便能夠提前獲釋。精神科的主任醫生被他愚弄了，宣布他再也不構成威脅。但他在獲釋前告訴一位護士：「我將會每一年殺死一個人，以彌補我在這個地方度過的每一年。」他在布羅德莫待了八年；他獲釋後不到一個月，就開始把計畫化為行動。

葛拉姆找到哈德蘭（Hadland）公司的工作，這是一家生產相機與攝影器材的公司。他在面試時，解釋自己脫離社會八年是因為精神崩潰，但現在已經完全康復了。面試人員詢問葛拉姆的精神科醫生，也得到確認；沒有人告訴哈德蘭公司他履歷上這段空白的真正原因，或者這段期間他待在哪裡。

巧合的是，鉈是哈德蘭公司製造相機鏡頭玻璃的關鍵成分，儘管現場沒有鉈化合物的存貨——葛拉姆必須到倫敦備料。葛拉姆工作時，負責從走廊的茶桶幫同事們倒茶。每個員工都有自己的杯子，而葛拉姆從茶桶倒茶回來的途中，有一小段空檔沒人會注意到他。他總是隨身攜帶毒藥。

就如葛拉姆自己所承諾的，他離開布羅德莫後毒害了八個人；其中有兩名受害者喪命，他們是鮑伯·伊戈（Bob Egle）與弗雷德·畢格司（Fred Biggs）。這八個人在生病期間總共看了四十三位醫生，從家庭醫生到專科醫生都有，沒有一位診斷出中毒。葛拉姆在哈德蘭工作期間，使用了銻與鉈化合物。受害者表現的症狀包括嘔吐、胃痛、腳痛，發展成全身疼痛，劇烈到連床單的重量都無法承受，麻痺到無法說話的程度，出現嚴重幻覺及精神錯亂。畢格司甚至開始失明。

伊戈喝下毒茶後，受了八天折磨，最後身亡。他的死因判定為支氣管肺炎，併發格林－巴利症候群（Guillain-Barre Syndrome），這是一種很罕見的神經疾病，因此他的一顆腎臟被保存下來，留待進一步研究。伊戈的遺體送去火化，但是後來檢驗他的骨灰與留存的腎臟，顯示含有足以致命的鉈。畢格司則是撐了二十天，才不敵體內毒藥而死。畢格司的驗屍是在完全知道他遭遇鉈中毒的情況下進行的，但是起初沒有發現鉈的跡象。幾天後，從畢格司遺體取出組織做進一步的檢測，終於鑑定出鉈。

這家工廠發生的一連串生病事件被稱作「博文登病毒」（Bovingdon Bug），以工廠所在的村莊命名。畢格司死後，工廠主管憂心忡忡，於是請來一群醫生進行調查；醫生認為最可能的解釋，似乎是某種來源不明的病毒感染（雖然他們認為，另一種可能是鄰近遭污染土地造成的重金屬中毒）。在討論這種「病毒」的員工大會上，葛拉姆站起來，針對鉈與相關症狀發表長篇大論。他認為比起醫生提出的病毒感染神經理論，鉈更符合受害者表現出來的症狀。葛拉姆的這種行為令人懷疑，這麼說已經很含蓄了；他也是倉庫工作人員中少數完全不受「病毒」影響的人之一。

負責調查的醫生向葛拉姆提出問題，發現他的醫學知識僅限於毒理學。在對葛拉姆的過去做進一步調查後，終於發現他曾待過布羅德莫醫院。他遭到逮捕，在警方拘留期間，還吹噓自己在一九六二年毒害繼母是一場完美謀殺，讓他躲過制裁。第二天，他將案情全盤托出，甚至批評另一位中毒受害者傑思羅．巴特（Jethro Batt）在醫院接受的治療，並建議應該給予二巰丙醇和氯化鉀做為解毒劑。

警方搜索葛拉姆的房間，發現抽屜和窗臺都是毒藥瓶。他還有關於毒藥、投毒者及毒理學的大量藏書。床底下則藏著最有力的證據——一本日記，葛拉姆在裡頭記錄了下毒對象、使用的毒藥種類以及犯案成果。葛拉姆在被告席上聲稱，那本日記是他為自己正在寫的小說所做的筆記。陪審團只花了一個小時便裁定葛拉姆有罪，而大多數時間都在釐清對他的多項指控。他被判無期徒刑，一九九〇年死於獄中。

•
•
•

在葛拉姆．楊的庭審期間，克莉絲蒂受到一些批評，因為她把鉈可以做為謀殺手段這件事公諸於世。《每日郵報》（*Daily Mail*）列出《白馬酒館》與葛拉姆案的相似之處。葛拉姆否認曾讀過《白馬酒館》，這本書也很難教他什麼新的知識。但是法醫對葛拉姆的受害者進行相驗時，參考了這本書，由於鉈中毒的資料很稀有，而克莉絲蒂的描述非常詳盡。持平來說，克莉絲蒂不是第一位把鉈中毒當作謀殺懸疑故事特點的人。娜歐．馬許（Ngaio Marsh）在一九四七年的小說《落幕》（*Final Curtain*）就用到鉈，而且描述了鉈產生的綠色火焰是檢測這種毒藥的方法。馬許在很多方面都描寫得十分正確，只是她的受害者死得太快了。

或許《每日郵報》對克莉絲蒂有所批評，但數年後她的正確性得到了證實。一九七五年，克莉絲蒂收到一位南美洲女性的來信。寫信的人發現自己正目睹一個男人被他的年輕妻子慢性下毒的事件，並且認出鉈中毒的症狀，因為她看過《白馬酒館》。信件結尾寫道：「我十分篤定這一點，要不是我讀了《白馬酒館》，因此了解鉈中毒的情形，X就不會活下來；只有立即採取處置，這才救了他的命；即使把他送到醫院，醫生也不會及時知道是什麼問題。」

另一件事發生在一九七七年，也就是克莉絲蒂過世的一年後。卡達一名十九個月大的幼童生病了，她的症狀難倒所有診察的醫生。孩子的狀況惡化，父母帶著幾乎失去意識的女兒來到倫敦看專科醫生，但孩子的病情仍舊令人費解。然後，一位叫做瑪莎．梅特蘭（Marsha Maitland）的護士想到是鉈中毒，因為她正在看《白馬酒館》。於是孩子的尿液被送到蘇格蘭場的法醫實驗室化驗，確認了裡面含有鉈。醫生旋即展開治療，小孩的病情終於在兩週內穩定下來，三週就有顯著改善，四個月後幾乎完全康復。毒藥的來源是殺蟲劑，這對父母用來清除房舍的排水管和化糞池的蟑螂與老鼠。治療小女孩的醫生在《英國醫院醫學雜誌》（*British Journal of Hospital Medicine*）發表論文，討論這起病例的症狀、診斷與處置。論文最後，作者感謝「已辭世的克莉絲蒂，提供了出色且深入的臨床描述，以及梅特蘭護理師，讓我們跟上文學現況。」

## ◈阿嘉莎與鉈

《白馬酒館》中的戴維斯太太為一家消費者調查公司工作，注意到自己訪問過的人當中，有好幾位最近死了。戴維斯太太在臨終懺悔時，把一份名單告訴神父，然後她也死於一種神祕的疾病。她的名單是《白馬酒館》裡的關鍵線索。名單上的每一個人都在不久前過世，全被歸為自然死亡。死因有肺炎、腦瘤、中毒性多發性神經炎（神經受損）、腦炎及腦溢血，這些死亡之間似乎沒有關聯，也不是單一病因。書中對金潔．科雷根與戴維斯太太這兩名受害者的症狀做了詳細描述。戴維斯太太一開始有「流感」症狀，所以請了幾天病假，這段期間她的身體似乎好一些。戴維斯太太還沒完全康復便回去上班，但是兩天後，她連樓梯都爬不上去，呼吸困難，而且發高燒。她在同一天過世。

為了捉到凶手，或至少揭露他們的手法，馬克．伊斯特假扮成白馬組織的客戶，朋友金潔．科雷根則自願扮成他礙事的前妻，也是伊斯特想除掉的人。為了確保金潔平安無事，她躲在倫敦的一間公寓觀察事態發展。同時，伊斯特到白馬酒館參加降神會，就在伯恩茅斯幾公里外的馬奇迪平村。雖然出現了一些戲劇化的花招，但沒有讓金潔陷入危險的事情。儀式中的「女巫」甚至沒問到想要解決的人的姓名，也沒有離開村子，她們怎麼可能傷害金潔？然而，不知道怎的，金潔生病了。她的症狀起初是「喉嚨有點痛⋯⋯我猜是感冒的初期症狀，或是輕微流感……全身隱約痠痛」。於是她請醫生過來，醫生診斷是得了流感，要她躺在床上休息。後來痠痛加劇，演變成「到處都痛」，這時的金潔害怕碰觸到任何東西。她的病情進一步惡化，被送到療養院，並診斷出流感後的支氣管肺炎，但是有些症狀不太尋常。後來，金潔開始掉頭髮。

一次偶然的觀察，提供了破案線索。伊斯特看到堂姊給狗治療皮膚癬，她把藥膏塗在狗身上長癬的部位，希望那裡的毛髮脫落；與白馬組織有牽扯的命案中，頭髮脫落是共同的特徵。幸運的是，伊斯特曾在美國讀過一篇關於鉈中毒的文章。一家工廠的工人相繼死亡，死因原先都判定為各種自然死亡——副傷寒（與傷寒類似，但病原菌不同）、中風、酒精性神經炎、延髓性麻痺（舌頭與控制聲帶的肌肉產生麻痺現象）、癲癇、腸胃炎。小說中提及的工廠事件是虛構的，但是很像一九三〇年代發生在荷蘭的事件。克莉絲蒂透過伊斯特也討論到利用鉈謀殺的案子（同樣是在美國），來強調鉈中毒會出現各種症狀。這件案子或許也是編出來的，不過，澳洲在一九五〇年代曾發生多起鉈中毒事件，可以讓克莉絲蒂當作參考。

伊斯特向醫生和警官表示，他確定是鉈中毒。一九六一年，凶殺調查中還沒有檢驗鉈的標準方法，因為英國從來沒有利用鉈殺人的案件紀錄。當時的人對於鉈的了解很貧乏，前面提到的死因都不會讓人覺得可疑，即使發現了某種模式，當局也幾乎不會懷疑是鉈造成的。如果受害者還活著，可以利用火焰光譜法檢測尿液是否有鉈存在。不過，鉈的含量必須達到某個程度才能確認是中毒，由於鉈是周遭常見的元素，每個人體內都有微量的鉈。所幸正常情況下，鉈不會累積到造成危險的濃度。

想在驗屍時指認出鉈，難度會更高一些。除了頭髮脫落，沒有什麼共同症狀可以做為依據。死者體內不會出現特別的跡象顯示這種金屬的存在，而且鉈造成的破壞很容易被當成自然生病的症狀。分析人體組織來證明鉈的存在也很困難。鉈在全身的分布相當均勻，因此在任何器官只能發現極少的量。好在隨著分析技術的進步，我們現在已經能夠檢測到愈來愈微量的鉈了。[4]

• • •

《白馬酒館》裡謀殺許多人的方法簡單到嚇人，在該書出版前，英國竟然沒有這類真實案件，反而讓人驚訝。在這本書裡，白馬組織是承包殺人工作的代理單位。如果有人計畫提前拿到遺產，抑或處理掉某個討人厭的親戚，可以聯絡一位仲介商，他會先了解下毒對象的詳細資料。然後在馬奇迪平的酒館舉行一場裝神弄鬼的降神會，讓人產生有超自然力量在運作的印象。同時有人邀請受害者參加消費者問卷調查，詢問他們使用的居家用品的類型與品牌；之後還有扮成查煤氣表的人或電器修理人員登門拜訪受害者。訪客會趁機把居家用品換成外觀相同但摻了鉈鹽的東西，可能是某種茶葉、化妝品、藥品、肥皂，甚至是洗髮精。受害者不會一次接觸到致死劑量的毒藥，而是長期接受小劑量的鉈累積而成的作用，最後導致同樣的最終結果：緩慢而痛苦的死去。

4 如同我們前面看到的，現在甚至可以從凶案受害者的骨灰中檢測到鉈，像是葛拉姆案中的伊戈。

# V 代表巴比妥

## IS FOR VERONAL

### 《十三人的晚宴》
### *Thirteen at Dinner*

死，就是長眠，
長眠，或許會有夢；唉，真是困難；
當我們擺脫塵世紛煩，
在死亡般的睡眠中，何種夢會來臨，
必使我們躊躇思忖。

——莎士比亞，《哈姆雷特》（*Hamlet*）

使用巴比妥類藥物（〔barbiturates〕又稱巴比妥酸鹽）做為毒藥，透露了克莉絲蒂寫作的年代，她作品中描述的服裝與汽車也有同樣效果。大抵在一九二〇年到一九七〇年之間，巴比妥類藥物享有短暫而風光的日子。起初，大家認為這類藥物是安全又有效的鎮靜劑，但是到了一九六〇年代，其危險性為人所知，加上有更安全的藥物可用，巴比妥類藥物便逐漸退出常用藥物之列。巴比妥（barbital）是第一個商品化的巴比妥類藥物，商品名為佛羅拿（Veronal），於一九〇〇年代初期上市。如同《十三人的晚宴》中的醫生所指出的：「佛羅拿是很難拿捏的藥物。你可以吃下極大的量，卻不會死，也可能只吃一點點，人反而走了。基於這個原因，這種藥物很危險。」

克莉絲蒂在好幾部小說裡寫到巴比妥類藥物的用途，但用在殺人只有四次；她筆下有兩個角色利用巴比妥類藥物自殺，這是很合理的選擇，由於在她創作的年代，服用大量的巴比妥類藥物是常見的自殺方式。

克莉絲蒂一九三三年的小說《十三人的晚宴》對於佛羅拿有極其詳盡的描述。故事圍繞著主角埃奇瓦男爵的死亡展開，他被發現遇刺身亡。最後一個見到埃奇瓦男爵還活著的人是已分居的妻子——珍・威金森，威金森是美國演員，一位聲勢日盛的明星。第二天，報紙報導發現埃奇瓦男爵屍體的消息，並透露威金森前一晚參加了一場重要的晚宴，這似乎讓她的不在場證明牢不可破。

書名《十三人的晚宴》與一種迷信有關：如果餐桌上有十三個人，最先站起來的人會死掉。威金森參加的那場晚宴有十三個人，她好像是第一個起身的人。不過，好運似乎站在她那一邊，接著死亡的人是卡洛塔・亞登絲，另一位來自美國的年輕演員，出色的模仿者。卡洛塔的原型是美國演員露絲・德蕾珀（Ruth Draper），德蕾珀以刻畫角色入微的獨白表演著稱，但是這個角色的死亡與另一位現實生活中的演員比莉・凱勒登（Billie Carleton）有許多雷同之處。

•••

比莉・凱勒登的故事與《十三人的晚宴》有一些相似之處，無疑是克莉絲蒂短篇小說《凱旋舞會》（*The Affair of the Victory Ball*）的靈感來源。凱勒登死於一九一八年，當時還是很年輕的演員與歌手，這或許是演藝圈第一起牽扯到性和毒品的醜聞。一九一八年十一月的一天晚上，她出席在皇家阿爾伯特音樂廳（Royal Albert Hall）舉行的「凱旋舞會」。派對延續到凱勒登的寓所，通宵達旦，直到賓客終於在上午十點離開，她打了一通電話，這是她最後的對話。上午十一點半，凱勒登的女傭來了，聽到她發出鼾聲。到了下午三點半，鼾聲停止。醫生被找來，他嘗試用注射白蘭地與番木鱉鹼的方式讓她甦醒。但是沒有成功。雖然那時公認的死因是古柯鹼過量，但是後來認為凱勒登其實死於她用來減輕古柯鹼「宿醉作用」的巴比妥類藥物。

在《十三人的晚宴》中，卡洛塔的死因判定為佛羅拿過量。起初以為是意外，因為卡洛塔的手提包裡有個裝著佛羅拿粉末的鑲珠寶匣子，顯示她經常服用，而這一次她吃太多了。一樁謀殺案、一起意外死亡和一個似乎同時出現在兩個地方的女演員，這個謎團需要傳奇的比利時偵探的聰明腦袋來解開。

## ◈巴比妥類藥物的故事

巴比妥類藥物是巴比妥酸（barbituric acid）的衍生物，巴比妥酸最早是由阿道夫・馮・拜爾（Adolf von Baeyer, 1835-1917）於一八六四年所合成。巴比妥酸的名稱由來有兩種說法。版本之一是拜爾迷戀一個名叫芭芭拉（Barbara）的女子，因此以她的名字命名；另一個版本則是拜爾的這項發現是在聖白芭蕾日（St Barbara's Day）完成的。到了一九〇〇年，從基本的巴比妥酸單元已經創造出兩千種左右的衍生物，經過測試後發現有一些對人體有益處。巴比妥酸是經過「環化」，形成由兩個氮原子與四個碳原子形成的環狀結構。這樣的基本結構可以經過修飾，在其中的一個碳原子或氮原子接上不同的化學基，於是產生了五花八門的各種巴比妥類藥物。

自從第一批巴比妥類藥物在二十世紀初問世，愈來愈多的巴比妥類藥物被合成並投放到市場，很快就成為治療憂鬱及失眠的標準藥物。結構上的變化可以改變化合物在水中或油脂中的溶解度，從而改變藥物被吸收後進入血流中的難易程度，以及穿過血腦障壁的效果。結構發生變化，也會影響藥物與神經系統目標部位結合的強度，亦即發揮藥效的快慢。這些基團被人體移除並失去活性的速度，也會影響鎮靜期的長短。在巴比妥類藥物問世以前，唯一可用的鎮靜劑是溴化物。溴化物的味道令人不快且效果一般，還比巴比妥類藥物有更多的副作用。

巴比妥類藥物為白色粉末，以錠劑或可溶於水的粉劑販售。它們帶一點苦味，錠劑讓人可以很快吞服下去（巴比妥類藥物也可採用注射，只是這種情況較少）。巴比妥類藥物以各種商品名銷售，但藥物的實際名稱較有規則可循——在美國，通常以「al」結尾，在其他地方則以「one」結尾。舉例來說，巴比妥（barbital）和巴比通（barbitone）是同一種化合物，而在美國販售時叫做佛羅拿，英國為寐底拿（Medinal）。醫生廣泛開立佛羅拿做為安眠藥，因為它在低劑量時具有鎮靜效果，高劑量有催眠作用，讓服用者進入類似睡眠的狀態。

巴比妥類藥物對於神經系統有抑制作用，代表它們也可以應用在其他方面。一九一一年，德國醫生阿弗雷德．霍普特曼（Alfred Hauptmann, 1881-1948）以醫院為家，該院有一整個病房的癲癇病人。病人發作時所發出的吵鬧聲，讓霍普特曼夜晚無法入眠。他迫切需要休息，於是決定用苯巴比妥（phenobarbital）讓癲癇病人鎮定下來。結果藥物成功發揮鎮靜效果，病人也減少痙攣，甚至持續到鎮靜作用消退之後。苯巴比妥如今仍做為治療癲癇的抗痙攣劑。

還有一種名為必托生（Pentothal）[1]的巴比妥類藥物，因做為「吐真劑」使用而惡名遠播。有一派想法認為，比起說實話，說謊是更為複雜的程序，因此用藥來抑制大腦皮質的神經功能，理論上會讓人更可能說實話。必托生也是說明巴比妥類藥物具有潛在致命特質的好例子，它在美國一直用於犯人的注射死刑，大量注射這種藥物會使人陷入深度昏迷，如同其他巴比妥類藥物，接著再注射其他致死化合物使心臟停止。

1 必托生也就是硫噴妥鈉（sodium thiopental），可能會讓被審訊者更願意配合與開口說話，但取得的供詞是否有用或可靠，有待商榷。

巴比妥類藥物最初上市時，人們認為治療劑量與致死劑量之間存在著一定差異。然而，一九三八年至一九五四年期間，利用巴比妥類藥物自殺的案例增加了十二倍，這告訴我們事情和原來想得不一樣。醫生開立的佛羅拿治療劑量是五至十五格令（約〇・三至一・〇公克），但是致死劑量大概只有六十格令（約四公克）。在克莉絲蒂為了準備配藥資格考試而研讀的一九一二年版《調劑的技藝》中，佛羅拿的建議劑量是男性七・五格令（約〇・五公克），女性為五格令（約〇・三公克）。治療劑量與致死劑量之間的差距可能縮得更小，因為長期使用會對藥物產生耐受性，使用者需要更高的劑量來達到同樣的效果。這些藥物也像酒精那樣可能使人成癮，甚至進展到濫用的地步。而且，由於巴比妥類藥物會讓人反應遲鈍、嗜睡，有些人服了藥之後昏昏沉沉，經常沒有意識到自己在做什麼事，導致服下額外（致死）的劑量。

一九四八年，巴比妥類藥物的全球總產量超過三百噸，但是到了一九五〇年代，隨著有愈來愈多的人成癮，還有一些人使用過量致死，人們開始了解這些藥物的危險性。接下來的十年當中，巴比妥類藥物被苯二氮平類藥物（benzodiazepines）大幅取代，後者的效果大致相同（也可能成癮），但是較不易導致意外使用過量的情形。目前巴比妥類藥物在醫療方面僅存少數幾項應用，其中之一是外科手術；巴比妥類藥物的作用迅速，可以產生短暫的鎮靜作用，因此在手術前施用能讓患者很快失去知覺。

## ◈巴比妥類藥物如何致命

所有巴比妥類藥物的藥理作用範圍很類似，不同之處在於藥效多快發揮與持續多久。它們的藥效來自於與神經系統產生交互作用，使神經細胞不易活化，導致神經活動整體受到抑制。

巴比妥類藥物會活化神經細胞上的特定部位，稱為γ-胺基丁酸受體。γ-胺基丁酸（gamma-aminobutyric acid, GABA）是眾多神經傳導物質之一，做為神經之間化學信使的分子。GABA在人體內還有其他功能，包括維持肌肉張力，但主要作用是抑制神經活化。

巴比妥類藥物主要與大腦神經細胞中的GABA受體發生交互作用。每一個GABA受體由五個次單元圍繞組成，中間形成一個通道，讓氯離子（$Cl^-$）可以從這裡進入神經細胞。次單元有十五種以上；構成一個受體的五個次單元會有不同的組合。因此GABA受體的組成有很多種變化，造就出多樣性與複雜度，協助像大腦這樣精緻繁複的器官運作所需。

如同我們前面看到的，神經細胞透過鉀離子與鈉離子的進出形成訊號。這些離子的移動產生微小電流沿著神經傳送出去，到了末梢刺激神經傳導物質的分泌，把訊號傳到下一個神經細胞或肌肉細胞。神經細胞在靜止時內部稍微帶負電。當神經「激發」時，離子會移動，細胞內的電荷從負到零，然後僅僅幾毫秒後，變成稍帶正電。接下來，分子幫浦再把不同離子運回原來位置，細胞內重新回到帶負電狀態，讓神經細胞為再次激發做好準備。而巴比妥類藥物與細胞的交互作用，會使靜止狀態的神經細胞內部累積更多負電荷，讓神經變得更難激發。這就是巴比妥類藥物抑制神經功能的方式。

GABA受體也能與酒精發生交互作用；倘若酒精與巴比妥類藥物一同攝入，兩者會增進彼此的作用，造成的鎮定效果超過它們單獨作用的總和。苯二氮平類藥物也可以與GABA受體結合。受體與其中一種分子結合，會促進與另一種分子的結合，因此同時服用這些藥物可能會非常危險。

巴比妥類藥物會抑制中樞神經系統的活性，導致嗜睡與反應遲緩。這種情形常被形容成像喝醉了一樣，尤其是在服藥後沒有很快去睡覺。最終結果是進入類似睡眠的無意識狀態。睡眠分成三種不同階段；人通常在夜晚經歷每一種階段，睡眠時間約有百分之二十處於「深度」睡眠，百分之二十處於「做夢」睡眠，百分之六十處於「淺度」睡眠。巴比妥類藥物會改變睡眠模式，讓做夢與深度睡眠變少，淺度睡眠變多（增加到將近百分之八十）。吃安眠藥的人常常反應說，他們從藥物誘導的睡眠醒來後，不像正常睡眠後那樣精神煥發。他們還可能很難醒來，第二天早上仍覺得昏昏沉沉。在服用巴比妥類藥物的例子中，這種情形有時被描述為「宿醉」。

這些人停止服用安眠藥後，由於睡眠模式再度改變，睡眠情況通常會變得更混亂。停藥後，他們的做夢睡眠時間大幅增加（到百分之四十），深度睡眠減少（到百分之十）。常見的後果就是出現夢魘以及逼真的夢境。突然停用巴比妥類藥物，特別是在長期服用後停藥，症狀會更加嚴重，甚至因而致命。他們可能產生極度焦慮、抽搐及幻覺，尤其是重度使用者。其他症狀還包括噁心和嘔吐，極端情況下，還會出現譫妄、發燒與昏迷。

當人體攝入過量的巴比妥類藥物，中樞神經系統的活性受到抑制，可能發展至呼吸停止。不過，其他作用也會促使或導致死亡。巴比妥類藥物會導致液體在肌肉、肺部和大腦中積聚，造成水腫與肺炎。呼吸速率變慢會使體內二氧化碳濃度提高，因為二氧化碳不能有效地從肺部排出。血液中的二氧化碳會形成碳酸，使血液的酸性增加。人體還可能缺氧，因而出現發紺，也就是皮膚變藍的現象。由於咳嗽反射受到抑制，清除肺部與喉嚨的液體將變得困難；如果巴比妥類藥物造成患者嘔吐，這種情況會特別危險。

巴比妥類藥物也能與肝臟代謝藥物的酵素發生交互作用，這些酵素代謝的藥物包括巴比妥類藥物本身。長期使用巴比妥類藥物，會導致這些藥物更快代謝成不具活性形式（然後排出體外），從而產生耐受性。為了趕上肝臟的分解速度，劑量就必須不斷增加，同時還要保留足夠的量作用於神經上。這也代表其他藥物與巴比妥類藥物一同服用是有風險的，因為肝臟代謝率提高，導致其他藥物對人體的效果變差。巴比妥類藥物是危險的藥物，在其日益累積的耐受性與鎮靜效果加乘之下，患者會神智不清，而更可能不小心用藥過量。這似乎是《十三人的晚宴》中卡洛塔的情況。

## ◈是否有解毒劑？

巴比妥類藥物過量並沒有專門的解毒劑，但是給予支持性療法，百分之九十五以上的患者應該會完全康復。嚴重過量的情況下，患者可能需要長達五天的時間才能恢復意識，不過透過維持呼吸，確保體內獲得足夠的氧氣，二氧化碳也能從肺部排出，加上清除肺部黏液，患者通常不會死亡。

## ◈一些現實生活中的案例

服用過量巴比妥類藥物身亡的名人不在少數，例如茱蒂·嘉蘭（Judy Garland）、吉米·罕醉克斯（Jimi Hendrix）。這些死亡事件一般都被歸因於意外或自殺。巴比妥類藥物過量的受害者當中，瑪麗蓮·夢露（Marilyn Monroe）是最有名的人之一。在勘驗夢露的遺體時，法醫發現寧必妥（〔Nembutal〕也就是戊巴比妥）與水合氯醛，量多到足以殺死十個人，但這些藥物如何進到她的體內，至今仍爭議不斷。

第一起已知的巴比妥類藥物謀殺案發生於一九五五年，在克莉絲蒂寫下《十三人的晚宴》的多年後。我們很難責怪她為這起冷血謀殺案提供了靈感，因為隨著使用巴比妥類藥物自殺的人數增加，這類藥物的致命特性在一九五〇年代便已廣為人知。

一九五五年七月二十一日下午一點半，約翰．阿姆斯壯（John Armstrong）致電柏納德．強森（Bernard Johnson）醫生，說他五個月大的兒子特倫斯（Terence）生病了。其實強森的同事布坎南（Buchanan）醫生前一晚就接到類似的電話，但約翰似乎不是太擔心，因此布坎南到了第二天上午九點才出診，發現孩子安然無恙。阿姆斯壯和妻子珍娜（Janet）還有另外兩個孩子，一家人居住在漢普郡戈斯波特（Gosport），家庭經濟壓力沉重。這對夫妻去年遭逢一場悲劇，失去他們的大兒子史蒂芬（Stephen）。女兒帕梅拉（Pamela）也病重住院，雖然當時沒找出病因，不過帕梅拉後來痊癒返家。

七月二十二日打給強森醫生的第二通電話聽起來比較緊急，醫生立即趕到阿姆斯壯家，卻發現嬰兒已經死亡。他起初沒有懷疑是謀殺，但這對父母看起來似乎不太悲痛，讓他覺得有違常情。[2]無論如何，他無法確定死亡原因，於是通報有關單位進行相驗，這也是今日發生兒童突然死亡事件的處理方式。強森醫生同時採取預防措施，帶走嬰兒的奶瓶，以及沾有特倫斯前一晚嘔吐物的枕頭。

驗屍結果並未發現明顯死因，但在嬰兒的喉頭找到一片皺縮的紅色外殼，胃內容物中還

2 法醫助理到阿姆斯壯家中尋找是否有瑞香屬植物時，發現這對父母平靜地看著電視，彷彿什麼事都沒發生過。

有更多紅殼。法醫認為這些紅殼很像瑞香屬（*Daphne*）植物的果實外皮，這一屬的植物都有劇毒，而阿姆斯壯家的花圃就有一棵正在結果的瑞香。特倫斯死亡的前一天，才待在那叢灌木下的嬰兒車裡。

法醫小心翼翼地取出喉頭的紅殼放入裝有甲醛溶液的瓶子中，與另一個裝有胃內容物的瓶子一起放到冰箱保存，留待日後進一步化驗。第二天，法醫查看這些瓶子時，發現紅殼消失了，但液體染成紅色。

這些液體經過化驗，顯示含有玉米澱粉與伊紅（一種染料），但是沒有瑞香果實或相關有毒化合物的跡象，也沒有其他毒物。這名嬰兒的死因依然成謎，若非約翰給調查人員留下不好的印象，這起案件很可能成為懸案。警探到約翰的工作場所做進一步調查，然後回頭去找法醫。

在這段期間，法醫反覆思考紅殼消失這件事。紅殼的顏色讓他想到西可巴比妥（secobarbital）[3]的明膠膠囊。西可巴比妥在一九五〇年代是管制鬆散的處方藥物。這種藥物於一九三四年首度上市，到了一九六〇年代遭到普遍濫用；由於裝在紅色膠囊裡，而有「紅魔鬼」、「紅心」之稱（台灣俗稱「紅中」）。西可巴比妥至今仍在生產，以一百毫克的錠劑用於治療癲癇，也是治療失眠的臨時處方，以及外科小手術的術前用藥。不過，約翰．阿姆斯壯不需要處方籤，因為他是當地醫院的護士，可以想辦法拿到藥。調查那家醫院之後，發現最近有幾盒西可巴比妥不翼而飛。

法醫取來一些膠囊，證實它們會溶於胃液，而且產生的顏色與嬰兒體內的紅殼溶解後一樣；儘管還沒有用西可巴比妥謀殺的前例，但是可預料少量的藥物便足以害死一名嬰兒。到了這個階段，該請蘇格蘭場的科學專家出馬了。一旦從嬰兒枕頭上的嘔吐物萃取出西可巴比妥，便可用（在巴比妥類藥物當中）獨特的攝氏九十五度熔點來確認。

隨著不利於約翰的間接證據一一浮現，當局決定重新調查前一年他大兒子史蒂芬的死亡以及帕梅拉生病的原因。孩子們的症狀都非常相似，包括呼吸困難、面色有異及睏倦。史蒂芬的遺體被挖掘出來，但是已經嚴重腐敗，很難確定是否含有西可巴比妥；然而，警方與法醫都確信史蒂芬和特倫斯都是死於巴比妥類藥物。唯一無法證明的事情是，特倫斯死亡的那一天，約翰是否持有西可巴比妥。一年後，這項證據以一種不尋常的方式出現。

一九五六年，珍娜·阿姆斯壯訴請離婚，她指控丈夫經常毆打她。當法院駁回珍娜的離婚請求時，她向警方提出供詞。珍娜聲稱，在特倫斯死後三天，丈夫要她把家裡的紅色膠囊全都扔掉，她也照辦了。後來嬰兒的死因揭露，她才開始懷疑起丈夫。她當時沒有告訴警方，是因為害怕再次挨揍。約翰·阿姆斯壯隨後被判有罪[4]，這場審判也讓巴比妥類藥物檢測成

3 西可巴比妥（商品名為速可眠〔Seconal〕）就是與茱蒂·嘉蘭之死有關的巴比妥類藥物。

為關注焦點。如果不是嬰兒的父母給此案的調查人員留下糟糕的印象，這起案件或許會被當成原因不明的自然死亡，而遭到擱置。[5]

## ◈阿嘉莎與巴比妥

在《十三人的晚宴》中，卡洛塔・亞登絲的死被精心布置成服藥過量造成的意外。這位女演員在死前幾小時，還與凶手一起喝了一杯摻了佛羅拿的酒；帶苦味的飲料可以掩蓋巴比妥類藥物的淡淡苦味。佛羅拿的症狀大約在攝入後一個小時開始發作，因此卡洛塔還來得及回到自己的公寓，然後才感覺到藥物的影響。她想要打電話，但是巴比妥讓她覺得疲累而作罷。她決定上床睡覺，睡前還喝了一杯熱牛奶，這是女傭愛麗絲・貝內特為她煮的。卡洛塔不太可能是回家後自行服藥的；要是這樣的話，她會在打完電話後才覺得昏昏欲睡。如果她嘗試打電話時已經睏了，何必還要吃佛羅拿呢？基於同樣的理由，我們可以排除那杯牛奶做為致死劑量藥物的媒介。而且，愛麗斯第二天早上也喝了同一瓶牛奶，沒有發生不良反應。

卡洛塔在半夜睡夢中死去。女傭愛麗斯第二天早上發現她摸起來冰冷，所以她應該是在幾個小時前過世的。醫生抵達後很快得出結論，從屍體外觀和卡洛塔的手提包內有一個鑲著珠寶的匣子裝有佛羅拿粉末來看，是藥物過量致死。卡洛塔身上沒有注射針孔的痕跡，所以醫生判斷她不是癮君子。但是，匣子指向她有用藥習慣。因此她的死被認為是意外。卡洛塔深夜回到家，覺得疲倦，最近的表演也讓她很「緊張」，所以吃了一劑佛羅拿幫助入睡，卻不小心服用太多。然而，女傭愛麗斯和死者的妹妹露西．亞登絲都不相信卡洛塔會吃安眠藥。露西說：「她很討厭那類東西。」

她服下的巴比妥類藥物的劑量顯然足以致命，但其實這不需要很大的量。如果女傭和妹妹都這麼相信這位女演員沒有使用巴比妥類藥物的習慣，那麼她不會有耐受性。凶手把佛羅拿加到酒裡，會讓藥效變得更強；只要幾公克的藥物，就足以確保卡洛塔一睡不醒。

小說中沒有提到驗屍的事，但是醫生和警方似乎欣然接受意外服藥過量的說法。如果缺乏卡洛塔持有佛羅拿（或類似藥物）的證據，她的猝死可能早已啟動驗屍程序。巴比妥類藥物中毒不會在屍體本身造成特殊的跡象，或許有水腫、肺炎、腦水腫，而這些可能被當作自然生病的症狀，但是肝臟、胃內容物以及血液的毒理分析應該會揭露巴比妥類藥物的存在，即使是用一九三〇年代的技術。這樣就能確認是否出現這種藥物。進行化驗時嘔吐物特別有用，如果藥物是經由口服攝入，嘔吐物中的藥物濃度應該是最高的。在《十三人的晚宴》中，

4 約翰．阿姆斯壯被判處死刑，但後來減為無期徒刑。審判後，珍娜供認自己讓孩子吃下一顆膠囊，因為她相信這有助於入睡。當時的內政大臣考慮重新審理這起案件，但是珍娜無法二次受審。最後的認定是，一顆膠囊並不會導致特倫斯的死亡。約翰．阿姆斯壯仍然難逃謀殺罪。

5 當局似乎不會去調查這些罪行的動機。

卡洛塔死前似乎沒有嘔吐；如果有的話，女傭愛麗斯應該會更早發現情況不對勁。

巴比妥類藥物的種類繁多，想鑑定出是哪一種，向來就不是簡單的任務；不同種類的巴比妥類藥物的熔點只相差幾度，這需要毒理學家精確謹慎地進行實驗。如今，由於層析技術的進展，檢測與鑑定巴比妥類藥物容易多了，同時還有改良版的斯塔法，從人體萃取出巴比妥類藥物變得更有效率；即使法醫必須利用屍體上的蛆來分析，仍有可能追查出藥物。

• • •

在《十三人的晚宴》中，所有人對於卡洛塔・亞登絲的死因都沒有疑慮，但是對她死於自殺這種看法，白羅十分懷疑。當然，白羅才是對的，卡洛塔是遭人謀殺。如果你想知道凶手是誰，請去看這本書。

克莉絲蒂採用巴比妥類藥物做為毒藥，是很理想的選擇，尤其是現實世界中女演員比莉・凱勒登的死亡悲劇轟動一時，許多讀者應該不陌生。克莉絲蒂不需要在這本書使用新奇獨特或不知名的藥物來解決受害者。巴比妥類藥物在當時是常見的處方藥，讀者很可能對這類鎮靜劑有第一手的認識。關於毒藥的細節描述得極其精確，甚至連殺害美國人的藥物都是用美國藥名（佛羅拿）來稱呼。《十三人的晚宴》堪稱那個時代的完美之作，展現出犯罪小說女王的風格，具備克莉絲蒂經典謀殺謎團的全部關鍵要素。

# 附錄一：克莉絲蒂小說中的死因
## Appendix 1: Christie's Causes of Death

下表完整列出克莉絲蒂的長篇小說與短篇小說，以及每一部小說中受害者的死因，按照出版年代排序。本表不含克莉絲蒂的戲劇作品，也沒有以瑪麗・魏斯麥珂特（Mary Westmacott）為筆名發表的作品。克莉絲蒂在英國出版的小說，並非每一部也會在美國出版（反之亦然），特別是短篇小說集，裡面收錄的作品不一定相同。有意思的是，《三隻瞎老鼠》（*Three Blind Mice*）從未在英國出版，因為這個故事是克莉絲蒂的戲劇《捕鼠器》（*The Mousetrap*）的改編原著，《捕鼠器》這齣戲至今仍在英國上演；如果《三隻瞎老鼠》這部短篇小說在英國出版，那麼凶手的身分就會曝光。

下表中的星號意義：

★自殺　★★謀殺未遂

★★★該用而未用的藥物　★★★★虛構的藥物

| 英國版書名 | 謀殺方法 | 中文版書名 | 美國版書名 |
|---|---|---|---|
| *The Mysterious Affair at Styles* | 番木鱉鹼 | 史岱爾莊謀殺案 | *The Mysterious Affair at Styles* |
| *The Secret Adversary* | 水合氯醛<br>氰化物★<br>嗎啡★★ | 隱身魔鬼 | *The Secret Adversary* |
| *The Murder on the Links* | 刀刺<br>嗎啡★★ | 高爾夫球場命案 | *The Murder on the Links* |
| *The Man in the Brown Suit* | 電擊<br>勒死 | 褐衣男子 | *The Man in the Brown Suit* |
| *Poirot Investigates* | | 白羅出擊 | *Poirot Investigates* |
| The Adventure of the'Western Star' | | 「西方之星」歷險記 | The Adventure of the'Western Star' |
| The Tragedy at Marsdon Manor | 槍擊 | 馬斯頓莊園的悲劇 | The Tragedy at Marsdon Manor |
| The Adventure of the Cheap Flat | | 租屋奇遇記 | The Adventure of the Cheap Flat |
| The Mystery of Hunter's Lodge | 槍擊 | 獵人小屋的祕密 | The Mystery of Hunter's Lodge |

| | | | |
|---|---|---|---|
| The Million Dollar Bond Robbery | | 公債失竊案 | The Million Dollar Bond Robbery |
| The Adventure of the Egyptian Tomb | 血液中毒<br>番木鱉鹼<br>槍擊★ | 埃及古墓的詛咒 | The Adventure of the Egyptian Tomb |
| The Jewel Robbery at the Grand Metropolitan | | 飯店珠寶謎案 | The Jewel Robbery at the Grand Metropolitan |
| The Kidnapped Prime Minister | | 首相綁架案 | The Kidnapped Prime Minister |
| The Disappearance of Mr Davenheim | | 富商失蹤記 | The Disappearance of Mr Davenheim |
| The Adventure of the Italian Nobleman | 頭部受重擊 | 電話求援疑案 | The Adventure of the Italian Nobleman |
| The Case of the Missing Will | | 神祕的遺囑 | The Case of the Missing Will |
| | 硝化甘油★★★ | 巧克力盒謎案 | The Chocolate Box |
| | | 蒙面女人 | The Veiled Lady |
| | | 消失的礦井 | The Lost Mine |
| *The Secret of Chimneys* | 槍擊 | 煙囪的祕密 | *The Secret of Chimneys* |
| *The Murder of Roger Ackroyd* | 砒霜<br>佛羅拿（巴比妥）★<br>刀刺 | 羅傑・艾克洛命案 | *The Murder of Roger Ackroyd* |

| | | | |
|---|---|---|---|
| *The Big Four* | 氰化物<br>割喉<br>黃茉莉<br>電擊<br>遭車碾過<br>刀刺 | 四大天王 | *The Big Four* |
| *The Mystery of the Blue Train* | 勒死 | 藍色列車之謎 | *The Mystery of the Blue Train* |
| *The Seven Dials Mystery* | 水合氯醛<br>槍擊 | 七鐘面 | *The Seven Dials Mystery* |
| *Partners in Crime* | | 鴛鴦神探 | *Partners in Crime* |
| A Fairy in the Flat/A Pot of Tea | | 國際偵探社 | A Fairy in the Flat/A Pot of Tea |
| The Affair of the Pink Pearl | | 粉紅色珍珠 | The Affair of the Pink Pearl |
| The Adventure of the Sinister Stranger | | 邪惡的陌生人 | The Adventure of the Sinister Stranger |
| Finessing the King/ The Gentleman Dressed in Newspaper | 刀刺 | 小牌巧勝老K | Finessing the King/ The Gentleman Dressed in Newspaper |
| The Case of the Missing Lady | | 女士失蹤了 | The Case of the Missing Lady |
| Blindman's Buff | 電擊 | 盲人捉迷藏 | Blindman's Buff |
| The Man in the Mist | 頭部受重擊 | 霧中人 | The Man in the Mist |

附錄一：克莉絲蒂小說中的死因

Appendix 1: Christie's Causes of Death

| | | | |
|---|---|---|---|
| The Crackler | 假鈔 | | The Crackler |
| The Sunningdale Mystery | 陽光山谷之謎 | 刀刺 | The Sunningdale Mystery |
| The House of Lurking Death | 暗藏殺機之屋 | 砒霜★★<br>蓖麻毒素 | The House of Lurking Death |
| The Unbreakable Alibi | 完美的不在場證明 | | The Unbreakable Alibi |
| The Clergyman's Daughter/<br>The Red House | 牧師的女兒 | | The Clergyman's Daughter/<br>The Red House |
| The Ambassador's Boots | 大使的長統靴 | | The Ambassador's Boots |
| The Man Who Was No. 16 | 代號十六的人 | | The Man Who Was No. 16 |
| *The Mysterious Mr Quin* | 謎樣的鬼豔先生 | | *The Mysterious Mr Quin* |
| The Coming of Mr Quin | 鬼豔先生翩臨 | 番木鱉鹼 | The Coming of Mr Quin |
| The Shadow on the Glass | 玻璃上的人影 | 槍擊 | The Shadow on the Glass |
| At the 'Bells and Motley' | 旅館夜談 | | At the 'Bells and Motley' |
| The Sign in the Sky | 空中的徵兆 | 槍擊 | The Sign in the Sky |
| The Soul of the Croupier | 莊家的心聲 | | The Soul of the Croupier |
| The Man from the Sea | 海上來的男人 | 溺水 | The Man from the Sea |
| The Voice in the Dark | 月夜吟喃 | 溺水 | The Voice in the Dark |
| The Face of Helen | 海倫的臉龐 | 毒氣★★ | The Face of Helen |

| | | | |
|---|---|---|---|
| The Dead Harlequin | 槍擊 | 幽靈小丑 | The Dead Harlequin |
| The Bird with the Broken Wing | 勒死 | 折翼之鳥 | The Bird with the Broken Wing |
| The World's End | | 世界的盡頭 | The World's End |
| Harlequin's Lane | | 小丑巷 | Harlequin's Lane |
| *The Murder at the Vicarage* | 槍擊<br>鎮靜劑★★ | 牧師公館謀殺案 | *The Murder at the Vicarage* |
| *The Sittaford Mystery* | 頭部受重擊 | 西塔佛祕案 | *The Murder at Hazelmoor* |
| *Peril at End House* | 槍擊<br>古柯鹼★ | 危機四伏 | *Peril at End House* |
| *The Thirteen Problems* | | 13個難題 | *The Tuesday Club Murders* |
| The Tuesday Night Club | 砒霜 | 週二夜間俱樂部 | The Tuesday Night Club |
| Ingots of Gold | | 金塊 | Ingots of Gold |
| The Blood-Stained Pavement | 頭部受重擊 | 血染人行道 | The Blood-Stained Pavement |
| The Idol House of Astarte | 刀刺 | 艾絲塔特的聖壇 | The Idol House of Astarte |
| Motive v. Opportunity | | 機會與動機 | Motive v. Opportunity |
| The Thumb Mark of St. Peter | 阿托品 | 聖彼得的拇指印 | The Thumb Mark of St. Peter |
| The Blue Geranium | 氰化物 | 藍色的天竺葵 | The Blue Geranium |
| The Companion | 溺水 | 伴護 | The Companion |
| The Four Suspects | 被推下樓梯 | 四個嫌疑犯 | The Four Suspects |

| | | | |
|---|---|---|---|
| A Christmas Tragedy | 遭人重擊 | 聖誕節慘案 | A Christmas Tragedy |
| The Herb of Death | 毛地黃 | 死亡草 | The Herb of Death |
| The Affair at the Bungalow | | 班格樓事件 | The Affair at the Bungalow |
| Death by Drowning | 溺水 | 溺死 | Death by Drowning |
| *Lord Edgware Dies* | 刀刺<br>佛羅拿（巴比妥） | 十三人的晚宴 | *Thirteen at Dinner* |
| *The Hound of Death* | | 死亡之犬 | |
| The Hound of Death | 房屋倒塌<br>雷劈 | 死亡之犬 | |
| The Red Signal | 槍擊 | 紅色信號 | |
| The Fourth Man | 勒死 | 第四個男人 | |
| The Gypsy | 中毒 | 吉普賽人 | |
| The Lamp | 餓死<br>自然死亡 | 燈 | |
| Wireless | 心臟病 | 無線電 | |
| The Witness for the Prosecution | 鐵撬重擊 | 原告的證人 | |
| The Mystery of the Blue Jar | | 藍色瓷罐的祕密 | |
| The Strange Case of Sir Arthur Carmichael | 氰化物★★ | 亞瑟・卡麥可爵士奇案 | |

| | | | |
|---|---|---|---|
| The Call of Wings | 遭巴士撞<br>遭地鐵撞 | 翅膀的呼喚 | |
| The Last Seance | 超自然現象 | 最後的降靈會 | |
| SOS | | SOS | |
| *Murder on the Orient Express* | 刀刺 | 東方快車謀殺案 | *Murder in the Calais Coach* |
| *The Listerdale Mystery* | | 李斯特岱奇案 | |
| The Listerdale Mystery | | 勳爵失蹤之謎 | |
| Philomel Cottage | 心臟病 | 菲洛梅別墅 | |
| The Girl in the Train | | 火車上的女孩 | |
| Sing a Song of Sixpence | 頭部受重擊 | 唱首六便士之歌 | |
| The Manhood of Edward Robinson | | 愛德華・魯賓遜的男子氣概 | |
| Accident | 氰化物<br>砒霜<br>掉下懸崖 | 意外 | |
| Jane in Search of a Job | | 珍妮找工作 | |
| A Fruitful Sunday | | 豐收的星期天 | |
| Mr Eastwood's Adventure | | 伊斯威特先生奇遇記 | |
| The Golden Ball | | 金色的機遇 | |

| | | | |
|---|---|---|---|
| The Rajah's Emerald | | 王公的綠寶石 | |
| Swan Song | 刀刺 | 天鵝輓歌 | |
| Why Didn't They Ask Evans? | 被推下懸崖<br>嗎啡<br>槍擊 | 為什麼不找伊文斯？ | *The Boomerang Clue* |
| *Parker Pyne Investigates* | | 帕克潘調查簿 | *Mr. Parker Pyne, Detective* |
| The Case of the Middle-aged Wife | | 中年太太的個案 | The Case of the Middle-aged Wife |
| The Case of the Discontented Soldier | | 憂鬱軍人的個案 | The Case of the Discontented Soldier |
| The Case of the Distressed Lady | | 痛苦女士的個案 | The Case of the Distressed Lady |
| The Case of the Discontented Husband | | 煩心丈夫的個案 | The Case of the Discontented Husband |
| The Case of the City Clerk | | 小公務員的個案 | The Case of the City Clerk |
| The Case of the Rich Woman | | 有錢女子的個案 | The Case of the Rich Woman |
| Have You Got Everything You Want? | | 你是否已如願以償？ | Have You Got Everything You Want? |
| The Gate of Baghdad | 刀刺<br>氰化物★ | 巴格達之門 | The Gate of Baghdad |
| The House of Shiraz | 從平臺摔下 | 設拉子之屋 | The House of Shiraz |
| The Pearl of Price | | 珠寶的價值 | The Pearl of Price |

| | | | |
|---|---|---|---|
| Death on the Nile | 番木鱉鹼 | 尼羅河兇案 | Death on the Nile |
| The Oracle at Delphi | | 特耳非的神諭 | The Oracle at Delphi |
| *Three Act Tragedy* | 尼古丁 | 三幕悲劇 | *Murder in Three Acts* |
| *Death in the Clouds* | 蛇毒<br>氰化物 | 謀殺在雲端 | *Death in the Air* |
| *The A.B.C. Murders* | 頭部受重擊<br>勒死<br>刀刺 | ABC謀殺案 | *The A.B.C. Murders* |
| *Murder in Mesopotamia* | 頭部受重擊<br>鹽酸 | 美索不達米亞驚魂 | *Murder in Mesopotamia* |
| *Cards on the Table* | 刀刺<br>炭疽病<br>敗血症<br>溺水<br>槍擊<br>佛羅拿（巴比妥）<br>帽漆 | 底牌 | *Cards on the Table* |
| *Dumb Witness* | 磷<br>水合氯醛★ | 死無對證 | *Poirot Loses a Client* |
| *Death on the Nile* | 槍擊<br>刀刺 | 尼羅河謀殺案 | *Death on the Nile* |

# 附錄一：克莉絲蒂小說中的死因
# Appendix 1: Christie's Causes of Death

| | | | |
|---|---|---|---|
| *Murder in the Mews* | | 巴石立花園街謀殺案 | *Dead Man's Mirror* |
| Murder in the Mews | 槍擊★ | 巴石立花園街謀殺案 | Murder in the Mews |
| The Incredible Theft | | 意外的竊賊 | |
| Dead Man's Mirror | 槍擊 | 死人的鏡子 | Dead Man's Mirror |
| Triangle at Rhodes | 毒毛旋花子苷 | 羅德斯三角 | Triangle at Rhodes |
| *Appointment with Death* | 毛地黃毒苷<br>槍擊★ | 死亡約會 | *Appointment with Death* |
| *Hercule Poirot's Christmas* | 割喉 | 白羅的聖誕假期 | *Murder for Christmas* |
| *Murder is Easy* | 帽漆<br>被推下窗戶<br>被推下河道<br>敗血症<br>遭車碾過<br>砒霜<br>頭部受重擊 | 殺人不難 | *Easy to Kill* |
| *And Then There Were None/ Ten Little Niggers* | 溺水<br>氰化物<br>頭部受重擊<br>上吊★<br>槍擊<br>遭車碾過 | 一個都不留 | *And Then There Were None/ Ten Little Indians* |

| | | | |
|---|---|---|---|
| | 斧劈<br>水合氯醛<br>亞硝酸戊酯★★★<br>中毒<br>餓死<br>遺棄<br>醫療過失 | | |
| | | 鑽石之謎（無中文版） | *The Regatta Mystery* |
| | | 鑽石之謎 | The Regatta Mystery |
| | 刀刺 | 巴格達櫃子的祕密 | The Mystery of the Baghdad Chest |
| | 番木鱉鹼 | 花園疑案 | How Does Your Garden Grow? |
| | | 情牽波倫沙 | Problem at Pollensa Bay |
| | 氰化物 | 黃色鳶尾花 | Yellow Iris |
| | 刀刺 | 瑪波小姐講故事 | Miss Marple Tells a Story |
| | 槍擊 | 夢境 | The Dream |
| | | 神祕的鏡子 | In a Glass Darkly |
| | 心臟病<br>刀刺 | 海上謎案 | Problem at Sea |
| *Sad Cypress* | 嗎啡 | 絲柏的哀歌 | *Sad Cypress* |

附錄一：克莉絲蒂小說中的死因

Appendix 1: Christie's Causes of Death

| | | | |
|---|---|---|---|
| *One, Two, Buckle My Shoe* | 槍擊<br>寐底拿（巴比妥鈉）<br>普魯卡因與腎上腺素 | 一，二，縫好鞋釦 | *The Patriotic Murder/ An Overdose of Death* |
| *Evil Under the Sun* | 勒死<br>砒霜 | 豔陽下的謀殺案 | *Evil Under the Sun* |
| *N or M?* | 槍擊 | 密碼 | *N or M?* |
| *The Body in the Library* | 勒死<br>地高新★★ | 藏書室的陌生人 | *The Body in the Library* |
| *Five Little Pigs* | 毒芹鹼 | 五隻小豬之歌 | *Murder in Retrospect* |
| *The Moving Finger* | 氰化物<br>刀刺 | 幕後黑手 | *The Moving Finger* |
| *Towards Zero* | 頭部受重擊<br>心臟病<br>被箭射中 | 本末倒置 | *Towards Zero* |
| *Death Comes as the End* | 被推下懸崖<br>中毒<br>被箭射中 | 死亡終有時 | *Death Comes as the End* |
| *Sparkling Cyanide* | 氰化物<br>煤氣★★ | 魂縈舊恨 | *Remembered Death* |
| *The Hollow* | 槍擊<br>氰化物★ | 池邊的幻影 | *The Hollow/Murder After Hours* |

| | | | |
|---|---|---|---|
| *The Labours of Hercules* | | 赫丘勒的十二道任務 | *The Labours of Hercules* |
| The Nemean Lion | 番木鱉鹼★★ | 涅墨亞獅子 | The Nemean Lion |
| The Lernaean Hydra | 砒霜 | 勒爾那九頭蛇 | The Lernaean Hydra |
| The Arcadian Deer | | 阿卡狄亞牝鹿 | The Arcadian Deer |
| The Erymanthian Boar | 刀刺 | 厄律曼托斯野豬 | The Erymanthian Boar |
| The Augean Stables | | 奧吉厄斯牛圈 | The Augean Stables |
| The Stymphalean Birds | 頭部受重擊 | 斯廷法羅湖怪鳥 | The Stymphalean Birds |
| The Cretan Bull | 阿托品<br>槍擊★ | 克里特島神牛 | The Cretan Bull |
| The Horses of Diomedes | | 狄奧墨德斯野馬 | The Horses of Diomedes |
| The Girdle of Hyppolita | | 希波呂特的腰帶 | The Girdle of Hyppolita |
| The Flock of Geryon | 感冒<br>傷寒<br>胃潰瘍<br>結核病★★ | 格律翁的牛群 | The Flock of Geryon |
| The Apples of Hesperides | 墜樓 | 赫斯珀里德斯的金蘋果 | The Apples of Hesperides |
| The Capture of Cerberus | | 惡犬克爾柏洛斯 | The Capture of Cerberus |
| *Taken at the Flood* | 頭部受重擊<br>嗎啡<br>槍擊★ | 順水推舟 | *There is a Tide …* |

| | | | |
|---|---|---|---|
| *The Witness for the Prosecution and Other Stories* | 原告的證人及其他故事（無中文版） | | |
| Accident | 意外 | 砒霜<br>掉下懸崖<br>氰化物 | |
| The Fourth Man | 第四個男人 | 勒死 | |
| The Mystery of the Blue Jar | 藍色瓷罐的祕密 | | |
| The Mystery of the Spanish Shawl (aka Mr. Eastwood's Adventure) | 伊斯特伍德先生奇遇記 | | |
| Philomel Cottage | 菲洛梅別墅 | 心臟病 | |
| The Red Signal | 紅色信號 | 槍擊 | |
| The Second Gong | 鑼聲再起 | 槍擊 | |
| Sing a Song of Sixpence | 唱首六便士之歌 | 頭部受重擊 | |
| SOS | SOS | | |
| Where There's a Will (aka Wireless) | 無線電 | 心臟病 | |
| The Witness for the Prosecution | 原告的證人 | 鐵撬重擊 | |
| *Crooked House* | 畸屋 | 毒扁豆鹼<br>毛地黃<br>車禍 | *Crooked House* |

| | | | |
|---|---|---|---|
| *Three Blind Mice and Other Stories* | 三隻瞎老鼠及其他故事（無中文版） | | |
| Three Blind Mice | 三隻瞎老鼠 | 疏忽<br>勒死 | |
| Strange Jest | 馬修叔公的玩笑 | | |
| Tape-Measure Murder | 愛妻 | 勒死 | |
| The Case of the Perfect Maid | 模範女佣 | | |
| The Case of the Caretaker | 守門婦之謎 | 毒毛旋花子 | |
| The Third Floor Flat | 三樓奇案 | 槍擊 | |
| The Adventure of Johnnie Waverly | 小強尼歷險記 | | |
| Four-and-Twenty Blackbirds | 二十四隻黑畫眉 | 被推下樓梯 | |
| The Love Detectives | 愛情偵探 | 頭部受重擊 | |
| *A Murder is Announced* | 謀殺啟事 | 槍擊<br>麻醉劑<br>勒死 | *A Murder is Announced* |
| *They Came to Baghdad* | 巴格達風雲 | 刀刺 | *They Came to Baghdad* |
| *The Under Dog and Other Stories* | 弱者及其他故事（無中文版） | | |
| The Under Dog | 弱者 | 頭部受重擊 | |
| The Plymouth Express | 樸利茅斯快車命案 | 刀刺 | |

附錄一：克莉絲蒂小說中的死因

Appendix 1: Christie's Causes of Death

| | | | |
|---|---|---|---|
| | 刀刺<br>古柯鹼 | 凱旋舞會 | The Affair at the Victory Ball |
| | | 貝辛市場奇案 | The Market Basing Mystery |
| | 甲酸 | 繼承詛咒 | The Lemesurier Inheritance |
| | 砒霜 | 康沃爾郡謎案 | The Cornish Mystery |
| | 頭部受重擊 | 梅花K奇遇 | The King of Clubs |
| | | 潛水艇設計圖 | The Submarine Plans |
| | | 克拉漢廚師奇遇記 | The Adventure of the Clapham Cook |
| *Mrs McGinty's Dead/Blood Will Tell* | 頭部受重擊<br>中毒<br>勒死 | 麥金堤太太之死 | *Mrs McGinty's Dead* |
| *They Do It With Mirrors* | 槍擊<br>烏頭鹼★★<br>重壓<br>溺水 | 殺手魔術 | *Murder with Mirrors* |
| *After the Funeral/Murder at the Gallop* | 短斧攻擊<br>砒霜★★ | 葬禮變奏曲 | *Funerals are Fatal* |
| *A Pocket Full of Rye* | 紫杉鹼<br>氰化物<br>勒死 | 黑麥滿口袋 | *A Pocket Full of Rye* |
| *Destination Unknown* | 中毒 | 未知的旅途 | *So Many Steps to Death* |

| | | | |
|---|---|---|---|
| *Hickory Dickory Dock* | 嗎啡<br>中毒<br>頭部受重擊<br>寐底拿（巴比妥鈉） | 國際學舍謀殺案 | *Hickory Dickory Dock* |
| *Dead Man's Folly* | 勒死<br>溺水 | 弄假成真 | *Dead Man's Folly* |
| *4.50 from Paddington* | 勒死<br>砒霜<br>烏頭鹼 | 殺人一瞬間 | *What Mrs McGillicuddy Saw* |
| *Ordeal by Innocence* | 頭部受重擊<br>刀刺 | 無辜者的試煉 | *Ordeal by Innocence* |
| *Cat Among the Pigeons* | 槍擊<br>頭部受重擊 | 鴿群裡的貓 | *Cat Among the Pigeons* |
| *The Adventure of the Christmas Pudding* | | 哪個聖誕布丁？ | |
| The Adventure of the Christmas Pudding | | 哪個聖誕布丁？ | |
| The Mystery of the Spanish Chest | 刀刺 | 西班牙箱子之謎 | |
| The Under Dog | 頭部受重擊 | 弱者 | |
| Four and Twenty Blackbirds | 被推下樓梯 | 二十四隻黑畫眉 | |
| The Dream | 槍擊 | 夢境 | |

| | | | |
|---|---|---|---|
| Greenshaw's Folly | 被箭射中 | 葛林蕭的笑話 | |
| | | 古董失竊案及其他故事（無中文版） | *Double Sin and Other Stories* |
| | 氰化物★★ | 古董失竊案 | Double Sin |
| | | 蜂窩謎案 | Wasps' Nest |
| | | 哪個聖誕布丁？ | The Theft of the Royal Ruby (aka The Adventure of the Christmas Pudding) |
| | | 裁縫的洋娃娃 | The Dressmaker's Doll |
| | 被箭射中 | 葛林蕭的笑話 | Greenshaw's Folly |
| | | 雙重線索 | The Double Clue |
| | 超自然現象 | 最後的降靈會 | The Last Seance |
| | 槍擊 | 聖堂 | Sanctuary |
| *The Pale Horse* | 鉈<br>頭部受重擊 | 白馬酒館 | *The Pale Horse* |
| *The Mirror Crack'd from Side to Side* | Calmo★★★★<br>氰化物<br>槍擊<br>安眠藥 | 破鏡謀殺案 | *The Mirror Crack'd* |

| | | | |
|---|---|---|---|
| *The Clocks* | 勒死<br>刀刺 | 怪鐘 | *The Clocks* |
| *A Caribbean Mystery* | 鎮靜劑<br>刀刺<br>阿托品★★<br>溺水 | 加勒比海疑雲 | *A Caribbean Mystery* |
| *At Bertram's Hotel* | 槍擊<br>車禍★ | 柏翠門旅館 | *At Bertram's Hotel* |
| *Third Girl* | 推出窗外<br>刀刺 | 第三個單身女郎 | *Third Girl* |
| *Endless Night* | 氰化物<br>溺水<br>刀刺<br>勒死 | 無盡的夜 | *Endless Night* |
| *By the Pricking of My Thumbs* | 嗎啡 | 顫刺的預兆 | *By the Pricking of My Thumbs* |
| *Hallowe'en Party* | 溺水<br>刀刺<br>氰化物★ | 萬聖節派對 | *Hallowe'en Party* |
| *Passenger to Frankfurt* | 槍擊<br>番木鱉鹼★★ | 法蘭克福機場怪客 | *Passenger to Frankfurt* |
| | | 金色的機遇及其他故事<br>（無中文版） | *The Golden Ball and Other Stories* |

# 附錄一：克莉絲蒂小說中的死因
# Appendix 1: Christie's Causes of Death

| | | |
|---|---|---|
| The Listerdale Mystery | 李斯特岱奇案 | |
| The Girl in The Train | 火車上的女孩 | |
| The Manhood of Edward Robinson | 愛德華・魯賓遜的男子氣概 | |
| Jane in Search of a Job | 珍妮找工作 | |
| A Fruitful Sunday | 豐收的星期天 | |
| The Golden Ball | 金色的機遇 | |
| The Rajah's Emerald | 王公的綠寶石 | |
| Swan Song | 天鵝輓歌 | |
| The Hound of Death | 死亡之犬 | 房屋倒塌<br>雷劈 |
| The Gypsy | 吉普賽人 | 中毒 |
| The Lamp | 燈 | 餓死<br>自然死亡 |
| The Strange Case of Sir Arthur Carmichael | 亞瑟・卡麥可爵士奇案 | 氰化物★★ |
| The Call of Wings | 翅膀的呼喚 | 遭巴士撞<br>遭地鐵撞 |
| Magnolia Blossom Next to a Dog | 木蘭花 | |

| | | | |
|---|---|---|---|
| *Nemesis* | 中毒<br>重壓<br>勒死 | 復仇女神 | *Nemesis* |
| *Elephants Can Remember* | 槍擊<br>頭部受重擊 | 問大象去吧！ | *Elephants Can Remember* |
| *Postern of Fate* | 毛地黃<br>頭部受重擊 | 死亡暗道 | *Postern of Fate* |
| *Poirot's Early Cases* | | 白羅的初期探案 | *Hercule Poirot's Early Cases* |
| The Affair at the Victory Ball | 刀刺<br>古柯鹼 | 凱旋舞會 | The Affair at the Victory Ball |
| The Adventure of the Clapham Cook | | 克拉漢廚師奇遇記 | The Adventure of the Clapham Cook |
| The Cornish Mystery | 砒霜 | 康沃爾郡謎案 | The Cornish Mystery |
| The Adventure of Johnnie Waverly | | 小強尼歷險記 | The Adventure of Johnnie Waverly |
| The Double Clue | | 雙重線索 | The Double Clue |
| The King of Clubs | 頭部受重擊 | 梅花K奇遇 | The King of Clubs |
| The Lemesurier Inheritance | 甲酸 | 繼承詛咒 | The Lemesurier Inheritance |
| The Lost Mine | | 消失的礦井 | The Lost Mine |
| The Plymouth Express | 刀刺 | 樸利茅斯快車命案 | The Plymouth Express |

附錄一：克莉絲蒂小說中的死因

Appendix 1: Christie's Causes of Death

| | | | |
|---|---|---|---|
| The Chocolate Box | 硝化甘油★★★ | 巧克力盒謎案 | The Chocolate Box |
| The Submarine Plans | | 潛水艇設計圖 | The Submarine Plans |
| The Third Floor Flat | 槍擊 | 三樓奇案 | The Third Floor Flat |
| Double Sin | | 古董失竊案 | Double Sin |
| The Market Basing Mystery | | 貝辛市場奇案 | The Market Basing Mystery |
| Wasps' Nest | 氰化物★★ | 蜂窩謎案 | Wasps' Nest |
| The Veiled Lady | | 蒙面女人 | The Veiled Lady |
| Problem at Sea | 心臟病<br>刀刺 | 海上謎案 | Problem at Sea |
| How Does Your Garden Grow? | 番木鱉鹼 | 花園疑案 | How Does Your Garden Grow? |
| *Curtain: Poirot's Last Case* | 砒霜<br>嗎啡<br>槍擊<br>氰化物<br>頭部受重擊<br>毒扁豆鹼<br>亞硝酸戊酯★★★ | 謝幕 | *Curtain: Poirot's Last Case* |
| *Sleeping Murder* | 勒死<br>安眠藥 | 死亡不長眠 | *Sleeping Murder* |
| *Miss Marple's Final Cases* | | 瑪波小姐的完結篇 | |

| | | | |
|---|---|---|---|
| Sanctuary | 槍擊 | 聖堂 | |
| Strange Jest | | 馬修叔公的玩笑 | |
| Tape-Measure Murder | 勒死 | 愛妻 | |
| The Case of the Caretaker | 毒毛旋花子苷 | 守門婦之謎 | |
| The Case of the Perfect Maid | | 模範女佣 | |
| Miss Marple Tells a Story | 刀刺 | 瑪波小姐講故事 | |
| The Dressmaker's Doll | | 裁縫的洋娃娃 | |
| In a Glass Darkly` | | 神祕的鏡子 | |
| *Problem at Pollensa Bay* | | 情牽波倫沙 | |
| Problem at Pollensa Bay | | 情牽波倫沙 | |
| The Second Gong | 槍擊 | 鑼聲再起 | |
| Yellow Iris | 氰化物 | 黃色鳶尾花 | |
| The Harlequin Tea Set | 中毒★★ | 丑彩茶具 | |
| The Regatta Mystery | | 鑽石之謎 | |
| The Love Detectives | 頭部受重擊 | 愛情偵探 | |
| Next to a Dog | | 與犬為伴 | |
| Magnolia Blossom | | 木蘭花 | |
| | | 丑彩茶具（無中文版） | *The Harlequin Tea Set* |

## 附錄一：克莉絲蒂小說中的死因
## Appendix 1: Christie's Causes of Death

| | | | |
|---|---|---|---|
| | 掉下懸崖 | 危崖 | The Edge |
| | | 女伶 | The Actress |
| | 槍擊★ | 殘光夜影 | While the Light Lasts |
| | | 白屋驚夢 | The House of Dreams |
| | | 寂寞之神 | The Lonely God |
| | | 曼島的黃金 | Manx Gold |
| | | 牆內 | Within a Wall |
| | 刀刺 | 巴格達櫃子的祕密 | The Mystery of the Spanish Chest |
| | 中毒★★ | 丑彩茶具 | The Harlequin Tea Set |
| *While the Light Lasts* | | 殘光夜影 | |
| The House of Dreams | | 白屋驚夢 | |
| The Actress | | 女伶 | |
| The Edge | 掉下懸崖 | 危崖 | |
| Christmas Adventure | | 耶誕歷險記 | |
| The Lonely God | | 寂寞之神 | |
| Manx Gold | | 曼島的黃金 | |
| Within a Wall | | 牆內 | |
| The Mystery of the aghdad Chest | 刀刺 | 巴格達櫃子的祕密 | |
| While the Light Lasts | 槍擊★ | 殘光夜影 | |

# 附錄二：部分化學物質的結構
## Appendix 2: Structures of some of the chemicals in this book

這本書討論到的毒藥與化學物質，其中有一些的結構很複雜，不方便放進內文的括號裡。這裡選了部分結構展示出來，可以比較它們之間的異同。如果你想參考完整的清單，請到我的網站 www.harkup.co.uk 閱覽。

## B代表顛茄

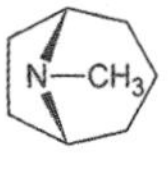


莨菪烷

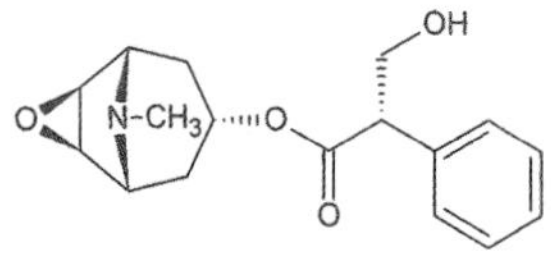


東莨菪鹼

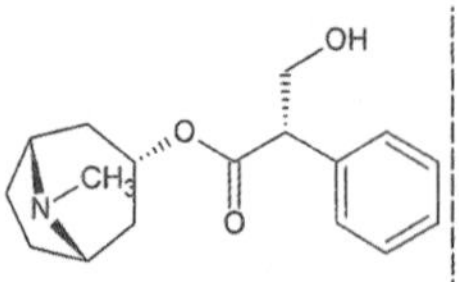


左莨菪鹼

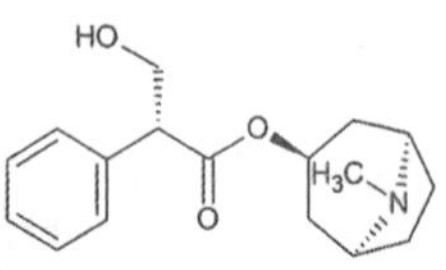


右莨菪鹼

附錄二：部分化學物質的結構

Appendix 2: Structures of some of the chemicals in this book

## C代表氰化物

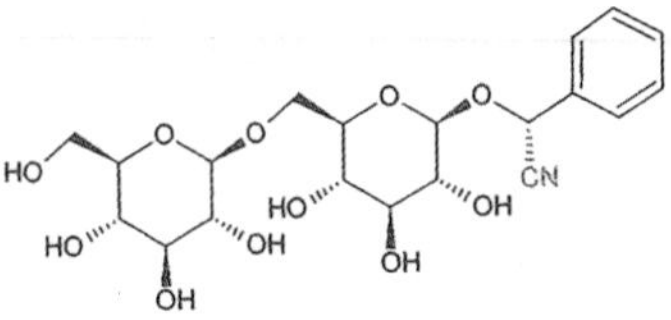

扁桃苷

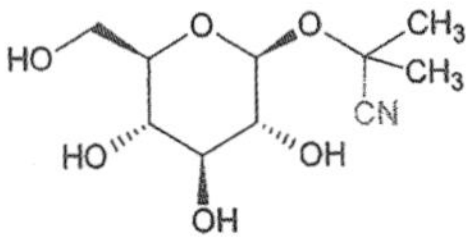

亞麻苦苷

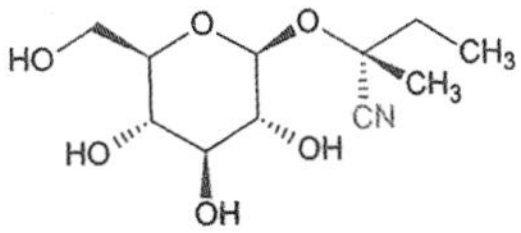

百脈根苷

## D代表毛地黃

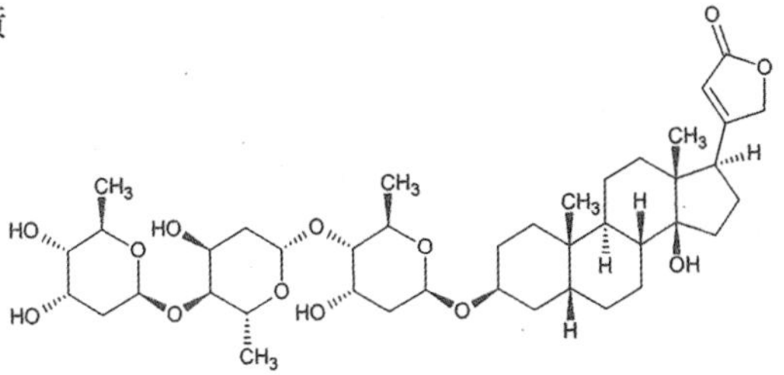

毛地黃毒苷

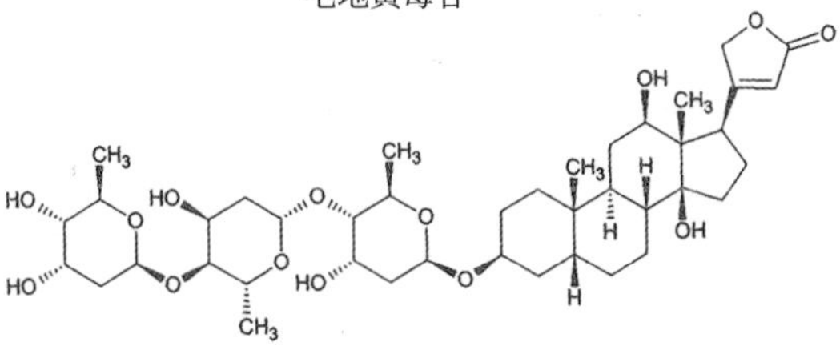

地高新

## H代表毒芹

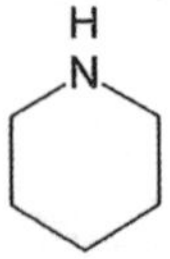

哌啶

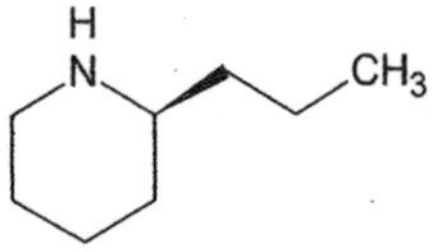

毒芹鹼

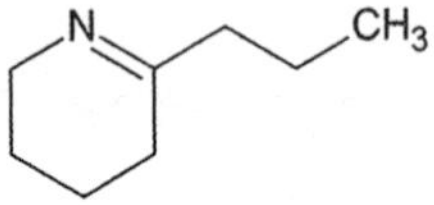

γ-去氫毒芹鹼

## N代表尼古丁

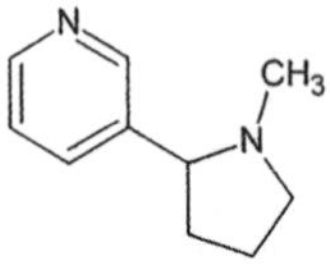

尼古丁（也稱為菸鹼）

## O代表鴉片

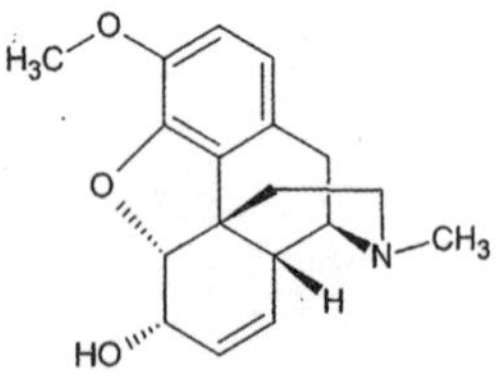

可待因

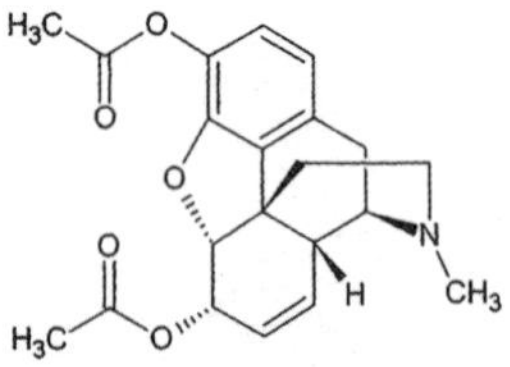

海洛因

附錄二：部分化學物質的結構

Appendix 2: Structures of some of the chemicals in this book

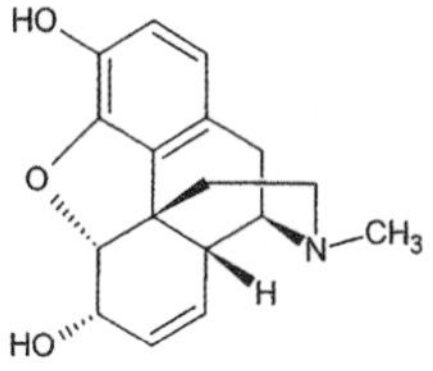

嗎啡

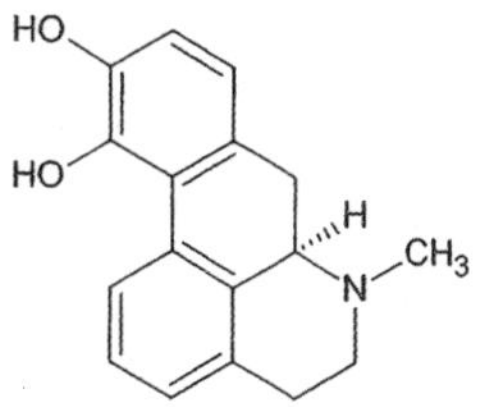

脫水嗎啡（也稱為阿朴嗎啡）

V代表巴比妥

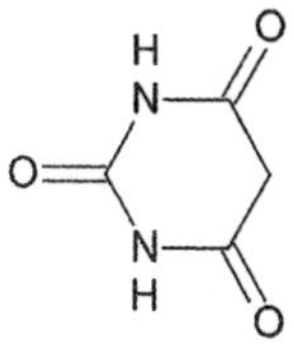

巴比妥酸

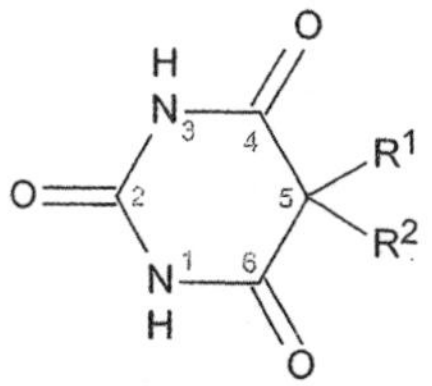

巴比妥酸鹽的基本結構

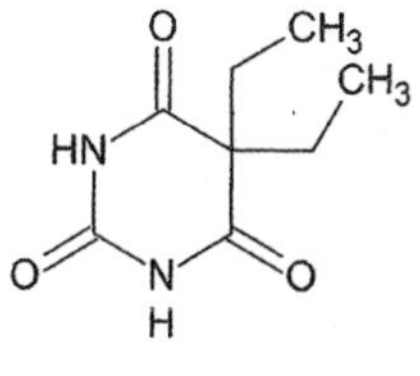

巴比妥，商品名：佛羅拿

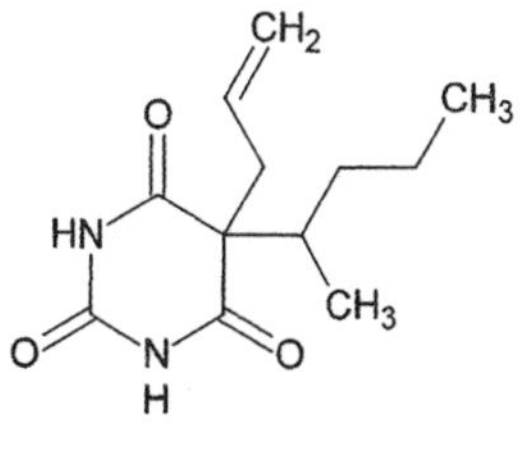

西可巴比妥

# 延伸閱讀
# Selected Bibliography

以下選出一些有趣的書籍，與本書討論到的主題相關。我的網站www.harkup.co.uk有完整的參考資料清單（包括許多來自學術文獻的詳盡資料）。這個網站也包含這本書中提到的所有分子的化學結構。歡迎來參觀。

Bereanu, V. & Todorov, K. 1994. *The Umbrella Murder*. Pendragon Press, Cambridge.

Blum, D. 2011. *The Poisoner's Handbook: Murder and the Birth of Forensic Medicine in Jazz Age New York*. Penguin, New York.

Christie, A. 1977. *An Autobiography*. William Collins Sons & Co. Ltd., London.

Cook, C. 2013. *The Agatha Christie Miscellany*. The History Press, Gloucestershire.

Curran, J. 2010. *Agatha Christie's Secret Notebooks*. HarperCollins, London.

Curran, J. 2011. *Agatha Christie's Murder in the Making*. HarperCollins, London.

Duffus, J. H. & Worth, H. G. J. 1996. *Fundamental Toxicology for Chemists*. The Royal Society of Chemistry, Cambridge.

Emsley, J. 2001. *The Shocking History of Phosphorus*. Pan Books, London.

Emsley, J. 2005. *The Elements of Murder*. Oxford University Press, Oxford.

Emsley, J. 2008. *Molecules of Murder: Criminal Molecules and Classic Cases*. Royal Society of Chemistry, Cambridge.

Farrell, M. 1994. *Poisons and Poisoners: An Encyclopaedia of Homicidal Poisonings*. Bantam Books, London.

Gerald, M. C. 1993. *The Poisonous Pen of Agatha Christie*. University of Texas Press, Austin.

Glaister, J. 1954. *The Power of Poison*. Christopher Johnson, London.

Hodge, J. H. (ed.). 1955. *Famous Trials 5*. Penguin Books, London.

Holden, A. 1995. *The St Albans Poisoner*. Corgi Books, London.

Holgate, M. 2010. *Agatha Christie's True Crime Inspirations*. The History Press, Stroud.

Klaassen, C. D. (ed.). 2013. *Casarett & Doull's Toxicology: The Basic Science of Poisons*. McGraw-Hill Education, New York.

Levy, J. 2011. *Poison: A Social History*. The History Press, Stroud.

MacEwan, P. 1912. *The Art of Dispensing: A Treatise on the Methods and Processes Involved in Compounding Medical Prescriptions*. Spottiswoode and Co Ltd., London, Colchester and Eton.

Macinnis, P. 2011. *Poisons: From Hemlock to Botox and the Killer Bean of Calabar*. Arcade Publishing, New York.

McDermid, V. 2015. *Forensics: The Anatomy of Crime*. Profile Books, London.

McLaughlin, T. 1980. *The Coward's Weapon*. Robert Hale Ltd, London.

Paul, P. 1990. *Murder Under the Microscope*. Futura Publications, London.

Rowland, J. 1960. *Poisoner in the Dock*. Arco Publications, London.

Smyth, F. 1982. *Cause of Death: A History of Forensic Science*. Pan Books Ltd, London.

Stone, T. & Darlington, G. 2000. *Pills, Potions and Poisons*. Oxford University Press, Oxford.

Thompson, C. J. S. 1935. *Poisons and Poisoners*. Barnes & Noble, New York.

Thorwald, J. 1969. *Proof of Poison*. Pan Books Ltd, London.

Trestrail, J. H. 2000. *Criminal Poisoning: Investigation Guide for Law Enforcement, Toxicologists, Forensic Scientists, and Attorneys*. Humana Press Inc., New Jersey.

Waring, R. H., Steventon, G. B. & Mitchell, S. C. (eds). 2002. *Molecules of Death*. Imperial College Press, London.

Wharton, J. C. 2010. *The Arsenic Century: How Victorian Britain was Poisoned at Home, Work, and Play*. Oxford University Press, Oxford.

White, P. (ed.). 2003. *Crime Scene to Court: The Essentials of Forensic Science*. The Royal Society of Chemistry, Cambridge.

# 致謝 Acknowledgements

首先，感謝Jim Martin給我機會寫這本書。感謝Neil Stevens設計出令人驚豔的封面與插畫。而Julia Percival不僅為這本書製作出精美的圖解，也幫忙看了前幾章文稿並回饋意見，你的貢獻遠遠超越職責所在，謝謝你。

大英圖書館的館員很了不起，尤其是科學閱覽室的工作人員。他們充滿熱情與無比耐心，盡力回答我所有的問題，不論那些問題多麼難懂或可笑。十分感激Justin Brower提供傑出的見解，讓我了解法醫毒物學，以及在美國的毒藥取得情形，並在搜尋參考文獻方面提供協助。

我還要謝謝我的父母，瑪格麗特（Margaret）與米克（Mick），這份感激很難在這裡用言語表達。我寫這本書的期間，他們給予情感和實務上的支持。他們讀過每一個字，很多地方甚至讀了好幾遍，從來沒有抱怨。超級感謝他們，感激不盡。

許多人不吝花時間看我的文稿並給予回饋，包括Heather與Peter Back、Martin Bellwood、Matthew與Samuel Casey、David與Sharon Harkup、Helen Johnston、Angi Long、Sally Anne Lowe、Matthew May、Alan Packwood、Ashley Pearson、Áine Ryan、Steve Schneider、Helen Skinner、Richard與Violet Stutely、Mark Whiting。他們的貢獻彌足珍貴，謝謝你們每一個人。我一定要特別感謝Bill Backhouse，提供喝不完的茶，以及心靈上（純淨或不純淨）的支持。

儘管內容經過多次反覆查核，但必定還有一些謬誤，而這些都是我的問題，與他人無關。如果你看到任何錯誤，我很樂意收到指正，還請透過出版社轉達。

犯罪手法系列SP

# A代表砒霜

## 阿嘉莎・克莉絲蒂的致命配藥室



犯罪手法系列SP－A代表砒霜：
阿嘉莎・克莉絲蒂的致命配藥室／
凱瑟琳・哈卡普（Kathryn Harkup）著；
徐仕美譯.
－初版.－臺北市：麥田出版：
英屬蓋曼群島商家庭傳媒股份有限公司
城邦分公司發行，2023.05
面；　公分
譯自：A is for arsenic :
the poisons of Agatha Christie
ISBN 978-626-310-398-6（平裝）
1.CST: 毒理學　2.CST: 通俗作品
418.8　　111022299

封面設計　許晉維
印　　刷　漾格科技股份有限公司
初版一刷　2023年05月

定　　價　新台幣450元
I S B N　978-626-310-398-6


作　　者　凱瑟琳・哈卡普（Kathryn Harkup）
譯　　者　徐仕美
責任編輯　林如峰
國際版權　吳玲緯
行　　銷　闕志勳　吳宇軒
業　　務　李再星　陳美燕
副總編輯　何維民
編輯總監　劉麗真
總 經 理　陳逸瑛
發 行 人　凃玉雲

出　　版

麥田出版
台北市中山區104民生東路二段141號5樓
電話：(02) 2-2500-7696　傳真：(02) 2500-1966
麥田網址：https://www.facebook.com/RyeField.Cite/

發　　行

英屬蓋曼群島商家庭傳媒股份有限公司城邦分公司
地址：10483台北市民生東路二段141號11樓
網址：http://www.cite.com.tw
客服專線：(02)2500-7718; 2500-7719
24小時傳真專線：(02)2500-1990; 2500-1991
服務時間：週一至週五09:30-12:00; 13:30-17:00
劃撥帳號：19863813　戶名：書虫股份有限公司
讀者服務信箱：service@readingclub.com.tw
麥田網址：https://www.facebook.com/RyeField.Cite

香港發行所

城邦（香港）出版集團有限公司
地址：香港灣仔駱克道193號東超商業中心1樓
電話：+852-2508-6231　傳真：+852-2578-9337
電郵：hkcite@biznetvigator.com

馬新發行所

城邦（馬新）出版集團【Cite(M) Sdn. Bhd. (458372U)】
地址：41, Jalan Radin Anum, Bandar Baru Sri Petaling, 57000 Kuala Lumpur, Malaysia.
電話：+603-9057-8822　傳真：+603-9057-6622
電郵：cite@cite.com.my